Tabela para Avaliação de
Consumo Alimentar em
Medidas Caseiras

NUTRIÇÃO

Outros livros de interesse

A Ciência e a Arte de Ler Artigos Científicos – Braulio Luna Filho
A Saúde Brasileira Pode Dar Certo – Lottenberg
Administração Aplicada às Unidades de Alimentação e Nutrição – Teixeira
Adolescência... Quantas Dúvidas! – Fisberg e Medeiros
Aleitamento Materno 2ª ed. – Dias Rego
Alergias Alimentares – De Angelis
Alimentos - Um Estudo Abrangente – Evangelista
Alimentos com Alegação Diet ou Light – Freitas
Alimentos e Sua Ação Terapêutica – Andréia Ramalho
Aspectos Nutricionais no Processo do Envelhecimento – Busnello
Avaliação Nutricional: Aspectos Clínicos e Laboratoriais – Goulart Duarte
Bioquímica da Nutrição – Palermo
Biossegurança em Unidade de Alimentação e Nutrição – Valle e Marques
Chefs do Coração – Ramires
Coluna: Ponto e Vírgula 7ª ed. – Goldenberg
Como Cuidar do Seu Coração – Mitsue Isosaki e Adriana Lúcia Van-Erven Ávila
Controle Sanitário dos Alimentos 3ª ed. – Riedel
Cuidados Paliativos – Diretrizes, Humanização e Alívio de Sintomas – Franklin Santana
Dicionário Brasileiro de Nutrição – Asbran
Dicionário Técnico de Nutrição – Evangelista
Dieta, Nutrição e Câncer – Dan
Epidemiologia 2ª ed. – Medronho
Fisiologia da Nutrição Humana Aplicada – De Angelis
Fome Oculta – Andréia Ramalho
Fome Oculta - Bases Fisiológicas para Reduzir Seu Risco através da Alimentação Saudável – De Angelis
Fundamentos de Engenharia de Alimentos - Série Ciência, Tecnologia, Engenharia de Alimentos e Nutrição - Vol. 5 – Maria Angela de Almeida Meireles e Camila Gambini Pereira
Fundamentos de Nutrição para Engenharia e Tecnologia em Alimentos – Ana Flávia Oliveira e Janesca Alban Roman
Guia Básico de Terapia Nutricional – Dan
Guia de Aleitamento Materno 2ª ed. – Dias Rego
Guia de Consultório - Atendimento e Administração – Carvalho Argolo
Importância de Alimentos Vegetais na Proteção da Saúde 2ª ed. – De Angelis
Integração Hormonal do Metabolismo Energético – Poian e Alves
Interpretação de Exames Bioquímicos – Carvalho Costa
Leite Materno - Como Mantê-lo Sempre Abundante 2ª ed. – Bicalho Lana
Liga de Controle do Diabettes – Lottenberg
Manual de Dietoterapia e Avaliação Nutricional do Serviço de Nutrição e Dietética do Instituto do Coração (HC-FMUSP) - 2ª ed. – Mitsue Isosaki
Manual de Estrutura e Organização do Restaurante Comercial – Lobo
Manual de Terapia Nutricional em Oncologia do ICESP
Microbiologia dos Alimentos – Gombossy e Landgraf

Nutrição do Recém-nascido – Feferbaum
Nutrição e Síndrome Metabólica – Fernanda Michielin Busnello e Catarina Bertaso Andreatta Gottschall
Nutrição Estética – Aline Petter Schneider
Nutrição Humana - Autoavaliação e Revisão – Olganê
Nutrição Oral, Enteral e Parenteral na Prática Clínica 4ª ed. (2 vols.) – Dan Linetzky Waitzberg
Nutrição, Fundamentos e Aspectos Atuais 2ª ed. – Tirapegui
Nutrição e Metabolismo Aplicados à Atividade Motora – Lancha Jr.
Nutrição, Metabolismo e Suplementação na Atividade Física – Tirapegui
Nutrição, Metabolismo e Suplementação na Atividade Física – segunda edição – Tirapegui
O Livro de Estímulo à Amamentação - Uma Visão Biológica, Fisiológica e Psicológico-Comportamental da Amamentação – Bicalho Lana
O que Você Precisa Saber sobre o Sistema Único de Saúde – APM-SUS
Os Chefs do Coração – InCor
Planejamento Estratégico de Cardápios para a Gestão de Negócios em Alimentação 2ª ed. – Márcia Regina Reggiolli
Política Públicas de Saúde Interação dos Atores Sociais – Lopes
Protocolos Clinicos para Assistência Nutricional em Cardiologia e Pneumologia – HCFMUSP – Isosaki, Vieira e Oliveira
Puericultura - Princípios e Prática: Atenção Integral à Saúde da Criança 2ª ed. - Del Ciampo
Receitas para Todos - Economia Doméstica em Tempo de Crise - Bagaços, Cascas, Folhas, Sementes, Sobras e Talos – Sara Bella Fuks e Maria Auxiliadora Santa Cruz Coelho
Riscos e Prevenção da Obesidade – De Angelis
Série Atualizações Pediátricas – SPSP (Soc. Ped. SP)
    Vol. 2 - Gastroenterologia e Nutrição – Palma
    Vol. 4 - O Recém-nascido de Muito Baixo Peso 2ª ed. – Helenilce P.F. Costa e Sergio T. Marba
    Vol. 6 - Endocrinologia Pediátrica – Calliari
    Vol. 8 - Tópicos Atuais de Nutrição Pediátrica – Cardoso
Série Ciência, Tecnologia, Engenharia de Alimentos e Nutrição
    Vol. 3 - Fundamentos de Tecnologia de Alimentos – Baruffaldi e Oliveira
Série Manuais Técnicos para o Restaurante Comercial
    Vol. 1 - Estrutura e Organização do Restaurante Comercial – Lôbo
Série Terapia Intensiva – Knobel
    Vol. 6 - Nutrição
Sociedade Brasileira de Cirurgia Bariátrica – Cirurgia da Obesidade – Garrido
Tabela Centesimal de Alimentos Diet e Light – Ribeiro Benevides
Tabela de Bolso de Calorias para Dietas – Braga
Tabela de Composição Química dos Alimentos 9ª ed. – Franco
Tabela para Avaliação de Consumo Alimentar em Medidas Caseiras 5ª ed. – Benzecry
Técnica Dietética - Pré-preparo e Preparo de Alimentos - Manual de Laboratório - segunda edição – Camargo
Tecnologia de Alimentos 2ª ed. – Evangelista
Tecnologia de Produtos Lácteos Funcionais – Maricé Nogueira de Oliveira
Temas em Nutrição - SPSP – Cardoso
Terapia Nutricional do Paciente Crítico - Uma Visão Pediátrica – Pons Telles
Terapia Nutricional Pediátrica – Simone Morelo Dal Bosco
Transtornos Alimentares – Natacci Cunha
Um Guia para o Leitor de Artigos Científicos na Área da Saúde – Marcopito Santos

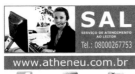

Tabela para Avaliação de Consumo Alimentar em Medidas Caseiras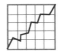

5ª EDIÇÃO

Ana Beatriz Vieira Pinheiro
Elisa Maria de Aquino Lacerda
Esther Haim Benzecry
Marisa Conceição da Silva Gomes
Verônica Medeiros da Costa

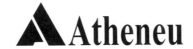

EDITORA ATHENEU

São Paulo —	*Rua Jesuíno Pascoal, 30*
	Tels.: (11) 6858-8750
	Fax: (11) 6858-8766
	E-mail: atheneu@atheneu.com.br
Rio de Janeiro —	*Rua Bambina, 74*
	Tel.: (21) 3094-1295
	Fax: (21) 3094-1284
	E-mail: atheneu@atheneu.com.br
Belo Horizonte — Rua Domingos Vieira, 319 — Conj. 1.104	

PLANEJAMENTO GRÁFICO/CAPA: Equipe Atheneu
COORDENADOR DA OBRA: Paulo Augusto Neves

Dados Internacionais de Catalogação na Publicação (CIP)
(Câmara Brasileira do Livro, SP, Brasil)

T112	Tabela para avaliação de consumo alimentar em medidas caseiras/ Ana Beatriz Vieira Pinheiro, Elisa Maria de Aquino Lacerda, Esther Haim Benzecry, Marisa Conceição da Silva Gomes, Verônica Medeiros da Costa — São Paulo: Editora Atheneu 2008. — inclui bibliografia
	1. Nutrição aplicada. 2. Alimentos (composição química). I. Pinheiro, Ana Beatriz Vieira. II. Lacerda, Elisa Maria de Aquino. III. Benzecry, Esther Haim. IV. Gomes, Marisa Conceição da Silva. V. Costa, Verônica Medeiros da. VI. Título
	ISBN 85-7379-678-2
	CDD-641.1
86.100	641.8

PINHEIRO A.B.V., LACERDA E.M.A., BENZECRY E.H., GOMES M.C.S., COSTA V.M.
Tabela para Avaliação de Consumo Alimentar em Medidas Caseiras — 5ª Edição

©*Direitos reservados à EDITORA ATHENEU — São Paulo, Rio de Janeiro, Belo Horizonte, 2019*

Autoras

Ana Beatriz Vieira Pinheiro

*Nutricionista do Instituto de Puericultura e Pediatria Martagão
Gesteira da Universidade Federal do Rio de Janeiro, IPPMG/UFRJ*

Elisa Maria de Aquino Lacerda

*Professora Assistente de Nutrição Materno-Infantil
do Instituto de Nutrição Josué de Castro da Universidade
Federal do Rio de Janeiro, INJC/UFRJ.
Mestre em Nutrição Humana pelo INJC/UFRJ.
Doutoranda em Saúde Pública na Escola Nacional de
Saúde Pública/Fundação do Instituto Oswaldo Cruz*

Esther Haim Benzecry

*Professora Adjunto de Nutrição Materno-Infantil do Instituto de Nutrição
Josué de Castro da Universidade Federal do Rio de Janeiro, INJC/UFRJ.
Mestre em Educação e Doutora em Engenharia de Produção*

Marisa Conceição da Silva Gomes

*Nutricionista Conveniada da Secretaria Municipal de
Desenvolvimento Social do Rio de Janeiro*

Verônica Medeiros da Costa

*Nutricionista do Instituto de Puericultura e Pediatria Martagão
Gesteira da Universidade Federal do Rio de Janeiro, IPPMG/UFRJ*

Agradecimentos

Ao Serviço de Nutrição e Dietética — Setor Clínica do IPPMG

Ao Serviço de Nutrição e Dietética — Setor Produção do IPPMG

Ao Departamento de Pediatria da Faculdade de Medicina da UFRJ

Aos nossos colaboradores e companheiros sempre presentes, Alexandre dos Santos Pyrrho, autor do SISNUT — Sistema de Nutrição —, José Benzecry e Ruy Guimarães, que nos emprestaram seus conhecimentos e recursos para viabilizar este trabalho

A todos os nutricionistas que nos enviaram sugestões para esta edição

Nota da Quinta Edição

Esta nova edição da *Tabela para Avaliação de Consumo Alimentar em Medidas Caseiras* apresenta inúmeras alterações, especialmente na categoria de alimentos industrializados.

Duas importantes resoluções da Agência Nacional de Vigilância Sanitária (ANVISA) foram responsáveis pelas alterações realizadas nos rótulos dos produtos alimentícios no Brasil. A Resolução RDC nº 40, de 21 de março de 2001, aprovou o Regulamento Técnico que padroniza a declaração de nutrientes na Rotulagem Nutricional Obrigatória de Alimentos e Bebidas Embalados[1], obrigando as empresas a apresentarem o valor energético do produto e o teor de carboidrato, proteína, gordura total, gordura saturada, colesterol, fibra alimentar, cálcio, ferro e sódio, por porção habitual de consumo e por porcentagem de valores diários recomendados.

A resolução RDC nº 39, de 21 de março de 2001 aprova a Tabela de Valores de Referência para Porções de Alimentos e Bebidas Embalados para Fins de Rotulagem Nutricional, uma vez que passa a ser necessária a definição de porção para os alimentos. A Tabela de Avaliação de Consumo Alimentar em Medidas Caseiras foi uma das tabelas consultadas para a definição dos valores de referência das porções a serem declaradas nos rótulos.

A presente edição atualiza, portanto, a composição de vários alimentos industrializados baseada nos novos rótulos dos alimentos e bebidas. Em nenhuma hipótese, as marcas apresentadas nas tabelas caracterizam qualquer preferência ou patrocínio das indústrias, mas foram escolhidas por estarem disponíveis nos estabelecimentos comerciais pesquisados. Para evitar uma listagem excessiva dos alimentos industrializados, sempre que a composição de alimentos similares se mostrava semelhante, calculava-se a média aritmética do teor dos nutrientes. Se a composição de algum produto diferia significativamente para pelo menos um nutriente, este produto não entrava no cálculo da média, podendo ou não ter sido incluído na tabela.

Para facilitar o cálculo de adequação nutricional dos nutrientes, esta edição apresenta uma tabela com as recentes recomendações nutricionais para cálcio, ferro, vitamina C e vitamina A para as diversas faixas etárias. Também foram incluídas fotografias com as porções relacionadas a copos e colheres, que poderão ser utilizadas para demonstração e esclarecimento à clientela atendida pelos nutricionistas.

---

[1] A íntegra das duas resoluções pode ser consultada no site da ANVISA: www.anvisa.gov.br

Nota da Quarta Edição

É com grande satisfação que publicamos através da conceituada Editora Atheneu a quarta edição da *Tabela para Avaliação de Consumo Alimentar em Medidas Caseiras*. Pensando em oferecer maiores informações, esta edição contém inclusões e atualizações de composição e medidas caseiras de preparações e produtos industrializados. As sugestões são oriundas dos leitores das edições anteriores, aos quais agradecemos a participação tão fundamental para a melhoria da qualidade desta Tabela.

O desenvolvimento de pesquisas que objetivem avaliar a ingestão de nutrientes requer imensurável trabalho de análise dos instrumentos utilizados para obtenção dos dados de consumo de alimentos. Como conseqüência, ou não chegam a ser concluídas ou restringem suas amostras a números pouco expressivos para um tratamento estatístico apropriado.

Ao esbarrarmos com este problema, resolvemos atrasar o desenvolvimento de alguns dos nossos projetos e investir na criação de um mecanismo de simples manuseio, que servisse não somente aos nossos projetos atuais, mas também a quaisquer outros nessa linha de investigação. Acreditamos, com isso, numa redução substancial da relação custo/benefício e esperamos, como conseqüência da publicação deste material, estimular o desenvolvimento de estudos que venham a fornecer subsídios aos governos para melhor direcionar suas políticas de Alimentação e Nutrição.

Também é nosso desejo incentivar o saudável hábito de monitorar o consumo desses nutrientes, a exemplo do que já ocorre em muitos países desenvolvidos, permitindo a cada indivíduo envolver-se mais ativamente na manutenção de sua saúde.

Apresentação

Organizada por uma equipe de nutricionistas com experiência em pesquisa, esta Tabela é um guia prático, metodologicamente construído, para fins de utilização em estudos de avaliação de ingestão alimentar. Cada etapa necessária à sua elaboração foi cuidadosamente executada, dentro do maior rigor científico, o que lhe assegura elevada confiabilidade.

Apresenta as quantidades de alimentos e preparações em medidas caseiras, exatamente como são mencionadas nos intrumentos de coleta de dados de ingestão, constituindo excepcional banco de dados.

Para cada medida usualmente referida, a Tabela informa o peso ou volume correspondentes e o conteúdo dos nutrientes freqüentemente associados aos estados carenciais. Os cálculos de peso, volume e conteúdo de nutrientes são provenientes do SISNUT — Sistema de Nutrição (Pyrrho e Lacerda, 1996).

A maior parte da lista de alimentos e preparações apresentada nesta Tabela resultou de informações de ingestão dietética obtidas a partir de uma pesquisa de consumo alimentar realizada pelos autores. Foram aplicados 1.224 inquéritos dietéticos intercalados com visitas domiciliares, a fim de conhecer formas de preparação dos alimentos, ingredientes e medidas caseiras utilizadas. Todo informante foi visitado quatro vezes e respondeu a seis de cada um dos intrumentos de inquérito aplicados (recordatórios de 24 horas e registros de ingestão em 24 horas) num intervalo de seis meses. A coleta desses dados estendeu-se por mais de dois anos, permitindo a inclusão de alimentos sujeitos a variações sazonais.

A introdução de cada item na Tabela foi precedida, como regra geral, de sua aquisição e pesagem para as medidas caseiras relatadas. Para os alimentos isolados e preparações presentes nas Tabelas consultadas, efetuou-se de imediato sua análise química.

No caso de preparações não presentes nessas Tabelas, foi necessário elaborá-las tecnicamente. Para isso foram feitas consultas ao material disponível na Universidade Federal do Rio de Janeiro, UFRJ e visitas a empresas especializadas. Após elaboradas, as preparações foram pesadas e seu rendimento foi verificado para que finalmente fossem analisadas quimicamente a partir dos alimentos constituintes. Ao final da Tabela estão apresentadas as quantidades dos ingredientes utilizados nessas preparações.

Para os itens de produtos industrializados incluídos na Tabela, sua composição foi obtida junto às respectivas indústrias, ou através de consulta aos rótulos.

O peso em gramas apresentado para cada medida caseira expressa a média de três pesagens e, como nas Tabelas tradicionais, as análises correspondem à parte comestível dos alimentos.

Finalmente, a padronização dos conceitos pequeno, grande, cheio, pouco e muito, é resultado do consenso do grupo de nutricionistas responsável pelo trabalho.

As Autoras

Sumário

Símbolos, Abreviaturas e Siglas, *XVII*

Tabela, *1*

Notas, *113*

Quantidades dos Alimentos Constituintes das Preparações Elaboradas, *117*

Recomendações Nutricionais, *127*

Algumas Equivalências e Medidas, *129*

Bibliografia, *131*

Símbolos, Abreviaturas e Siglas

C/AÇ	com açúcar
CH	cheio
CO	concha
COL A	colher de arroz (colher de serviço)
COL CAFÉ	colher de café
COL CHÁ	colher de chá
COL S	colher de sopa
COL SOB	colher de sobremesa
D	duplo
EMB	embalagem
ESC	escumadeira
FT	fatia
G	grande
GFA	garrafa
GG	muito grande
GQ	grande quantidade
INDUSTR	industrializado
LTA	lata
M	médio
MQ	média quantidade
N	nivelado
P	pequeno
PED	pedaço
PQ	pequena quantidade
PT F	prato fundo
PT R	prato raso
PT SOB	prato de sobremesa
R	raso
RECONST	reconstituído
UND	unidade
X	xícara

NUTRIENTES

Ptn	proteína
Carb	carboidrato
Lip	lipídio
Ca	cálcio
Fe	ferro
Vit. C	vitamina C
Vit. A	vitamina A

UNIDADES DE MEDIDA

g	grama
Kcal	quilocaloria
µgRE	microgramas de Retinol Equivalente
mg	miligrama
mL	mililitro

FONTE

USDA	Tabela de Composição do *United States Department of Agriculture*
GF	Tabela de Composição de Alimentos (Guilherme Franco – Ed. Atheneu)
IBGE	Tabela de Composição de Alimentos (IBGE)
*	Receita elaborada pelos autores e analisada segundo GF, IBGE ou USDA
( )	Dado não disponível
(-)	Quantidade desprezível

Tabela

ALIMENTO Medidas Caseiras	Quant. (g/ml)	Energia (kcal)	Ptn. (g)	Carb. (g)	Lip. (g)	Ca (mg)	Fe (mg)	Vit. C (mg)	Vit. A (µg RE)	Fonte
ABACATE	100,0	177,00	1,80	6,40	16,00	13,00	0,70	12,00	20,00	IBGE
COL S CH PICADO	45,0	79,65	0,81	2,88	7,20	5,85	0,31	5,40	9,00	
COPO D CH PICADO	200,0	354,00	3,60	12,80	32,00	26,00	1,40	24,00	40,00	
COPO P CH PICADO	130,0	230,10	2,34	8,32	20,80	16,90	0,91	15,60	26,00	
PT FD PICADO	450,0	796,50	8,10	28,80	72,00	58,50	3,15	54,00	90,00	
PT R PICADO	350,0	619,50	6,30	22,40	56,00	45,50	2,45	42,00	70,00	
UND G	900,0	1.593,00	16,20	57,60	144,00	117,00	6,30	108,00	180,00	
UND M	430,0	761,10	7,74	27,52	68,80	55,90	3,01	51,60	86,00	
UND P	370,0	654,90	6,66	23,68	59,20	48,10	2,59	44,40	74,00	
ABACAXI	100,0	58,00	0,40	13,70	0,20	18,00	0,50	61,00	5,00	IBGE
FT G	100,0	58,00	0,40	13,70	0,20	18,00	0,50	61,00	5,00	
FT GG	190,0	110,20	0,76	26,03	0,38	34,20	0,95	115,90	9,50	
FT M	75,0	43,50	0,30	10,28	0,15	13,50	0,38	45,75	3,75	
FT P	50,0	29,00	0,20	6,85	0,10	9,00	0,25	30,50	2,50	
UND M	750,0	435,00	3,00	102,75	1,50	135,00	3,75	457,50	37,50	
UND P	480,0	278,40	1,92	65,76	0,96	86,40	2,40	292,80	24,00	
ABACAXI EM CALDA	100,0	122,00	0,44	29,77	0,18	27,00	0,75	14,00	2,00	GF
FT M	64,0	78,08	0,28	19,05	0,12	17,28	0,48	8,96	1,28	
FT P	30,0	36,60	0,13	8,93	0,05	8,10	0,23	4,20	0,60	
ABÓBORA COZIDA	100,0	70,00	1,80	14,70	0,45	20,53	1,05	63,00	525,00	*
COL S CH PICADA	36,0	25,20	0,65	5,29	0,16	7,39	0,38	22,68	189,00	
COL S R PICADA	16,0	11,20	0,29	2,35	0,07	3,28	0,17	10,08	84,00	
ESC M CH PICADA	100,0	70,00	1,80	14,70	0,45	20,53	1,05	63,00	525,00	
ESC M R PICADA	70,0	49,00	1,26	10,29	0,32	14,37	0,74	44,10	367,50	
PED M	50,0	35,00	0,90	7,35	0,23	10,27	0,53	31,50	262,50	
PED P	30,0	21,00	0,54	4,41	0,14	6,16	0,32	18,90	157,50	
ABÓBORA REFOGADA	100,0	117,00	1,87	15,18	5,46	22,03	1,10	63,50	525,10	*
COL S CH PICADA	30,0	35,10	0,56	4,55	1,64	6,61	0,33	19,05	157,53	
COL S R PICADA	20,0	23,40	0,37	3,04	1,09	4,41	0,22	12,70	105,02	
ESC M CH PICADA	105,0	122,85	1,96	15,94	5,73	23,13	1,16	66,68	551,36	
ESC M R PICADA	70,0	81,90	1,31	10,63	3,82	15,42	0,77	44,45	367,57	
ABOBRINHA COZIDA	100,0	56,00	2,00	11,00	0,40	40,53	1,20	38,00	10,00	*
COL A CH PICADA	70,0	39,20	1,40	7,70	0,28	28,37	0,84	26,60	7,00	
COL A R PICADA	35,0	19,60	0,70	3,85	0,14	14,19	0,42	13,30	3,50	
COL S CH PICADA	30,0	16,80	0,60	3,30	0,12	12,16	0,36	11,40	3,00	
COL S R PICADA	20,0	11,20	0,40	2,20	0,08	8,11	0,24	7,60	2,00	
ESC M CH PICADA	90,0	50,40	1,80	9,90	0,36	36,48	1,08	34,20	9,00	
ESC M R PICADA	40,0	22,40	0,80	4,40	0,16	16,21	0,48	15,20	4,00	
ABOBRINHA REFOGADA	100,0	103,00	2,07	11,48	5,41	42,03	1,25	38,50	10,10	*
COL A CH PICADA	70,0	72,10	1,45	8,04	3,79	29,42	0,88	26,95	7,07	
COL A R PICADA	35,0	36,05	0,72	4,02	1,89	14,71	0,44	13,48	3,54	
COL S CH PICADA	30,0	30,90	0,62	3,44	1,62	12,61	0,38	11,55	3,03	
COL S R PICADA	20,0	20,60	0,41	2,30	1,08	8,41	0,25	7,70	2,02	
ESC M CH PICADA	90,0	92,70	1,86	10,33	4,87	37,83	1,13	34,65	9,09	
ESC M R PICADA	40,0	41,20	0,83	4,59	2,16	16,81	0,50	15,40	4,04	
AÇAÍ	100,0	408,00	24,00	24,00	24,00	0,00	0,00	0,00	0,00	
UND	50,0	204,00	12,00	12,00	12,00	0,00	0,00	0,00	0,00	

ALIMENTO Medidas Caseiras	Quant. (g/ml)	Energia (kcal)	Ptn. (g)	Carb. (g)	Lip. (g)	Ca (mg)	Fe (mg)	Vit. C (mg)	Vit. A (µg RE)	Fonte
ACARAJÉ	100,0	282,00	13,10	22,30	15,60	51,00	3,70	3,00	15,00	IBGE
UND M	100,0	282,00	13,10	22,30	15,60	51,00	3,70	3,00	15,00	
ACELGA	100,0	33,00	1,80	5,60	0,40	110,00	3,60	34,00	292,00	IBGE
COL A CH PICADA	10,0	3,30	0,18	0,56	0,04	11,00	0,36	3,40	29,20	
COL S CH PICADA	6,0	1,98	0,11	0,34	0,02	6,60	0,22	2,04	17,52	
FOLHA G	20,0	6,60	0,36	1,12	0,08	22,00	0,72	6,80	58,40	
FOLHA M	10,0	3,30	0,18	0,56	0,04	11,00	0,36	3,40	29,20	
FOLHA P	3,0	0,99	0,05	0,17	0,01	3,30	0,11	1,02	8,76	
PT R R PICADA	60,0	19,80	1,08	3,36	0,24	66,00	2,16	20,40	175,20	
ACEROLA	100,0	35,00	0,40	7,69	0,30	12,00	0,20	1.677,00	230,00	USDA
UND	12,0	4,20	0,05	0,92	0,04	1,44	0,02	201,24	27,60	
ACHOCOLATADO NESCAU LIGHT®	100,0	350,00	12,50	81,25	0,00	81,25	8,38	112,50	1500,00	I
COL S	16,0	56,00	2,00	13,00	0,00	13,00	1,34	18,00	240,00	
ACHOCOLATADO PÓ¹	100,0	385,00	3,38	90,73	1,00	15,25	3,93	31,50	690,00	I
COL CAFÉ CH	2,0	7,70	0,07	1,81	0,02	0,31	0,08	0,63	13,80	
COL CHÁ CH	4,0	15,40	0,14	3,63	0,04	0,61	0,16	1,26	27,60	
COL CHÁ R	2,0	7,70	0,07	1,81	0,02	0,31	0,08	0,63	13,80	
COL S CH	16,0	61,60	0,54	14,52	0,16	2,44	0,63	5,04	110,40	
COL S R	11,0	42,35	0,37	9,98	0,11	1,68	0,43	3,47	75,90	
COL SOB CH	11,0	42,35	0,37	9,98	0,11	1,68	0,43	3,47	75,90	
COL SOB R	7,0	26,95	0,24	6,35	0,07	1,07	0,28	2,21	48,30	
AÇÚCAR LIGHT UNIÃO®	100,0	400,00	0,00	100,00						I
COL CHÁ CH	3,6	14,40	0,00	3,60						
COL S CH	18,0	72,00	0,00	18,00						
COL SOB CH	11,0	44,00	0,00	11,00						
AÇÚCAR MASCAVO	100,0	369,00	0,40	90,60	0,50	51,00	4,20	2,00	0,00	IBGE
COL CAFÉ CH	2,3	8,49	0,01	2,08	0,01	1,17	0,10	0,05	0,00	
COL CAFÉ R	1,0	3,69	0,00	0,91	0,01	0,51	0,04	0,02	0,00	
COL CHÁ CH	4,0	14,76	0,02	3,62	0,02	2,04	0,17	0,08	0,00	
COL CHÁ R	2,5	9,23	0,01	2,27	0,01	1,28	0,11	0,05	0,00	
COL S CH	19,0	70,11	0,08	17,21	0,09	9,69	0,80	0,38	0,00	
COL S R	11,0	40,59	0,04	9,97	0,05	5,61	0,46	0,22	0,00	
COL SOB CH	12,5	46,13	0,05	11,33	0,06	6,38	0,53	0,25	0,00	
COL SOB R	7,0	25,83	0,03	6,34	0,04	3,57	0,29	0,14	0,00	
X CAFÉ CH	56,0	206,64	0,22	50,74	0,28	28,56	2,35	1,12	0,00	
X CHÁ CH	170,0	627,30	0,68	154,02	0,85	86,70	7,14	3,40	0,00	
AÇÚCAR REFINADO	100,0	398,00	0,00	99,50	0,00	0,00	0,10	0,00	0,00	IBGE
COL CAFÉ CH	2,0	7,96	0,00	1,99	0,00	0,00	0,00	0,00	0,00	
COL CAFÉ R	1,0	3,98	0,00	1,00	0,00	0,00	0,00	0,00	0,00	
COL CHÁ CH	5,0	19,90	0,00	4,98	0,00	0,00	0,01	0,00	0,00	
COL CHÁ R	3,0	11,94	0,00	2,99	0,00	0,00	0,00	0,00	0,00	
COL PAU M CH	37,0	147,26	0,00	36,82	0,00	0,00	0,04	0,00	0,00	
COL PAU M R	23,0	91,54	0,00	22,89	0,00	0,00	0,02	0,00	0,00	
COL PAU P CH	15,0	59,70	0,00	14,93	0,00	0,00	0,02	0,00	0,00	

ALIMENTO Medidas Caseiras	Quant. (g/ml)	Energia (kcal)	Ptn. (g)	Carb. (g)	Lip. (g)	Ca (mg)	Fe (mg)	Vit. C (mg)	Vit. A (µg RE)	Fonte
(Cont.)										
COL PAU P R	8,0	31,84	0,00	7,96	0,00	0,00	0,01	0,00	0,00	
COL S CH	24,0	95,52	0,00	23,88	0,00	0,00	0,02	0,00	0,00	
COL S R	15,0	59,70	0,00	14,93	0,00	0,00	0,02	0,00	0,00	
COL SOB CH	16,0	63,68	0,00	15,92	0,00	0,00	0,02	0,00	0,00	
COL SOB R	9,0	35,82	0,00	8,96	0,00	0,00	0,01	0,00	0,00	
COPO D N	219,0	871,62	0,00	217,91	0,00	0,00	0,22	0,00	0,00	
COPO P N	160,0	636,80	0,00	159,20	0,00	0,00	0,16	0,00	0,00	
X CAFÉ CH	53,0	210,94	0,00	52,74	0,00	0,00	0,05	0,00	0,00	
X CHÁ CH	170,0	676,60	0,00	169,15	0,00	0,00	0,17	0,00	0,00	
ADES ORIGINAL®	100,0	36,00	2,50	2,50	1,75	9,00	0,00	60,00		I
COPO D CH	240,0	86,40	6,00	6,00	4,20	21,60	0,00	144,00		
COPO P CH	165,0	59,40	4,13	4,13	2,89	14,85	0,00	99,00		
ADES ORIGINAL LIGHT®	100,0	28,00	2,50	0,50	1,75	9,00	0,00	60,00		I
COPO D CH	240,0	67,20	6,00	1,20	4,20	21,60	0,00	144,00		
COPO P CH	165,0	46,20	4,13	0,83	2,89	14,85	0,00	99,00		
ADES SABORES®2	100,0	44,00	0,50	10,00	0,25	10,00	0,20	15,00		I
COPO D CH	240,0	105,60	1,20	24,00	0,60	24,00	0,48	36,00		
COPO P CH	165,0	72,60	0,83	16,50	0,41	16,50	0,33	24,75		
CX P	200,0	88,00	1,00	20,00	0,50	20,00	0,40	30,00		
ADES SABORES LIGHT®	100,0	16,00	0,50	3,00	0,25	10,00	0,20	15,00		I
COPO D CH	240,0	38,40	1,20	7,20	0,60	24,00	0,48	36,00		
COPO P CH	165,0	26,40	0,83	4,95	0,41	16,50	0,33	24,75		
AGRIÃO	100,0	28,00	2,80	3,30	0,40	117,00	1,90	44,00	370,00	IBGE
COL S CH PICADO	7,0	1,96	0,20	0,23	0,03	8,19	0,13	3,08	25,90	
PIRES CH PICADO	10,0	2,80	0,28	0,33	0,04	11,70	0,19	4,40	37,00	
PT R CH PICADO	80,0	22,40	2,24	2,64	0,32	93,60	1,52	35,20	296,00	
PT SOB CH PICADO	20,0	5,60	0,56	0,66	0,08	23,40	0,38	8,80	74,00	
RAMO M	5,0	1,40	0,14	0,17	0,02	5,85	0,10	2,20	18,50	
AGRIÃO REFOGADO	100,0	75,00	2,87	3,78	5,41	121,03	1,95	44,50	370,10	*
COL A CH	50,0	37,50	1,44	1,89	2,71	60,52	0,98	22,25	185,05	
COL A R	35,0	26,25	1,00	1,32	1,89	42,36	0,68	15,58	129,54	
COL S CH	25,0	18,75	0,72	0,95	1,35	30,26	0,49	11,13	92,53	
COL S R	17,0	12,75	0,49	0,64	0,92	20,58	0,33	7,57	62,92	
ESC M CH	75,0	56,25	2,15	2,84	4,06	90,77	1,46	33,38	277,58	
ESC M R	50,0	37,50	1,44	1,89	2,71	60,52	0,98	22,25	185,05	
GARFADA	30,0	22,50	0,86	1,13	1,62	36,31	0,59	13,35	111,03	
ÁGUA DE COCO	100,0	18,00	0,13	4,13	0,12	9,00	0,00	2,60	0,00	GF
COPO D CH	240,0	43,20	0,31	9,91	0,29	21,60	0,00	6,24	0,00	
COPO P CH	165,0	29,70	0,21	6,81	0,20	14,85	0,00	4,29	0,00	
UND	340,0	61,20	0,44	14,04	0,41	30,60	0,00	8,84	0,00	
ÁGUA DE COCO INDUSTR	100,0	20,00	0,05	5,00	0,03	19,00	0,00			I
CX P	200,0	40,00	0,10	10,00	0,06	38,00	0,00			
AGUARDENTE	100,0	231,00								IBGE
DOSE	50,0	115,50								

ALIMENTO Medidas Caseiras	Quant. (g/ml)	Energia (kcal)	Ptn. (g)	Carb. (g)	Lip. (g)	Ca (mg)	Fe (mg)	Vit. C (mg)	Vit. A (µg RE)	Fonte
AIPIM COZIDO	100,0	120,00	0,60	28,90	0,20	28,00	0,90	31,00	2,00	IBGE
COL A CH PICADO	60,0	72,00	0,36	17,34	0,12	16,80	0,54	18,60	1,20	
COL S CH PICADO	30,0	36,00	0,18	8,67	0,06	8,40	0,27	9,30	0,60	
COL S R PICADO	20,0	24,00	0,12	5,78	0,04	5,60	0,18	6,20	0,40	
PED G	180,0	216,00	1,08	52,02	0,36	50,40	1,62	55,80	3,60	
PED M	100,0	120,00	0,60	28,90	0,20	28,00	0,90	31,00	2,00	
PED P	50,0	60,00	0,30	14,45	0,10	14,00	0,45	15,50	1,00	
AIPIM FRITO	100,0	356,00	1,20	55,20	14,50	54,00	1,70	66,00	3,00	IBGE
COL A CH PICADO	60,0	213,60	0,72	33,12	8,70	32,40	1,02	39,60	1,80	
COL A R PICADO	35,0	124,60	0,42	19,32	5,08	18,90	0,60	23,10	1,05	
COL S CH PICADO	35,0	124,60	0,42	19,32	5,08	18,90	0,60	23,10	1,05	
COL S R PICADO	20,0	71,20	0,24	11,04	2,90	10,80	0,34	13,20	0,60	
ESC M CH PICADO	95,0	338,20	1,14	52,44	13,78	51,30	1,62	62,70	2,85	
ESC M R PICADO	65,0	231,40	0,78	35,88	9,42	35,10	1,11	42,90	1,95	
PED G	155,0	551,80	1,86	85,56	22,48	83,70	2,64	102,30	4,65	
PED M	80,0	284,80	0,96	44,16	11,60	43,20	1,36	52,80	2,40	
PED P	35,0	124,60	0,42	19,32	5,08	18,90	0,60	23,10	1,05	
ALFACE	100,0	19,00	1,30	2,90	0,20	43,00	1,30	12,00	87,00	IBGE
COL S CH PICADA	8,0	1,52	0,10	0,23	0,02	3,44	0,10	0,96	6,96	
FOLHA G	15,0	2,85	0,20	0,43	0,03	6,45	0,20	1,80	13,05	
FOLHA M	10,0	1,90	0,13	0,29	0,02	4,30	0,13	1,20	8,70	
FOLHA P	5,0	0,95	0,07	0,15	0,01	2,15	0,07	0,60	4,35	
PIRES CH PICADA	20,0	3,80	0,26	0,58	0,04	8,60	0,26	2,40	17,40	
PT R CH PICADA	80,0	15,20	1,04	2,32	0,16	34,40	1,04	9,60	69,60	
PT SB CH PICADA	30,0	5,70	0,39	0,87	0,06	12,90	0,39	3,60	26,10	
UND G	400,0	76,00	5,20	11,60	0,80	172,00	5,20	48,00	348,00	
UND M	200,0	38,00	2,60	5,80	0,40	86,00	2,60	24,00	174,00	
UND P	130,0	24,70	1,69	3,77	0,26	55,90	1,69	15,60	113,10	
ALFAJOR BRANCO **TURMA DA MÔNICA®**	100,0	393,00	7,50	65,00	12,50	150,00	0,00			I
UND	40,0	157,20	3,00	26,00	5,00	60,00	0,00			
ALL DAY® BEBIDA **CHOCOLATE**	100,0	55,00	1,75	8,00	1,75	7,50	2,50	1,69	26,25	I
COPO D CH	240,0	132,00	4,20	19,20	4,20	18,00	6,00	4,06	63,00	
COPO P CH	165,0	90,75	2,89	13,20	2,89	12,38	4,13	2,79	43,31	
PCT P	200,0	110,00	3,50	16,00	3,50	15,00	5,00	3,38	52,50	
ALL DAY® **SABORES FRUTA**	100,0	46,00	0,60	11,00	0,00	0,00	0,00	5,00	0,00	I
COPO D CH	240,0	110,40	1,44	26,40	0,00	0,00	0,00	12,00	0,00	
COPO P CH	165,0	75,90	0,99	18,15	0,00	0,00	0,00	8,25	0,00	
EMB G	1000,0	460,00	6,00	110,00	0,00	0,00	0,00	50,00	0,00	
ALMÔNDEGA BOVINA	100,0	203,00	15,06	7,05	12,79	20,05	2,44	3,20	50,98	*
UND M	50,0	101,50	7,53	3,53	6,40	10,03	1,22	1,60	25,49	
UND P	30,0	60,90	4,52	2,12	3,84	6,02	0,73	0,96	15,29	
ALMÔNDEGA BOVINA **SADIA®**	100,0	160,00	14,00	8,00	8,00	0,00	0,92			I
UND	25,0	40,00	3,50	2,00	2,00	0,00	0,23			

ALIMENTO Medidas Caseiras	Quant. (g/ml)	Energia (kcal)	Ptn. (g)	Carb. (g)	Lip. (g)	Ca (mg)	Fe (mg)	Vit. C (mg)	Vit. A (µg RE)	Fonte
ALMÔNDEGA FRANGO SADIA®	100,0	190,00	12,00	4,00	14,00	0,00	0,76			I
UND	25,0	47,50	3,00	1,00	3,50	0,00	0,19			
ALMÔNDEGA PERU LIGHT SADIA®	100,0	216,00	22,50	5,50	11,50					I
CX COM 20	500,0	1.080,00	112,50	27,50	57,50					
UND	25,0	54,00	5,63	1,38	2,88					
AMEIXA PRETA FRESCA	100,0	43,00	0,40	10,10	0,10	20,00	0,56			GF
UND G	52,0	22,36	0,21	5,25	0,05	10,40	0,29			
UND M	42,0	18,06	0,17	4,24	0,04	8,40	0,24			
UND P	34,0	14,62	0,14	3,43	0,03	6,80	0,19			
AMEIXA SECA	100,0	186,00	2,37	43,15	0,44	62,00	3,50	1,20	20,00	GF
UND M	5,0	9,30	0,12	2,16	0,02	3,10	0,18	0,06	1,00	
AMEIXA VERMELHA	100,0	54,00	—	13,50	—	11,00	0,36	6,80	200,00	GF
UND M	16,0	8,64	—	2,16	—	1,76	0,06	1,09	32,00	
AMÊNDOA	100,0	647,00	21,00	17,30	54,90	282,00	5,20			IBGE
UND	1,0	6,47	0,21	0,17	0,55	2,82	0,05			
AMÊNDOA GLACEADA	100,0	455,00	5,00	77,50	15,00					I
UND	3,4	15,47	0,17	2,64	0,51					
AMENDOIM — OVINHOS	100,0	510,00	10,00	50,00	30,00	0,00	0,00			I
PCT AGTAL®	150,0	765,00	15,00	75,00	45,00	0,00	0,00			
PCT ELMA CHIPS®	100,0	510,00	10,00	50,00	30,00	0,00	0,00			
PUNHADO	20,0	102,00	2,00	10,00	6,00	0,00	0,00			
UND	1,4	7,14	0,14	0,70	0,42	0,00	0,00			
AMENDOIM CARAMELIZADO	100,0	469,00	8,10	73,80	15,70	17,00	1,30	—	2,00	IBGE
PCT P	20,0	93,80	1,62	14,76	3,14	3,40	0,26	—	0,40	
AMENDOIM JAPONÊS	100,0	485,00	25,00	40,00	25,00	0,00	0,00			I
PCT M	200,0	970,00	50,00	80,00	50,00	0,00	0,00			
PUNHADO	34,0	164,90	8,50	13,60	8,50	0,00	0,00			
UND	0,9	4,37	0,23	0,36	0,23	0,00	0,00			
AMENDOIM TORRADO COM SAL	100,0	638,00	23,20	21,70	50,90	42,00	1,60	—	16,00	IBGE
CANUDO	35,0	223,30	8,12	7,60	17,82	14,70	0,56	—	5,60	
COL S	17,0	108,46	3,94	3,69	8,65	7,14	0,27	—	2,72	
PCT P	50,0	319,00	11,60	10,85	25,45	21,00	0,80	—	8,00	
PUNHADO	30,0	191,40	6,96	6,51	15,27	12,60	0,48	—	4,80	
UND	0,8	5,10	0,19	0,17	0,41	0,34	0,01	—	0,13	
ANGU	100,0	124,00	3,30	26,20	0,70	2,00	0,60	—	12,00	IBGE
1/2 CO M	70,0	86,80	2,31	18,34	0,49	1,40	0,42	—	8,40	
CO M CH	150,0	186,00	4,95	39,30	1,05	3,00	0,90	—	18,00	

ALIMENTO Medidas Caseiras	Quant. (g/ml)	Energia (kcal)	Ptn. (g)	Carb. (g)	Lip. (g)	Ca (mg)	Fe (mg)	Vit. C (mg)	Vit. A (µg RE)	Fonte
(Cont.)										
COL A CH	60,0	74,40	1,98	15,72	0,42	1,20	0,36	—	7,20	
COL S CH	35,0	43,40	1,16	9,17	0,25	0,70	0,21	—	4,20	
PED G	200,0	248,00	6,60	52,40	1,40	4,00	1,20	—	24,00	
PED M	150,0	186,00	4,95	39,30	1,05	3,00	0,90	—	18,00	
PED P	100,0	124,00	3,30	26,20	0,70	2,00	0,60	—	12,00	
PT FD	500,0	620,00	16,50	131,00	3,50	10,00	3,00	—	60,00	
PT R	300,0	372,00	9,90	78,60	2,10	6,00	1,80	—	36,00	
APRESUNTADO SADIA®	100,0	112,00	13,33	3,33	5,00	0,00	0,93			I
FT M	15,0	16,80	2,00	0,50	0,75	0,00	0,14			
APTAMIL® 1 PÓ	100,0	522,00	11,10	55,80	28,30	420,00	4,00	60,00	600,00	I
MEDIDA	4,3	22,19	0,47	2,37	1,20	17,85	0,17	2,58	25,80	
APTAMIL® 1 RECONST	100,0	66,00	1,40	7,10	3,60	53,00	0,51	7,60	76,00	I
APTAMIL® SOJA 1 PÓ	100,0	522,00	14,20	52,70	28,30	420,00	6,30	60,00	600,00	I
MEDIDA	4,3	22,19	0,60	2,24	1,20	17,85	0,27	2,58	25,80	
APTAMIL® SOJA 1 RECONST	100,0	66,00	1,80	6,70	3,60	53,00	0,80	7,60	76,20	I
ARROZ À GREGA	100,0	140,00	2,03	26,50	2,86	16,50	1,01	9,45	289,90	*
COL A CH	45,0	63,00	0,91	11,93	1,29	7,43	0,45	4,25	130,46	
COL A R	30,0	42,00	0,61	7,95	0,86	4,95	0,30	2,84	86,97	
COL S CH	25,0	35,00	0,51	6,63	0,72	4,13	0,25	2,36	72,47	
COL S R	15,0	21,00	0,30	3,98	0,43	2,48	0,15	1,42	43,48	
ESC M CH	85,0	119,00	1,73	22,53	2,43	14,03	0,86	8,03	246,42	
ESC M R	60,0	84,00	1,22	15,90	1,72	9,90	0,61	5,67	173,94	
ARROZ COZIDO	100,0	164,00	2,30	32,30	2,90	3,00	0,80	0,00	0,00	IBGE
1/2 CO M	60,0	98,40	1,38	19,38	1,74	1,80	0,48	0,00	0,00	
CO M CH	100,0	164,00	2,30	32,30	2,90	3,00	0,80	0,00	0,00	
COL A CH	45,0	73,80	1,04	14,54	1,31	1,35	0,36	0,00	0,00	
COL A R	30,0	49,20	0,69	9,69	0,87	0,90	0,24	0,00	0,00	
COL S CH	25,0	41,00	0,58	8,07	0,73	0,75	0,20	0,00	0,00	
COL S R	15,0	24,60	0,35	4,85	0,43	0,45	0,12	0,00	0,00	
ESC M CH	85,0	139,40	1,96	27,46	2,47	2,55	0,68	0,00	0,00	
ESC M R	60,0	98,40	1,38	19,38	1,74	1,80	0,48	0,00	0,00	
PT FD CH	200,0	328,00	4,60	64,60	5,80	6,00	1,60	0,00	0,00	
PT FD R	100,0	164,00	2,30	32,30	2,90	3,00	0,80	0,00	0,00	
ARROZ-DOCE	100,0	164,00	3,76	33,04	1,84	73,40	0,36	0,58	19,10	*
CO M CH	140,0	229,60	5,26	46,26	2,58	102,76	0,50	0,81	26,74	
COL A CH	90,0	147,60	3,38	29,74	1,66	66,06	0,32	0,52	17,19	
COL A R	50,0	82,00	1,88	16,52	0,92	36,70	0,18	0,29	9,55	
COL S CH	40,0	65,60	1,50	13,22	0,74	29,36	0,14	0,23	7,64	
COL S R	25,0	41,00	0,94	8,26	0,46	18,35	0,09	0,15	4,78	
COL SOB CH	30,0	49,20	1,13	9,91	0,55	22,02	0,11	0,17	5,73	
COL SOB R	15,0	24,60	0,56	4,96	0,28	11,01	0,05	0,09	2,87	
PIRES	120,0	196,80	4,51	39,65	2,21	88,08	0,43	0,70	22,92	
PT R	400,0	656,00	15,04	132,16	7,36	293,60	1,44	2,32	76,40	
PT SOB	280,0	459,20	10,53	92,51	5,15	205,52	1,01	1,62	53,48	
ARROZ INTEGRAL COZIDO	100,0	257,00	4,86	45,96	5,96	15,73	1,20	0,00	0,00	*

ALIMENTO Medidas Caseiras	Quant. (g/ml)	Energia (kcal)	Ptn. (g)	Carb. (g)	Lip. (g)	Ca (mg)	Fe (mg)	Vit. C (mg)	Vit. A (μg RE)	Fonte
(Cont.)										
1/2 CO M	42,0	107,94	2,04	19,30	2,50	6,61	0,50	0,00	0,00	
CO M CH	117,0	300,69	5,69	53,77	6,97	18,40	1,40	0,00	0,00	
COL A CH	63,0	161,91	3,06	28,95	3,75	9,91	0,76	0,00	0,00	
COL A R	43,0	110,51	2,09	19,76	2,56	6,76	0,52	0,00	0,00	
COL S CH	20,0	51,40	0,97	9,19	1,19	3,15	0,24	0,00	0,00	
COL S R	12,0	30,84	0,58	5,52	0,72	1,89	0,14	0,00	0,00	
ESC M CH	59,0	151,63	2,87	27,12	3,52	9,28	0,71	0,00	0,00	
ESC M R	31,0	79,67	1,51	14,25	1,85	4,88	0,37	0,00	0,00	
ASPARGO EM										
CONSERVA	100,0	22,00	1,90	2,90	0,30	18,00	1,70	15,00	50,00	IBGE
UND M	7,5	1,65	0,14	0,22	0,02	1,35	0,13	1,13	3,75	
ATUM SÓLIDO EM										
ÁGUA E SAL										
COQUEIRO®	100,0	115,00	25,80	1,70	0,60	17,10	2,50			I
COL S CH	16,0	18,40	4,13	0,27	0,10	2,74	0,40			
COL S R	11,0	12,65	2,84	0,19	0,07	1,88	0,28			
COL SOB CH	10,0	11,50	2,58	0,17	0,06	1,71	0,25			
COL SOB R	6,0	6,90	1,55	0,10	0,04	1,03	0,15			
LTA	135,0	155,25	34,83	2,30	0,81	23,09	3,38			
ATUM SÓLIDO EM										
ÓLEO COQUEIRO®	100,0	150,00	26,20	1,30	4,40	19,80	2,40			I
COL S CH	16,0	24,00	4,19	0,21	0,70	3,17	0,38			
COL S R	11,0	16,50	2,88	0,14	0,48	2,18	0,26			
COL SOB CH	10,0	15,00	2,62	0,13	0,44	1,98	0,24			
COL SOB R	6,0	9,00	1,57	0,08	0,26	1,19	0,14			
LTA	135,0	202,50	35,37	1,76	5,94	26,73	3,24			
AVEIA FARINHA	100,0	396,00	14,20	68,20	7,40	53,00	4,50	0,00	0,00	IBGE
COL CHÁ CH	4,0	15,84	0,57	2,73	0,30	2,12	0,18	0,00	0,00	
COL CHÁ R	1,7	6,73	0,24	1,16	0,13	0,90	0,08	0,00	0,00	
COL S CH	18,0	71,28	2,56	12,28	1,33	9,54	0,81	0,00	0,00	
COL S R	8,0	31,68	1,14	5,46	0,59	4,24	0,36	0,00	0,00	
COL SOB CH	8,0	31,68	1,14	5,46	0,59	4,24	0,36	0,00	0,00	
COL SOB R	6,0	23,76	0,85	4,09	0,44	3,18	0,27	0,00	0,00	
AVEIA FLOCOS	100,0	299,00	15,00	52,50	8,75	40,00	3,75			I
COL CHÁ CH	2,0	5,98	0,30	1,05	0,18	0,80	0,08			
COL CHÁ R	1,5	4,48	0,23	0,79	0,13	0,60	0,06			
COL S CH	15,0	44,85	2,25	7,88	1,31	6,00	0,56			
COL S R	7,0	20,93	1,05	3,68	0,61	2,80	0,26			
COL SOB CH	7,0	20,93	1,05	3,68	0,61	2,80	0,26			
COL SOB R	5,0	14,95	0,75	2,63	0,44	2,00	0,19			
AVEIA QUAKER®										
CHOCOLATE/										
GOTAS CHOCOLATE	100,0	368,00	10,00	65,00	7,50	52,50	3,75			I
CX	200,0	736,00	20,00	130,00	15,00	105,00	7,50			
SACHE PORÇÃO	40,0	147,20	4,00	26,00	3,00	21,00	1,50			
AVEIA QUAKER®										
COCO/BAUNILHA	100,0	379,00	10,00	65,00	8,75	36,20	2,50			I
CX	200,0	758,00	20,00	130,00	17,50	72,40	5,00			
SACHE PORÇÃO	40,0	151,60	4,00	26,00	3,50	14,48	1,00			

ALIMENTO Medidas Caseiras	Quant. (g/ml)	Energia (kcal)	Ptn. (g)	Carb. (g)	Lip. (g)	Ca (mg)	Fe (mg)	Vit. C (mg)	Vit. A (µg RE)	Fonte
AVEIA QUAKER®										
LIGHT BANANA/MEL	100,0	358,00	15,00	57,50	7,50	37,50	5,00			I
CX	200,0	716,00	30,00	115,00	15,00	75,00	10,00			
SACHE PORÇÃO	40,0	143,20	6,00	23,00	3,00	15,00	2,00			
AVEIA QUAKER® LIGHT										
FRUTAS VERMELHAS	100,0	358,00	15,00	57,50	7,50	47,50	5,00			I
CX	200,0	716,00	30,00	115,00	15,00	95,00	10,00			
SACHE	40,0	143,20	6,00	23,00	3,00	19,00	2,00			
AVEIA QUAKER®										
MEL/CASTANHA	100,0	379,00	12,50	62,50	8,75	36,20	2,50			I
CX	200,0	758,00	25,00	125,00	17,50	72,40	5,00			
SACHE PORÇÃO	40,0	151,60	5,00	25,00	3,50	14,48	1,00			
AVEIA QUAKER®										
MEL/PASSAS	100,0	355,00	10,00	67,50	5,00	37,50	2,50			I
CX	200,0	710,00	20,00	135,00	10,00	75,00	5,00			
SACHE PORÇÃO	40,0	142,00	4,00	27,00	2,00	15,00	1,00			
AVELÃ	100,0	679,00	12,60	16,70	62,40	209,00	3,40	2,00	2,00	IBGE
PUNHADO	25,0	169,75	3,15	4,18	15,60	52,25	0,85	0,50	0,50	
UND	1,0	6,79	0,13	0,17	0,62	2,09	0,03	0,02	0,02	
AZEITE-DE-DENDÊ	100,0	894,00	0,00	0,40	99,10	7,00	5,50	0,00	45.920,00	IBGE
COL CAFÉ	1,0	8,94	0,00	0,00	0,99	0,07	0,06	0,00	459,20	
COL CHÁ	2,0	17,88	0,00	0,01	1,98	0,14	0,11	0,00	918,40	
COL S	8,0	71,52	0,00	0,03	7,93	0,56	0,44	0,00	3.673,60	
COL SOB	5,0	44,70	0,00	0,02	4,96	0,35	0,28	0,00	2.296,00	
AZEITONA	100,0	133,00	1,30	2,00	13,30	73,00	1,60	—	20,00	IBGE
UND M PRETA	3,0	3,99	0,04	0,06	0,40	2,19	0,05	—	0,60	
UND M VERDE	4,0	5,32	0,05	0,08	0,53	2,92	0,06	—	0,80	
BABA DE MOÇA	100,0	500,00	4,26	88,41	14,34	33,48	1,72	3,63	163,37	*
COL A CH	50,0	250,00	2,13	44,21	7,17	16,74	0,86	1,82	81,69	
COL CHÁ CH	12,0	60,00	0,51	10,61	1,72	4,02	0,21	0,44	19,60	
COL S CH	30,0	150,00	1,28	26,52	4,30	10,04	0,52	1,09	49,01	
COL SOB CH	22,0	110,00	0,94	19,45	3,15	7,37	0,38	0,80	35,94	
PORÇÃO	90,0	450,00	3,83	79,57	12,91	30,13	1,55	3,27	147,03	
BACALHAU COZIDO	100,0	147,00	34,80	0,00	0,84	270,00	3,36	0,00	0,00	*
COL A CH DESFIADO	55,0	80,85	19,14	0,00	0,46	148,50	1,85	0,00	0,00	
COL A R DESFIADO	40,0	58,80	13,92	0,00	0,34	108,00	1,34	0,00	0,00	
COL S CH DESFIADO	20,0	29,40	6,96	0,00	0,17	54,00	0,67	0,00	0,00	
COL S R DESFIADO	15,0	22,05	5,22	0,00	0,13	40,50	0,50	0,00	0,00	
ESC M R DESFIADO	48,0	70,56	16,70	0,00	0,40	129,60	1,61	0,00	0,00	
ESC M CH DESFIADO	60,0	88,20	20,88	0,00	0,50	162,00	2,02	0,00	0,00	
PED G	220,0	323,40	76,56	0,00	1,85	594,00	7,39	0,00	0,00	
PED M	135,0	198,45	46,98	0,00	1,13	364,50	4,54	0,00	0,00	
PED P	70,0	102,90	24,36	0,00	0,59	189,00	2,35	0,00	0,00	
BACON	100,0	661,00	8,40	1,00	69,30	13,00	1,20	—	—	IBGE
FT M	15,0	99,15	1,26	0,15	10,40	1,95	0,18	—	—	

ALIMENTO Medidas Caseiras	Quant. (g/ml)	Energia (kcal)	Ptn. (g)	Carb. (g)	Lip. (g)	Ca (mg)	Fe (mg)	Vit. C (mg)	Vit. A (µg RE)	Fonte
BALA[3]	100,0	398,00	0,00	99,50	0,00	0,00	0,10	0,00	0,00	IBGE
UND	5,0	19,90	0,00	4,98	0,00	0,00	0,01	0,00	0,00	
BALA FRUTINE GAROTO®	100,0	391,00	1,00	81,00	7,00	0,00	0,00			I
UND	5,9	23,07	0,06	4,78	0,41	0,00	0,00			
BALA MENTEX NESTLÉ®	100,0	435,00	0,00	86,96	0,00	0,00	0,00			I
CXA	23,0	100,05	0,00	20,00	0,00	0,00	0,00			
UND	2,3	10,01	0,00	2,00	0,00	0,00	0,00			
BALA TIC TAC® LARANJA	100,0	384,00	0,00	96,00	0,00	0,00	0,00			I
CXA	16,0	61,44	0,00	15,36	0,00	0,00	0,00			
UND	0,5	1,88	0,00	0,47	0,00	0,00	0,00			
BALA TOFFEE LEITE GAROTO®	100,0	552,00	3,00	63,00	32,00	0,00	0,00			I
UND	5,9	32,57	0,18	3,72	1,89	0,00	0,00			
BANANA À MILANESA	100,0	251,00	2,70	29,70	13,50	35,00	1,80	8,60	50,40	*
UND G	150,0	376,50	4,05	44,55	20,25	52,50	2,70	12,90	75,60	
UND M	100,0	251,00	2,70	29,70	13,50	35,00	1,80	8,60	50,40	
UND P	75,0	188,25	2,03	22,28	10,13	26,25	1,35	6,45	37,80	
BANANA D'ÁGUA	100,0	97,00	1,20	22,20	0,40	27,00	1,50	8,00	27,00	IBGE
UND G	90,0	87,30	1,08	19,98	0,36	24,30	1,35	7,20	24,30	
UND M	70,0	67,90	0,84	15,54	0,28	18,90	1,05	5,60	18,90	
UND P	40,0	38,80	0,48	8,88	0,16	10,80	0,60	3,20	10,80	
BANANA-DA-TERRA	100,0	117,00	2,20	26,60	0,20	25,00	1,40	14,10	19,00	GF
UND G	100,0	117,00	2,20	26,60	0,20	25,00	1,40	14,10	19,00	
BANANA-DA-TERRA FRITA	100,0	220,00	2,62	31,65	9,24	29,75	1,67	16,78	22,61	*
FT G	42,0	92,40	1,10	13,29	3,88	12,50	0,70	7,05	9,50	
FT M	31,0	68,20	0,81	9,81	2,86	9,22	0,52	5,20	7,01	
FT P	15,0	33,00	0,39	4,75	1,39	4,46	0,25	2,52	3,39	
BANANA-DA-TERRA FRITA C/AÇ	100,0	243,00	2,31	39,87	8,21	26,25	1,48	14,81	19,95	*
FT G	48,0	116,64	1,11	19,14	3,94	12,60	0,71	7,11	9,58	
FT M	35,0	85,05	0,81	13,95	2,87	9,19	0,52	5,18	6,98	
FT P	17,0	41,31	0,39	6,78	1,40	4,46	0,25	2,52	3,39	
BANANA-MAÇÃ	100,0	111,00	1,70	25,70	0,20	6,00	1,20	13,00	5,00	IBGE
UND M	65,0	72,15	1,11	16,71	0,13	3,90	0,78	8,45	3,25	
BANANA-OURO	100,0	104,00	2,40	22,80	0,30	13,00	1,50	8,00	27,00	IBGE
UND M	40,0	41,60	0,96	9,12	0,12	5,20	0,60	3,20	10,80	
BANANA-PASSA	100,0	152,00	1,71	35,93	0,18	7,24	0,50	2,25	0,00	I
UND M	14,0	21,28	0,24	5,03	0,03	1,01	0,07	0,32	0,00	
BANANA-PASSA COM CHOCOLATE	100,0	355,00	3,30	66,60	8,33	27,70	0,60			I
UND	30,0	106,50	0,99	19,98	2,50	8,31	0,18			

ALIMENTO Medidas Caseiras	Quant. (g/ml)	Energia (kcal)	Ptn. (g)	Carb. (g)	Lip. (g)	Ca (mg)	Fe (mg)	Vit. C (mg)	Vit. A (µg RE)	Fonte
BANANA-PRATA	100,0	99,00	1,30	22,80	0,30	15,00	2,00	14,00	10,00	IBGE
UND G	55,0	54,45	0,72	12,54	0,17	8,25	1,10	7,70	5,50	
UND M	40,0	39,60	0,52	9,12	0,12	6,00	0,80	5,60	4,00	
UND P	30,0	29,70	0,39	6,84	0,09	4,50	0,60	4,20	3,00	
BANANADA	100,0	288,00	3,16	67,73	0,50			4,40		GF
UND G	50,0	144,00	1,58	33,87	0,25			2,20		
UND M	40,0	115,20	1,26	27,09	0,20			1,76		
UND P	15,0	43,20	0,47	10,16	0,08			0,66		
BANANADA S/AÇ TACHAO®	100,0	287,00	3,12	68,75	0,00	0,00	0,94			I
PCT	200,0	574,00	6,24	137,50	0,00	0,00	1,88			
UND	32,0	91,84	1,00	22,00	0,00	0,00	0,30			
BARQUETE DE LEGUMES	100,0	281,00	4,40	30,12	15,92	28,08	0,96	7,14	501,84	*
UND M	22,0	61,82	0,97	6,63	3,50	6,18	0,21	1,57	110,40	
BATATA-BAROA COZIDA	100,0	134,00	1,58	31,19	0,32	49,78	3,78	25,20	23,10	*
COL A CH PICADA	55,0	73,70	0,87	17,15	0,18	27,38	2,08	13,86	12,71	
COL A R PICADA	35,0	46,90	0,55	10,92	0,11	17,42	1,32	8,82	8,09	
COL S CH PICADA	35,0	46,90	0,55	10,92	0,11	17,42	1,32	8,82	8,09	
COL S R PICADA	25,0	33,50	0,40	7,80	0,08	12,45	0,95	6,30	5,78	
COL SOB CH PICADA	30,0	40,20	0,47	9,36	0,10	14,93	1,13	7,56	6,93	
COL SOB R PICADA	15,0	20,10	0,24	4,68	0,05	7,47	0,57	3,78	3,47	
PED G	75,0	100,50	1,19	23,39	0,24	37,34	2,84	18,90	17,33	
PED M	50,0	67,00	0,79	15,60	0,16	24,89	1,89	12,60	11,55	
PED P	20,0	26,80	0,32	6,24	0,06	9,96	0,76	5,04	4,62	
UND M	80,0	107,20	1,26	24,95	0,26	39,82	3,02	20,16	18,48	
UND P	45,0	60,30	0,71	14,04	0,14	22,40	1,70	11,34	10,40	
BATATA-DOCE COZIDA	100,0	103,00	1,10	24,00	0,30	26,00	0,80	26,00	252,00	IBGE
COL S CH PICADA	42,0	43,26	0,46	10,08	0,13	10,92	0,34	10,92	105,84	
COL S R PICADA	30,0	30,90	0,33	7,20	0,09	7,80	0,24	7,80	75,60	
FT G	90,0	92,70	0,99	21,60	0,27	23,40	0,72	23,40	226,80	
FT M	70,0	72,10	0,77	16,80	0,21	18,20	0,56	18,20	176,40	
FT P	40,0	41,20	0,44	9,60	0,12	10,40	0,32	10,40	100,80	
UND G	560,0	576,80	6,16	134,40	1,68	145,60	4,48	145,60	1411,20	
UND M	355,0	365,65	3,91	85,20	1,07	92,30	2,84	92,30	894,60	
BATATA-DOCE FRITA	100,0	383,00	2,70	60,10	14,60	65,00	2,10	65,00	630,00	IBGE
FT G	84,0	321,72	2,27	50,48	12,26	54,60	1,76	54,60	529,20	
FT M	65,0	248,95	1,76	39,07	9,49	42,25	1,37	42,25	409,50	
FT P	30,0	114,90	0,81	18,03	4,38	19,50	0,63	19,50	189,00	
BATATA-INGLESA CORADA	100,0	172,00	2,25	22,37	8,12	10,03	1,00	20,00	—	*
COL A CH PICADA	80,0	137,60	1,80	17,90	6,50	8,02	0,80	16,00	—	
COL A R PICADA	50,0	86,00	1,13	11,19	4,06	5,02	0,50	10,00	—	
COL S R PICADA	30,0	51,60	0,67	6,71	2,44	3,01	0,30	6,00	—	
ESC M CH PICADA	100,0	172,00	2,25	22,37	8,12	10,03	1,00	20,00	—	
ESC M R PICADA	70,0	120,40	1,58	15,66	5,68	7,02	0,70	14,00	—	
UND M	80,0	137,60	1,80	17,90	6,50	8,02	0,80	16,00	—	

ALIMENTO Medidas Caseiras	Quant. (g/ml)	Energia (kcal)	Ptn. (g)	Carb. (g)	Lip. (g)	Ca (mg)	Fe (mg)	Vit. C (mg)	Vit. A (µg RE)	Fonte
BATATA-INGLESA										
COZIDA	100,0	85,00	2,00	19,10	0,10	11,00	0,70	13,10	5,00	GF
COL A CH PICADA	60,0	51,00	1,20	11,46	0,06	6,60	0,42	7,86	3,00	
COL A R PICADA	40,0	34,00	0,80	7,64	0,04	4,40	0,28	5,24	2,00	
COL S CH PICADA	30,0	25,50	0,60	5,73	0,03	3,30	0,21	3,93	1,50	
ESC M CH PICADA	80,0	68,00	1,60	15,28	0,08	8,80	0,56	10,48	4,00	
ESC M R PICADA	50,0	42,50	1,00	9,55	0,05	5,50	0,35	6,55	2,50	
UND G	290,0	246,50	5,80	55,39	0,29	31,90	2,03	37,99	14,50	
UND M	140,0	119,00	2,80	26,74	0,14	15,40	0,98	18,34	7,00	
UND P	70,0	59,50	1,40	13,37	0,07	7,70	0,49	9,17	3,50	
BATATA-INGLESA										
FRITA	100,0	280,00	4,30	36,00	13,20	15,00	1,30	21,00	0,00	IBGE
COL A CH	50,0	140,00	2,15	18,00	6,60	7,50	0,65	10,50	0,00	
COL A R	35,0	98,00	1,51	12,60	4,62	5,25	0,46	7,35	0,00	
COL S CH	25,0	70,00	1,08	9,00	3,30	3,75	0,33	5,25	0,00	
COL S R	15,0	42,00	0,64	5,40	1,98	2,25	0,20	3,15	0,00	
ESC M CH	65,0	182,00	2,80	23,40	8,58	9,75	0,85	13,65	0,00	
PORÇÃO G	360,0	1008,00	15,48	129,60	47,52	54,00	4,68	75,60	0,00	
PORÇÃO M	200,0	560,00	8,60	72,00	26,40	30,00	2,60	42,00	0,00	
PORÇÃO P	100,0	280,00	4,30	36,00	13,20	15,00	1,30	21,00	0,00	
BATATA-INGLESA										
SAUTÉ	100,0	150,00	1,86	17,23	8,19	11,90	0,63	11,79	96,90	*
COL S CH	25,0	37,50	0,47	4,31	2,05	2,98	0,16	2,95	24,23	
BATATA RUFFLES®										
NATURAL/SABORES	100,0	515,00	5,00	45,00	35,00	0,00	0,00	37,50	0,00	I
PCT G	110,0	566,50	5,50	49,50	38,50	0,00	0,00	41,25	0,00	
PCT M	50,0	257,50	2,50	22,50	17,50	0,00	0,00	18,75	0,00	
PUNHADO	12,8	65,92	0,64	5,76	4,48	0,00	0,00	4,80	0,00	
UND	1,3	6,70	0,07	0,59	0,46	0,00	0,00	0,49	0,00	
BEBIDA LÁCTEA										
CHAMBINHO										
SURPRESA®	100,0	90,00	2,76	16,60	1,38	100,00	0,00	0,00	150,00	I
GFA P	145,0	130,50	4,00	24,07	2,00	145,00	0,00	0,00	217,50	
BEBIDA LÁCTEA										
CHOCOLATE LIGHT										
PARMALAT®	100,0	81,00	2,50	14,00	1,70	105,00	0,10			I
COPO D CH	240,0	194,40	6,00	33,60	4,08	252,00	0,24			
COPO P CH	165,0	133,65	4,13	23,10	2,81	173,25	0,17			
BEBIDA LÁCTEA										
CHOCOLATE NESCAU®	100,0	93,00	2,00	14,50	3,00	66,00	1,00	0,00	120,00	I
CX P	200,0	186,00	4,00	29,00	6,00	132,00	2,00	0,00	240,00	
BEBIDA LÁCTEA										
IOGURTE FRUTAS[4]	100,0	87,00	2,30	16,13	1,53	89,00	0,00			I
COPO D CH	240,0	208,80	5,52	38,71	3,67	213,60	0,00			
COPO P CH	165,0	143,55	3,79	26,61	2,52	146,85	0,00			
EMB LONGA VIDA G	1000,0	870,00	23,00	161,30	15,30	890,00	0,00			
GFA P	200,0	174,00	4,60	32,26	3,06	178,00	0,00			
BEBIDA LÁCTEA										
DIETALAT PARMALAT®	100,0	32,00	3,16	4,74	0,00	94,73	0,00			I
GFA P	190,0	60,80	6,00	9,01	0,00	179,99	0,00			

ALIMENTO Medidas Caseiras	Quant. (g/ml)	Energia (kcal)	Ptn. (g)	Carb. (g)	Lip. (g)	Ca (mg)	Fe (mg)	Vit. C (mg)	Vit. A (µg RE)	Fonte
BEBIDA LÁCTEA										
CHOCOLATE[5]	100,0	84,00	2,65	14,30	1,75	75,00	0,36			I
COPO D CH	240,0	201,60	6,36	34,32	4,20	180,00	0,86			
COPO P CH	165,0	138,60	4,37	23,60	2,89	123,75	0,59			
CX P	200,0	168,00	5,30	28,60	3,50	150,00	0,72			
BEBIDA LÁCTEA										
MORANGO[6]	100,0	89,00	2,30	14,40	2,48	81,00	0,00	6,49	115,50	I
COPO D CH	240,0	213,60	5,52	34,56	5,95	194,40	0,00	15,58	277,20	
COPO P CH	165,0	146,85	3,79	23,76	4,09	133,65	0,00	10,71	190,58	
CX P	200,0	178,00	4,60	28,80	4,96	162,00	0,00	12,98	231,00	
BEIJINHO										
MOCA FIESTA®	100,0	337,00	4,40	52,90	12,00	0,00	0,00			I
LTA	365,0	1230,05	16,06	193,09	43,80	0,00	0,00			
UND M	15,0	50,55	0,66	7,94	1,80	0,00	0,00			
UND P	10,0	33,70	0,44	5,29	1,20	0,00	0,00			
BEIJU COM COCO	100,0	498,00	3,96	61,34	26,26	105,20	4,80	9,00	—	*
UND G	125,0	622,50	4,95	76,68	32,83	131,50	6,00	11,25	—	
BERINJELA										
ENSOPADA	100,0	69,00	0,76	4,78	5,23	19,19	0,61	5,34	4,80	*
COL A CH	75,0	51,75	0,57	3,59	3,92	14,39	0,46	4,01	3,60	
COL A R	60,0	41,40	0,46	2,87	3,14	11,51	0,37	3,20	2,88	
COL S CH	25,0	17,25	0,19	1,20	1,31	4,80	0,15	1,34	1,20	
COL S R	20,0	13,80	0,15	0,96	1,05	3,84	0,12	1,07	0,96	
ESC M CH	125,0	86,25	0,95	5,98	6,54	23,99	0,76	6,68	6,00	
ESC M R	75,0	51,75	0,57	3,59	3,92	14,39	0,46	4,01	3,60	
BERINJELA FRITA	100,0	218,00	1,20	7,56	20,36	30,13	0,96	6,00	0,00	*
FT G	35,0	76,30	0,42	2,65	7,13	10,55	0,34	2,10	0,00	
FT M	20,0	43,60	0,24	1,51	4,07	6,03	0,19	1,20	0,00	
FT P	10,0	21,80	0,12	0,76	2,04	3,01	0,10	0,60	0,00	
RODELA G	20,0	43,60	0,24	1,51	4,07	6,03	0,19	1,20	0,00	
RODELA M	13,0	28,34	0,16	0,98	2,65	3,92	0,12	0,78	0,00	
RODELA P	5,0	10,90	0,06	0,38	1,02	1,51	0,05	0,30	0,00	
BERTALHA										
REFOGADA	100,0	93,00	3,27	7,48	5,61	216,03	3,25	172,50	1164,10	*
COL S CH	25,0	23,25	0,82	1,87	1,40	54,01	0,81	43,13	291,03	
BETERRABA COZIDA	100,0	44,00	1,00	9,80	0,10	27,00	1,00	23,00	2,00	GF
COL A CH PICADA	38,0	16,72	0,38	3,72	0,04	10,26	0,38	8,74	0,76	
COL S CH PICADA	20,0	8,80	0,20	1,96	0,02	5,40	0,20	4,60	0,40	
COL S R PICADA	14,0	6,16	0,14	1,37	0,01	3,78	0,14	3,22	0,28	
ESC M R PICADA	45,0	19,80	0,45	4,41	0,05	12,15	0,45	10,35	0,90	
FT G	26,0	11,44	0,26	2,55	0,03	7,02	0,26	5,98	0,52	
FT M	12,0	5,28	0,12	1,18	0,01	3,24	0,12	2,76	0,24	
FT P	6,0	2,64	0,06	0,59	0,01	1,62	0,06	1,38	0,12	
UND G	335,0	147,40	3,35	32,83	0,34	90,45	3,35	77,05	6,70	
UND M	125,0	55,00	1,25	12,25	0,13	33,75	1,25	28,75	2,50	
UND P	75,0	33,00	0,75	7,35	0,08	20,25	0,75	17,25	1,50	
BETERRABA CRUA	100,0	46,00	1,70	9,50	0,10	14,00	0,80	5,00	2,00	IBGE
COL S CH RALADA	16,0	7,36	0,27	1,52	0,02	2,24	0,13	0,80	0,32	

ALIMENTO Medidas Caseiras	Quant. (g/ml)	Energia (kcal)	Ptn. (g)	Carb. (g)	Lip. (g)	Ca (mg)	Fe (mg)	Vit. C (mg)	Vit. A (µg RE)	Fonte
(Cont.) UND G	400,0	184,00	6,80	38,00	0,40	56,00	3,20	20,00	8,00	
UND M	140,0	64,40	2,38	13,30	0,14	19,60	1,12	7,00	2,80	
UND P	80,0	36,80	1,36	7,60	0,08	11,20	0,64	4,00	1,60	
BIFE BOVINO	100,0	228,00	27,95	—	12,93	18,13	4,16	—	5,20	*
UND G	150,0	342,00	41,93	—	19,40	27,20	6,24	—	7,80	
UND M	100,0	228,00	27,95	—	12,93	18,13	4,16	—	5,20	
UND P	80,0	182,40	22,36	—	10,34	14,50	3,33	—	4,16	
BIFE BOVINO À MILANESA	100,0	287,00	26,34	7,46	16,86	27,45	4,09	—	68,00	*
UND G	110,0	315,70	28,97	8,21	18,55	30,20	4,50	—	74,80	
UND M	80,0	229,60	21,07	5,97	13,49	21,96	3,27	—	54,40	
UND P	55,0	157,85	14,49	4,10	9,27	15,10	2,25	—	37,40	
BIFE BOVINO À PARMEGIANA	100,0	327,00	23,46	8,46	22,14	110,45	3,39	2,80	96,70	*
UND G	180,0	588,60	42,23	15,23	39,85	198,81	6,10	5,04	174,06	
UND M	150,0	490,50	35,19	12,69	33,21	165,68	5,09	4,20	145,05	
UND P	90,0	294,30	21,11	7,61	19,93	99,41	3,05	2,52	87,03	
BIFE BOVINO ROLÊ	100,0	179,00	21,77	2,42	9,15	23,78	3,37	2,00	279,00	*
UND G	150,0	268,50	32,66	3,63	13,73	35,67	5,06	3,00	418,50	
UND M	100,0	179,00	21,77	2,42	9,15	23,78	3,37	2,00	279,00	
UND P	80,0	143,20	17,42	1,94	7,32	19,02	2,70	1,60	223,20	
BIFE DE CORAÇÃO BOVINO	100,0	169,00	20,28	0,84	9,44	13,33	5,76	4,80	6,00	*
UND G	100,0	169,00	20,28	0,84	9,44	13,33	5,76	4,80	6,00	
UND M	75,0	126,75	15,21	0,63	7,08	10,00	4,32	3,60	4,50	
UND P	65,0	109,85	13,18	0,55	6,14	8,66	3,74	3,12	3,90	
BIFE DE FÍGADO BOVINO	100,0	216,00	25,87	5,72	9,94	15,53	10,66	33,80	11.116,30	*
UND G	150,0	324,00	38,81	8,58	14,91	23,30	15,99	50,70	16.674,45	
UND M	100,0	216,00	25,87	5,72	9,94	15,53	10,66	33,80	11.116,30	
UND P	80,0	172,80	20,70	4,58	7,95	12,42	8,53	27,04	8.893,04	
BISCOITO ÁGUA[7]	100,0	450,00	11,00	70,00	14,00	0,00	1,75			I
PCT	200,0	900,00	22,00	140,00	28,00	0,00	3,50			
UND	5,0	22,50	0,55	3,50	0,70	0,00	0,09			
BISCOITO ÁGUA E GERGELIM PIRAQUÊ®	100,0	423,00	8,33	60,00	16,67	116,70	1,40			I
PCT	240,0	1.015,20	19,99	144,00	40,01	280,08	3,36			
UND	10,0	42,30	0,83	6,00	1,67	11,67	0,14			
BISCOITO ÁGUA E SAL LIGHT PIRAQUÊ®	100,0	406,00	8,75	67,50	11,25	97,50	1,55			I
PCT	200,0	812,00	17,50	135,00	22,50	195,00	3,10			
UND	8,0	32,48	0,70	5,40	0,90	7,80	0,12			
BISCOITO AMANDITA LACTA®	100,0	531,00	0,00	62,50	31,25	0,00	6,25			I
UND	8,0	42,48	0,00	5,00	2,50	0,00	0,50			

ALIMENTO Medidas Caseiras	Quant. (g/ml)	Energia (kcal)	Ptn. (g)	Carb. (g)	Lip. (g)	Ca (mg)	Fe (mg)	Vit. C (mg)	Vit. A (µg RE)	Fonte
BISCOITO AMANTEIGADO	100,0	642,00	8,64	76,90	33,31	24,80	0,93	—	369,60	*
PCT	90,0	577,80	7,78	69,21	29,98	22,32	0,84	—	332,64	
UND	4,0	25,68	0,35	3,08	1,33	0,99	0,04	—	14,78	
BISCOITO AVEIA E MEL SÃO LUIZ®	100,0	450,00	9,80	67,60	15,60	0,00	1,15			I
PCT	200,0	900,00	19,60	135,20	31,20	0,00	2,30			
UND	5,0	22,50	0,49	3,38	0,78	0,00	0,06			
BISCOITO BACONZITOS®	100,0	471,00	5,80	62,00	22,20	129,00	1,80	29,00	0,00	I
PCT M	55,0	259,05	3,19	34,10	12,21	70,95	0,99	15,95	0,00	
PUNHADO	9,0	42,39	0,52	5,58	2,00	11,61	0,16	2,61	0,00	
UND	0,3	1,55	0,02	0,20	0,07	0,43	0,01	0,10	0,00	
BISCOITO BATATIPS PIRAQUÊ®	100,0	434,00	7,00	61,00	18,00	94,00	2,60			I
PCT	100,0	434,00	7,00	61,00	18,00	94,00	2,60			
PUNHADO	14,0	60,76	0,98	8,54	2,52	13,16	0,36			
UND	0,5	2,17	0,04	0,31	0,09	0,47	0,01			
BISCOITO BONO PÃO DE MEL/CHOC NESTLÉ®	100,0	490,00	6,66	63,33	23,33	63,33	1,40			I
UND	30,0	147,00	2,00	19,00	7,00	19,00	0,42			
BISCOITO CALIPSO BRANCO NESTLÉ®	100,0	483,00	8,30	66,10	21,50	0,00	0,00			I
PCT	130,0	627,90	10,79	85,93	27,95	0,00	0,00			
UND	9,7	46,85	0,81	6,41	2,09	0,00	0,00			
BISCOITO CALIPSO TRADICIONAL NESTLÉ®	100,0	442,00	6,66	69,99	15,00	217,00	1,43			I
UND	15,0	66,30	1,00	10,50	2,25	32,55	0,21			
BISCOITO CHAMPAGNE AYMORÉ®	100,0	370,00	5,00	87,50	0,00	0,00	1,00			I
PCT G	500,0	1.850,00	25,00	437,50	0,00	0,00	5,00			
PCT M	180,0	666,00	9,00	157,50	0,00	0,00	1,80			
UND	10,0	37,00	0,50	8,75	0,00	0,00	0,10			
BISCOITO CHEETOS® ESTRELA	100,0	463,00	5,00	60,00	22,50	0,00	0,00			I
PCT M	70,0	324,10	3,50	42,00	15,75	0,00	0,00			
PUNHADO	10,0	46,30	0,50	6,00	2,25	0,00	0,00			
UND	0,8	3,70	0,04	0,48	0,18	0,00	0,00			
BISCOITO CHEETOS® JOGO DA VELHA	100,0	463,00	5,00	60,00	22,50	0,00	0,00			I
PCT M	70,0	324,10	3,50	42,00	15,75	0,00	0,00			
PCT P	24,0	111,12	1,20	14,40	5,40	0,00	0,00			
PUNHADO	8,0	37,04	0,40	4,80	1,80	0,00	0,00			
UND	0,3	1,39	0,02	0,18	0,07	0,00	0,00			

ALIMENTO Medidas Caseiras	Quant. (g/ml)	Energia (kcal)	Ptn. (g)	Carb. (g)	Lip. (g)	Ca (mg)	Fe (mg)	Vit. C (mg)	Vit. A (µg RE)	Fonte
BISCOITO CHEETOS®										
LUA/FUTEBOLA	100,0	463,00	5,00	60,00	22,50	0,00	0,00			I
PCT G	140,0	648,20	7,00	84,00	31,50	0,00	0,00			
PCT M	70,0	324,10	3,50	42,00	15,75	0,00	0,00			
PCT P	24,0	111,12	1,20	14,40	5,40	0,00	0,00			
PUNHADO	6,0	27,78	0,30	3,60	1,35	0,00	0,00			
UND	0,5	2,32	0,03	0,30	0,11	0,00	0,00			
BISCOITO CHEETOS®										
ONDA	100,0	463,00	5,00	60,00	22,50	0,00	0,00			I
PACOTE M	80,0	370,40	4,00	48,00	18,00	0,00	0,00			
PCT P	30,0	138,90	1,50	18,00	6,75	0,00	0,00			
PUNHADO	11,5	53,25	0,58	6,90	2,59	0,00	0,00			
UND	1,4	6,48	0,07	0,84	0,32	0,00	0,00			
BISCOITO CLASSIC **COM CHOCOLATE** **NESTLÉ®**	100,0	385,00	6,66	63,33	11,66	86,66	1,83			I
UND	15,0	57,75	1,00	9,50	1,75	13,00	0,27			
BISCOITO CLUB **SOCIAL NABISCO®**	100,0	465,00	6,45	67,74	19,35	0,00	0,00			I
PCT PORÇÃO	31,0	144,15	2,00	21,00	6,00	0,00	0,00			
UND	10,3	47,90	0,66	6,98	1,99	0,00	0,00			
BISCOITO COCO **SÃO LUIZ®**	100,0	435,00	8,30	67,90	15,70	0,00	0,00			I
UND	6,2	27,06	0,52	4,22	0,98	0,00	0,00			
BISCOITO COOKIES **AVEIA ATIVA®**	100,0	383,00	7,50	60,00	12,50	52,50	3,00			I
PCT	150,0	574,50	11,25	90,00	18,75	78,75	4,50			
UND	5,0	19,15	0,38	3,00	0,63	2,63	0,15			
BISCOITO COOKIES **CASTANHA CAJU** **ATIVA®**	100,0	435,00	7,50	67,50	15,00	41,00	3,50			I
PCT	150,0	652,50	11,25	101,25	22,50	61,50	5,25			
UND	5,0	21,75	0,38	3,38	0,75	2,05	0,18			
BISCOITO COOKIES **CASTANHA PARÁ** **ATIVA®**	100,0	438,00	5,00	65,00	17,50	43,50	3,75			I
PCT	150,0	657,00	7,50	97,50	26,25	65,25	5,63			
UND	5,0	21,90	0,25	3,25	0,88	2,18	0,19			
BISCOITO COOKIES **GÉRMEN E MEL ATIVA®**	100,0	403,00	10,00	62,50	12,50	50,75	3,75			I
PCT	150,0	604,50	15,00	93,75	18,75	76,13	5,63			
UND	5,0	20,15	0,50	3,13	0,63	2,54	0,19			
BISCOITO COOKIES **SEMENTE GERGELIM** **ATIVA®**	100,0	395,00	7,50	57,50	15,00	55,00	3,00			I
PCT	150,0	592,50	11,25	86,25	22,50	82,50	4,50			
UND	5,0	19,75	0,38	2,88	0,75	2,75	0,15			

ALIMENTO Medidas Caseiras	Quant. (g/ml)	Energia (kcal)	Ptn. (g)	Carb. (g)	Lip. (g)	Ca (mg)	Fe (mg)	Vit. C (mg)	Vit. A (µg RE)	Fonte
BISCOITO COOKIES **SEMENTE GIRASSOL** **ATIVA®**	100,0	415,00	7,50	62,50	15,00	37,50	2,75			I
PCT	150,0	622,50	11,25	93,75	22,50	56,25	4,13			
UND	5,0	20,75	0,38	3,13	0,75	1,88	0,14			
BISCOITO CREAM **CRACKER**[8]	100,0	432,00	10,35	67,10	13,60	0,00	1,80			I
UND	5,0	21,60	0,52	3,36	0,68	0,00	0,09			
BISCOITO **CREAM CRACKER** **GERGELIM PIRAQUÊ®**	100,0	428,00	9,26	68,15	14,81	0,00	0,00			I
PCT	240,0	1.027,20	22,22	163,56	35,54	0,00	0,00			
UND	9,0	38,52	0,83	6,13	1,33	0,00	0,00			
BISCOITO **CREAM CRACKER** **INTEGRAL PIRAQUÊ®**	100,0	381,00	7,50	62,50	11,25	105,00	2,37			I
PCT	240,0	914,40	18,00	150,00	27,00	252,00	5,69			
UND	10,0	38,10	0,75	6,25	1,13	10,50	0,24			
BISCOITO DOCE **BICHINHOS PIRAQUÊ®**	100,0	396,00	6,00	75,00	8,00	25,00	1,00			I
PCT	100,0	396,00	6,00	75,00	8,00	25,00	1,00			
PUNHADO	17,0	67,32	1,02	12,75	1,36	4,25	0,17			
UND	1,2	4,75	0,07	0,90	0,10	0,30	0,01			
BISCOITO DORITOS® **ORIGINAL/CALABRESA**	100,0	463,00	5,00	60,00	22,50	0,00	0,00			I
PCT	66,0	305,58	3,30	39,60	14,85	0,00	0,00			
PUNHADO	18,0	83,34	0,90	10,80	4,05	0,00	0,00			
UND	1,6	7,41	0,08	0,96	0,36	0,00	0,00			
BISCOITO DORITOS® **QUEIJO NACHO**	100,0	463,00	5,00	60,00	22,50	40,00	1,75			I
PCT	66,0	305,58	3,30	39,60	14,85	26,40	1,16			
PUNHADO	18,0	83,34	0,90	10,80	4,05	7,20	0,32			
UND	1,6	7,41	0,08	0,96	0,36	0,64	0,03			
BISCOITO DRINK **PIRAQUÊ®**	100,0	456,00	8,20	66,80	17,30	0,00	0,00			I
PCT	120,0	547,20	9,84	80,16	20,76	0,00	0,00			
UND	3,0	13,68	0,25	2,00	0,52	0,00	0,00			
BISCOITO **FANDANGOS® PIZZA**	100,0	455,00	5,00	75,00	15,00	0,00	0,00			I
PCT G	170,0	773,50	8,50	127,50	25,50	0,00	0,00			
PCT M	84,0	382,20	4,20	63,00	12,60	0,00	0,00			
PCT P	30,0	136,50	1,50	22,50	4,50	0,00	0,00			
PUNHADO	8,0	36,40	0,40	6,00	1,20	0,00	0,00			
UND	0,3	1,37	0,02	0,23	0,05	0,00	0,00			
BISCOITO **FANDANGOS®** **PRESUNTO**	100,0	460,00	7,40	72,50	15,60	3,00	1,00	0,00	142,50	I
PCT G	170,0	782,00	12,58	123,25	26,52	5,10	1,70	0,00	242,25	

ALIMENTO Medidas Caseiras	Quant. (g/ml)	Energia (kcal)	Ptn. (g)	Carb. (g)	Lip. (g)	Ca (mg)	Fe (mg)	Vit. C (mg)	Vit. A (µg RE)	Fonte
(Cont.)										
PCT M	84,0	386,40	6,22	60,90	13,10	2,52	0,84	0,00	119,70	
PCT P	30,0	138,00	2,22	21,75	4,68	0,90	0,30	0,00	42,75	
PUNHADO	8,0	36,80	0,59	5,80	1,25	0,24	0,08	0,00	11,40	
UND	0,3	1,38	0,02	0,22	0,05	0,01	0,00	0,00	0,43	
BISCOITO **FANDANGOS® QUEIJO**	100,0	435,00	5,00	70,00	15,00	31,00	0,00			I
PCT G	170,0	739,50	8,50	119,00	25,50	52,70	0,00			
PCT M	84,0	365,40	4,20	58,80	12,60	26,04	0,00			
PCT P	30,0	130,50	1,50	21,00	4,50	9,30	0,00			
PUNHADO	8,0	34,80	0,40	5,60	1,20	2,48	0,00			
UND	0,3	1,31	0,02	0,21	0,05	0,09	0,00			
BISCOITO INTEGRAL **AVEIA E MEL JASMINE®**	100,0	413,00	12,50	65,00	12,50	129,00	3,75			I
PCT	200,0	826,00	25,00	130,00	25,00	258,00	7,50			
UND	5,4	22,30	0,67	3,51	0,67	6,97	0,20			
BISCOITO KIDLAT **FLOCOS PARMALAT®**	100,0	448,00	8,00	70,00	16,00	30,00	0,00			I
PCT	180,0	806,40	14,40	126,00	28,80	54,00	0,00			
UND	6,0	26,88	0,48	4,20	0,96	1,80	0,00			
BISCOITO LEITE E MEL **SÃO LUIZ®**	100,0	458,00	7,50	67,50	17,50	35,00	0,95			I
PCT	200,0	916,00	15,00	135,00	35,00	70,00	1,90			
UND	5,7	26,11	0,43	3,85	1,00	2,00	0,05			
BISCOITO LEITE **PIRAQUÊ®**	100,0	433,00	6,90	76,40	12,00	0,00	0,00			I
PCT	200,0	866,00	13,80	152,80	24,00	0,00	0,00			
UND	6,3	27,06	0,43	4,78	0,75	0,00	0,00			
BISCOITO MAÇÃ/ **CANELA SÃO LUIZ®**	100,0	445,00	8,90	68,70	16,20	0,00	0,00			I
UND	5,7	25,37	0,51	3,92	0,92	0,00	0,00			
BISCOITO MAGIC **TOAST MARILAN®**	100,0	373,00	10,00	77,50	2,54	42,50	1,00			I
PCT	150,0	559,50	15,00	116,25	3,81	63,75	1,50			
PCT PORÇÃO	25,0	93,25	2,50	19,38	0,64	10,63	0,25			
UND	3,6	13,43	0,36	2,79	0,09	1,53	0,04			
BISCOITO MAIZENA®9	100,0	448,00	7,80	72,60	14,00	0,00	1,70			I
PCT	200,0	896,00	15,60	145,20	28,00	0,00	3,40			
UND	5,0	22,40	0,39	3,63	0,70	0,00	0,08			
BISCOITO MAIZENA **CHOCOLATE** **PARMALAT®**	100,0	420,00	9,00	72,00	12,00	20,00	1,00			I
PCT	200,0	840,00	18,00	144,00	24,00	40,00	2,00			
UND	4,4	18,48	0,40	3,17	0,53	0,88	0,04			
BISCOITO MARIA10	100,0	436,00	6,80	75,20	12,00	0,00	0,00			I
PCT	200,0	872,00	13,60	150,40	24,00	0,00	0,00			
UND	5,0	21,80	0,34	3,76	0,60	0,00	0,00			

ALIMENTO Medidas Caseiras	Quant. (g/ml)	Energia (kcal)	Ptn. (g)	Carb. (g)	Lip. (g)	Ca (mg)	Fe (mg)	Vit. C (mg)	Vit. A (µg RE)	Fonte
BISCOITO MILHO VERDE SÃO LUIZ®	100,0	453,00	7,90	69,90	15,80	0,00	0,00			I
PCT	200,0	906,00	15,80	139,80	31,60	0,00	0,00			
UND	5,7	25,82	0,45	3,98	0,90	0,00	0,00			
BISCOITO NEGRESCO COBERTO SÃO LUIZ®	100,0	485,00	7,40	61,90	23,10	0,00	0,00			I
UND	22,5	108,98	1,66	13,91	5,19	0,00	0,00			
BISCOITO NEGRESCO RECHEADO SÃO LUIZ®	100,0	466,00	6,20	65,70	21,20	0,00	0,00			I
UND	13,4	62,44	0,83	8,80	2,84	0,00	0,00			
BISCOITO NESCAU SÃO LUIZ®	100,0	475,00	7,80	63,20	22,30	0,00	0,00			I
UND	15,5	73,63	1,21	9,80	3,46	0,00	0,00			
BISCOITO NESTON SÃO LUIZ®	100,0	432,00	8,40	69,70	14,80	0,00	0,00			I
UND	5,8	25,06	0,49	4,04	0,86	0,00	0,00			
BISCOITO PALMIERS DOCE FRANÇA	100,0	498,00	5,50	60,40	27,30	1,80	2,90			I
PCT	100,0	498,00	5,50	60,40	27,30	1,80	2,90			
UND	8,3	41,48	0,46	5,03	2,27	0,15	0,24			
BISCOITO PASSATEMPO®	100,0	440,00	10,00	70,00	13,33	0,00	1,80			I
PCT	180,0	792,00	18,00	126,00	23,99	0,00	3,24			
UND	6,0	26,40	0,60	4,20	0,80	0,00	0,11			
BISCOITO PASSATEMPO® RECHEADO	100,0	440,00	10,00	70,00	13,33	0,00	1,80			I
PCT	200,0	880,00	20,00	140,00	26,66	0,00	3,60			
UND	15,0	66,00	1,50	10,50	2,00	0,00	0,27			
BISCOITO POLVILHO	100,0	421,00	2,70	79,60	10,20	18,00	0,80			GF
PCT BOLINHA/PALITO	100,0	421,00	2,70	79,60	10,20	18,00	0,80			
PCT ROSCA	30,0	126,30	0,81	23,88	3,06	5,40	0,24			
PUNHADO BOLINHA	7,0	29,47	0,19	5,57	0,71	1,26	0,06			
UND BOLINHA	0,5	2,11	0,01	0,40	0,05	0,09	0,00			
UND ROSCA	3,0	12,63	0,08	2,39	0,31	0,54	0,02			
BISCOITO POLVILHO GLOBO®	100,0	452,00	0,00	60,00	25,00	37,33	0,00			I
PCT	30,0	135,60	0,00	18,00	7,50	11,20	0,00			
UND	3,0	13,56	0,00	1,80	0,75	1,12	0,00			
BISCOITO PRESUNTINHO PIRAQUÊ®	100,0	454,00	8,00	65,00	18,00	0,00	0,00			I
PCT	100,0	454,00	8,00	65,00	18,00	0,00	0,00			
PUNHADO	25,0	113,50	2,00	16,25	4,50	0,00	0,00			
UND	0,3	1,50	0,03	0,21	0,06	0,00	0,00			
BISCOITO QUEIJO PIRAQUÊ®	100,0	490,00	13,70	65,20	19,40	0,00	0,00			I
PCT	100,0	490,00	13,70	65,20	19,40	0,00	0,00			

ALIMENTO Medidas Caseiras	Quant. (g/ml)	Energia (kcal)	Ptn. (g)	Carb. (g)	Lip. (g)	Ca (mg)	Fe (mg)	Vit. C (mg)	Vit. A (μg RE)	Fonte
(Cont.) PUNHADO	15,0	73,50	2,06	9,78	2,91	0,00	0,00			
UND	0,3	1,62	0,05	0,22	0,06	0,00	0,00			
BISCOITO RECHEADO										
CHOCOLATE[11]	100,0	475,00	6,58	68,74	19,28	0,00	0,00			I
PCT	200,0	950,00	13,16	137,48	38,56	0,00	0,00			
UND	13,0	61,75	0,86	8,94	2,51	0,00	0,00			
BISCOITO RECHEADO										
MORANGO[12]	100,0	472,00	4,44	71,11	18,89	0,00	1,00			I
PCT	200,0	944,00	8,88	142,22	37,78	0,00	2,00			
UND	15,0	70,80	0,67	10,67	2,83	0,00	0,15			
BISCOITO ROLADINHO										
GOIABA PIRAQUÊ®	100,0	432,00	8,40	78,10	9,50	0,00	0,00			I
PCT	80,0	345,60	6,72	62,48	7,60	0,00	0,00			
UND	10,0	43,20	0,84	7,81	0,95	0,00	0,00			
BISCOITO ROSQUINHA										
COCO AYMORÉ®	100,0	455,00	7,50	72,50	15,00	0,00	1,40			I
PCT	500,0	2.275,00	37,50	362,50	75,00	0,00	7,00			
UND	4,0	18,20	0,30	2,90	0,60	0,00	0,06			
BISCOITO SALCLIC										
APERITIVO SÃO LUIZ®	100,0	426,00	11,50	66,60	13,80	0,00	0,00			I
UND	2,3	9,80	0,26	1,53	0,32	0,00	0,00			
BISCOITO SALCLIC										
INTEGRAL SÃO LUIZ®	100,0	402,00	10,00	62,50	15,00	32,50	2,50			I
PCT	200,0	804,00	20,00	125,00	30,00	65,00	5,00			
UND	5,0	20,10	0,50	3,13	0,75	1,63	0,13			
BISCOITO SALCLIC										
TRADICIONAL										
SÃO LUIZ®	100,0	445,00	10,00	67,50	15,00	20,00	1,85			I
PCT	200,0	890,00	20,00	135,00	30,00	40,00	3,70			
UND	5,2	22,96	0,52	3,48	0,77	1,03	0,10			
BISCOITO										
SALGADINHO										
PIRAQUÊ®	100,0	439,00	6,00	61,00	19,00	258,00	1,31			I
PCT	100,0	439,00	6,00	61,00	19,00	258,00	1,31			
PUNHADO	17,0	74,63	1,02	10,37	3,23	43,86	0,22			
UND	1,1	4,83	0,07	0,67	0,21	2,84	0,01			
BISCOITO SPECIALAT										
PALITOS PARMALAT®	100,0	502,00	7,00	62,00	26,00	60,00	0,00			I
PCT	120,0	602,40	8,40	74,40	31,20	72,00	0,00			
UND	4,3	21,59	0,30	2,67	1,12	2,58	0,00			
BISCOITO STICKSY										
SAL ELMA CHIPS®	100,0	363,00	10,00	75,00	2,50	120,00	2,10			I
PCT G	90,0	326,70	9,00	67,50	2,25	108,00	1,89			
UND	1,0	3,63	0,10	0,75	0,03	1,20	0,02			
BISCOITO TRIGO E										
GERGELIM JASMINE®	100,0	325,00	12,50	50,00	15,00	323,75	4,00			I
PCT	200,0	650,00	25,00	100,00	30,00	647,50	8,00			
PORÇÃO	40,0	130,00	5,00	20,00	6,00	129,50	1,60			
UND	1,6	5,20	0,20	0,80	0,24	5,18	0,06			

ALIMENTO Medidas Caseiras	Quant. (g/ml)	Energia (kcal)	Ptn. (g)	Carb. (g)	Lip. (g)	Ca (mg)	Fe (mg)	Vit. C (mg)	Vit. A (µg RE)	Fonte
BISCOITO VITALIFE CITRUS NESTLÉ®	100,0	420,00	10,00	72,50	10,00	25,00	2,30			I
PCT	70,0	294,00	7,00	50,75	7,00	17,50	1,61			
UND	2,5	10,50	0,25	1,81	0,25	0,63	0,06			
BISCOITO VITALIFE INTEGRAL NESTLÉ®	100,0	413,00	10,00	65,00	12,50	30,00	2,82			I
PCT	70,0	289,10	7,00	45,50	8,75	21,00	1,97			
UND	2,5	10,33	0,25	1,63	0,31	0,75	0,07			
BISCOITO WAFER CHOCOLATE[13]	100,0	503,00	4,40	67,00	24,20	0,00	1,00			I
PCT G	160,0	804,80	7,04	107,20	38,72	0,00	1,60			
PCT P	46,0	231,38	2,02	30,82	11,13	0,00	0,46			
UND	7,5	37,73	0,33	5,02	1,82	0,00	0,08			
BISCOITO WAFER MORANGO[14]	100,0	535,00	3,70	67,30	27,90	0,00	0,80			I
PCT G	160,0	856,00	5,92	107,68	44,64	0,00	1,28			
PCT P	46,0	246,10	1,70	30,96	12,83	0,00	0,37			
UND	7,5	40,13	0,28	5,05	2,09	0,00	0,06			
BISCOITO WAFER PRESTÍGIO SÃO LUIZ®	100,0	521,00	5,40	59,50	30,40	0,00	0,00			I
UND	9,0	46,89	0,49	5,36	2,74	0,00	0,00			
BOBÓ DE CAMARÃO	100,0	164,00	7,10	20,93	5,79	51,22	1,61	27,85	1.174,20	*
CO CH	190,0	311,60	13,49	39,77	11,00	97,32	3,06	52,92	2.230,98	
COL A CH	110,0	180,40	7,81	23,02	6,37	56,34	1,77	30,64	1.291,62	
COL S CH	28,0	45,92	1,99	5,86	1,62	14,34	0,45	7,80	328,78	
PT FD	320,0	524,80	22,72	66,98	18,53	163,90	5,15	89,12	3.757,44	
PT R	225,0	369,00	15,98	47,09	13,03	115,25	3,62	62,66	2.641,95	
BOLINHA DE QUEIJO	100,0	265,00	11,87	11,10	19,25	113,69	0,49	0,00	157,55	*
UND P	10,0	26,50	1,19	1,11	1,93	11,37	0,05	0,00	15,76	
BOLINHO DE AIPIM COM CARNE	100,0	190,00	2,81	25,86	8,34	30,34	1,16	28,47	3,91	*
UND M	45,0	85,50	1,26	11,64	3,75	13,65	0,52	12,81	1,76	
BOLINHO DE ARROZ	100,0	235,00	6,80	38,50	6,00	24,00	1,10	—	56,00	IBGE
UND G	60,0	141,00	4,08	23,10	3,60	14,40	0,66	—	33,60	
UND M	40,0	94,00	2,72	15,40	2,40	9,60	0,44	—	22,40	
BOLINHO DE BACALHAU	100,0	283,00	16,52	23,41	13,71	111,10	2,26	11,87	56,00	*
UND G	60,0	169,80	9,91	14,05	8,23	66,66	1,36	7,12	33,60	
UND M	15,0	42,45	2,48	3,51	2,06	16,67	0,34	1,78	8,40	
UND P	7,0	19,81	1,16	1,64	0,96	7,78	0,16	0,83	3,92	
BOLINHO DE VAGEM	100,0	223,00	7,83	16,24	14,12	62,05	2,35	21,71	275,40	*
UND M	20,0	44,60	1,57	3,25	2,82	12,41	0,47	4,34	55,08	
BOLO BRANCO SIMPLES	100,0	439,00	8,23	55,55	20,39	127,45	1,33	0,20	280,10	*
FT G	100,0	439,00	8,23	55,55	20,39	127,45	1,33	0,20	280,10	
FT M	60,0	263,40	4,94	33,33	12,23	76,47	0,80	0,12	168,06	
FT P	30,0	131,70	2,47	16,67	6,12	38,24	0,40	0,06	84,03	

ALIMENTO Medidas Caseiras	Quant. (g/ml)	Energia (kcal)	Ptn. (g)	Carb. (g)	Lip. (g)	Ca (mg)	Fe (mg)	Vit. C (mg)	Vit. A (µg RE)	Fonte
BOLO BRANCO COM **GLACÊ E RECHEIO**	100,0	384,00	5,50	64,80	11,38	84,91	0,79	0,20	151,97	*
FT G	175,0	672,00	9,63	113,40	19,92	148,59	1,38	0,35	265,95	
FT M	100,0	384,00	5,50	64,80	11,38	84,91	0,79	0,20	151,97	
FT P	75,0	288,00	4,13	48,60	8,54	63,68	0,59	0,15	113,98	
BOLO DE AIPIM **COM COCO**	100,0	304,00	2,50	46,60	11,90	56,97	1,23	28,67	113,78	*
FT G	170,0	516,80	4,25	79,22	20,23	96,85	2,09	48,74	193,43	
FT M	80,0	243,20	2,00	37,28	9,52	45,58	0,98	22,94	91,02	
FT P	45,0	136,80	1,13	20,97	5,36	25,64	0,55	12,90	51,20	
BOLO DE BANANA	100,0	302,00	6,38	47,67	9,51	130,75	1,52	5,06	144,96	*
FT G	90,0	271,80	5,74	42,90	8,56	117,68	1,37	4,55	130,46	
FT M	70,0	211,40	4,47	33,37	6,66	91,52	1,06	3,54	101,47	
FT P	50,0	151,00	3,19	23,84	4,76	65,38	0,76	2,53	72,48	
BOLO DE CENOURA	100,0	379,00	6,37	64,26	10,72	73,85	1,19	1,36	293,00	*
FT G	100,0	379,00	6,37	64,26	10,72	73,85	1,19	1,36	293,00	
FT M	60,0	227,40	3,82	38,56	6,43	44,31	0,71	0,82	175,80	
FT P	30,0	113,70	1,91	19,28	3,22	22,16	0,36	0,41	87,90	
BOLO DE CHOCOLATE **C/RECHEIO E** **CALDA CHOCOLATE**	100,0	469,00	9,80	56,74	22,56	108,86	2,77	0,24	225,86	*
FT G	175,0	820,75	17,15	99,30	39,48	190,51	4,85	0,42	395,26	
FT M	100,0	469,00	9,80	56,74	22,56	108,86	2,77	0,24	225,86	
FT P	70,0	328,30	6,86	39,72	15,79	76,20	1,94	0,17	158,10	
BOLO DE **CHOCOLATE SIMPLES**	100,0	511,00	9,25	56,67	27,49	50,12	2,86	—	288,90	*
FT G	100,0	511,00	9,25	56,67	27,49	50,12	2,86	—	288,90	
FT M	60,0	306,60	5,55	34,00	16,49	30,07	1,72	—	173,34	
FT P	30,0	153,30	2,78	17,00	8,25	15,04	0,86	—	86,67	
BOLO DE CHOCOLATE **URSINHOS** **CASA SUÍÇA®**	100,0	463,00	6,98	53,48	25,58	48,60	2,32			I
UND	43,0	199,09	3,00	23,00	11,00	20,90	1,00			
BOLO DE MILHO	100,0	365,00	9,60	77,20	2,00	6,00	1,80	1,00	68,00	IBGE
FT G	100,0	365,00	9,60	77,20	2,00	6,00	1,80	1,00	68,00	
FT M	60,0	219,00	5,76	46,32	1,20	3,60	1,08	0,60	40,80	
FT P	30,0	109,50	2,88	23,16	0,60	1,80	0,54	0,30	20,40	
BOMBA	100,0	193,00	4,40	33,80	4,50	50,90	0,61	0,30	45,70	*
UND COMERCIAL	50,0	96,50	2,20	16,90	2,25	25,45	0,31	0,15	22,85	
UND P	30,0	57,90	1,32	10,14	1,35	15,27	0,18	0,09	13,71	
BOMBOM ALPINO **NESTLÉ®**	100,0	554,00	6,15	63,08	30,77	184,60	1,62			I
UND	13,0	72,02	0,80	8,20	4,00	24,00	0,21			
BOMBOM BANANA **GAROTO®**	100,0	397,00	5,00	67,00	13,00	55,00	1,47			I
UND	15,0	59,55	0,75	10,05	1,95	8,25	0,22			
BOMBOM CEREJA **SANTA EDWIGES®**	100,0	431,00	2,86	60,00	20,00	118,30	1,14			I
UND	35,0	150,85	1,00	21,00	7,00	41,41	0,40			

ALIMENTO Medidas Caseiras	Quant. (g/ml)	Energia (kcal)	Ptn. (g)	Carb. (g)	Lip. (g)	Ca (mg)	Fe (mg)	Vit. C (mg)	Vit. A (µg RE)	Fonte
BOMBOM CHARGE NESTLÉ®	100,0	472,00	8,11	60,00	22,16	0,00	0,00			I
UND	18,5	87,32	1,50	11,10	4,10	0,00	0,00			
BOMBOM CHOKITO NESTLÉ®	100,0	443,00	4,38	78,13	12,50	0,00	0,00			I
UND	16,0	70,88	0,70	12,50	2,00	0,00	0,00			
BOMBOM CROCANTE GAROTO®	100,0	471,00	7,00	61,00	23,00	40,00	0,00			I
UND	12,0	56,52	0,84	7,32	2,76	4,80	0,00			
BOMBOM CRUNCH NESTLÉ®	100,0	507,00	6,32	58,95	27,37	0,00	0,00			I
UND	9,5	48,17	0,60	5,60	2,60	0,00	0,00			
BOMBOM DIPLOMATA NESTLÉ®	100,0	543,00	8,00	58,00	31,00	0,00	0,00			I
UND	10,0	54,30	0,80	5,80	3,10	0,00	0,00			
BOMBOM GALAK NESTLÉ®	100,0	563,00	10,00	52,00	35,00	0,00	0,00			I
UND	10,0	56,30	1,00	5,20	3,50	0,00	0,00			
BOMBOM HAWAI NESTLÉ®	100,0	439,00	4,14	74,50	13,79	0,00	0,00			I
UND	14,5	63,66	0,60	10,80	2,00	0,00	0,00			
BOMBOM LO COCO NESTLÉ®	100,0	458,00	3,45	67,59	19,31	0,00	0,00			I
UND	14,5	66,41	0,50	9,80	2,80	0,00	0,00			
BOMBOM MILKYBAR NESTLÉ®	100,0	479,00	5,00	66,43	21,43	0,00	0,00			I
UND	14,0	67,06	0,70	9,30	3,00	0,00	0,00			
BOMBOM MUNDY GAROTO®	100,0	554,00	6,00	58,00	34,00	145,00	1,00			I
UND	12,5	69,25	0,75	7,25	4,25	18,13	0,13			
BOMBOM NOBLESSE NESTLÉ®	100,0	559,00	7,00	54,00	35,00	0,00	0,00			I
UND	10,0	55,90	0,70	5,40	3,50	0,00	0,00			
BOMBOM OURO BRANCO LACTA®	100,0	512,00	8,60	57,00	27,70	269,00	4,60	53,00	0,00	I
UND	22,0	112,64	1,89	12,54	6,09	59,18	1,01	11,66	0,00	
BOMBOM PERSONALIDADES GAROTO®	100,0	553,00	5,00	60,00	33,00	155,00	0,00			I
UND	12,5	69,13	0,63	7,50	4,13	19,38	0,00			
BOMBOM PRESTÍGIO NESTLÉ®	100,0	457,00	3,45	62,76	21,38	0,00	0,00			I
UND	14,5	66,27	0,50	9,10	3,10	0,00	0,00			
BOMBOM SEDUÇÃO NESTLÉ®	100,0	533,00	7,00	56,50	31,00	0,00	0,00			I
UND	20,0	106,60	1,40	11,30	6,20	0,00	0,00			

ALIMENTO Medidas Caseiras	Quant. (g/ml)	Energia (kcal)	Ptn. (g)	Carb. (g)	Lip. (g)	Ca (mg)	Fe (mg)	Vit. C (mg)	Vit. A (µg RE)	Fonte
BOMBOM SERENATA **DE AMOR GAROTO®**	100,0	512,00	5,00	62,00	28,00	50,00	2,00			I
UND	20,0	102,40	1,00	12,40	5,60	10,00	0,40			
BOMBOM SMASH **NESTLÉ®**	100,0	426,00	5,33	78,67	10,00	0,00	0,00			I
UND	15,0	63,90	0,80	11,80	1,50	0,00	0,00			
BOMBOM SONHO **DE VALSA LACTA®**	100,0	515,00	8,50	59,20	27,10	135,00	3,30	41,00	0,00	I
UND	22,0	113,30	1,87	13,02	5,96	29,70	0,73	9,02	0,00	
BOMBOM SURREAL **AMENDOIM GAROTO®**	100,0	467,00	6,00	61,00	23,00	66,00	0,94			I
UND	20,0	93,40	1,20	12,20	4,60	13,20	0,19			
BOMBOM SURREAL **AO LEITE GAROTO®**	100,0	531,00	5,00	60,00	31,00	55,00	2,00			I
UND	20,0	106,20	1,00	12,00	6,20	11,00	0,40			
BOMBOM SURREAL **BRANCO GAROTO®**	100,0	540,00	6,00	58,00	32,00	121,00	1,00			I
UND	20,0	108,00	1,20	11,60	6,40	24,20	0,20			
BRIGADEIRO	100,0	402,00	9,50	62,00	12,86	292,10	0,48	1,10	114,28	*
COL CHÁ CH	15,0	60,30	1,43	9,30	1,93	43,82	0,07	0,17	17,14	
COL S CH	50,0	201,00	4,75	31,00	6,43	146,05	0,24	0,55	57,14	
COL SOB CH	30,0	120,60	2,85	18,60	3,86	87,63	0,14	0,33	34,28	
UND G	30,0	120,60	2,85	18,60	3,86	87,63	0,14	0,33	34,28	
UND M	15,0	60,30	1,43	9,30	1,93	43,82	0,07	0,17	17,14	
UND P	10,0	40,20	0,95	6,20	1,29	29,21	0,05	0,11	11,43	
BRIGADEIRO **MOÇA FIESTA®**	100,0	321,00	7,20	57,40	6,90	0,00	0,00			I
LTA	385,0	1.235,85	27,72	220,99	26,57	0,00	0,00			
UND M	15,0	48,15	1,08	8,61	1,04	0,00	0,00			
UND P	10,0	32,10	0,72	5,74	0,69	0,00	0,00			
BRÓCOLIS COZIDO	100,0	35,31	2,98	5,06	0,35	46,00	0,84	74,60	13,71	USDA
COL S CH PICADO	10,0	3,53	0,30	0,51	0,04	4,60	0,08	7,46	1,37	
BRÓCOLIS REFOGADO	100,0	81,00	2,95	5,54	5,28	113,85	1,14	62,77	425,12	*
COL S CH PICADO	10,0	8,10	0,30	0,55	0,53	11,39	0,11	6,28	42,51	
CACHORRO-QUENTE	100,0	264,00	9,17	25,18	14,06	16,16	1,45	8,65	15,35	*
UND	125,0	330,00	11,46	31,48	17,58	20,20	1,81	10,81	19,19	
CAFÉ COM LEITE **C/AÇ**	100,0	64,00	2,61	8,64	2,13	87,60	0,13	0,70	23,10	*
X CHÁ CH	200,0	128,00	5,22	17,28	4,26	175,20	0,26	1,40	46,20	
CAFÉ COM LEITE **NESCAFÉ® PÓ**	100,0	459,00	13,51	64,86	16,22	494,60	0,41			I
LTA	375,0	1.721,25	50,66	243,23	60,83	1.854,75	1,54			
PORÇÃO	37,0	169,83	5,00	24,00	6,00	183,00	0,15			
CAFÉ COM LEITE **SEM AÇÚCAR**	100,0	44,00	2,61	3,67	2,13	87,60	0,13	0,70	23,10	*
X CHÁ CH	200,0	88,00	5,22	7,34	4,26	175,20	0,26	1,40	46,20	

ALIMENTO Medidas Caseiras	Quant. (g/ml)	Energia (kcal)	Ptn. (g)	Carb. (g)	Lip. (g)	Ca (mg)	Fe (mg)	Vit. C (mg)	Vit. A (µg RE)	Fonte
CAFÉ INFUSÃO										
C/AÇ	100,0	66,00	0,90	13,40	1,00	10,00	0,20	—	—	IBGE
COPO CAFÉZINHO	50,0	33,00	0,45	6,70	0,50	5,00	0,10	—	—	
COPO P CH	165,0	108,90	1,49	22,11	1,65	16,50	0,33	—	—	
CAFÉ SOLÚVEL PÓ	100,0	140,00	—	35,00	—	179,00	5,60	—	—	IBGE
COL CHÁ CH	1,5	2,10	—	0,52	—	2,69	0,08	—	—	
COL S CH	4,0	5,60	—	1,40	—	7,16	0,22	—	—	
CAJÁ-MANGA	100,0	51,00	0,20	12,40	0,10	56,00	0,30	36,00	34,00	IBGE
UND G	75,0	38,25	0,15	9,30	0,08	42,00	0,23	27,00	25,50	
UND M	55,0	28,05	0,11	6,82	0,06	30,80	0,17	19,80	18,70	
UND P	40,0	20,40	0,08	4,96	0,04	22,40	0,12	14,40	13,60	
CAJU	100,0	51,00	0,80	11,60	0,20	4,00	1,00	219,00	40,00	IBGE
FT	8,0	4,08	0,06	0,93	0,02	0,32	0,08	17,52	3,20	
UND G	100,0	51,00	0,80	11,60	0,20	4,00	1,00	219,00	40,00	
UND M	90,0	45,90	0,72	10,44	0,18	3,60	0,90	197,10	36,00	
UND P	80,0	40,80	0,64	9,28	0,16	3,20	0,80	175,20	32,00	
CAJUZINHO	100,0	423,00	10,51	50,88	19,68	36,44	1,92	0,50	26,56	*
UND G	40,0	169,20	4,20	20,35	7,87	14,58	0,77	0,20	10,62	
UND M	25,0	105,75	2,63	12,72	4,92	9,11	0,48	0,13	6,64	
UND P	12,0	50,76	1,26	6,11	2,36	4,37	0,23	0,06	3,19	
CAJUZINHO										
MOÇA FIESTA®	100,0	333,00	10,00	45,00	12,50	160,00	0,70			I
LTA	365,0	1215,45	36,50	164,25	45,63	584,00	2,56			
UND M	25,0	83,25	2,50	11,25	3,13	40,00	0,18			
UND P	12,0	39,96	1,20	5,40	1,50	19,20	0,08			
CALDO DE CANA	100,0	84,00	0,30	20,50	0,10	13,00	0,70	2,00	—	IBGE
COPO D CH	240,0	201,60	0,72	49,20	0,24	31,20	1,68	4,80	—	
COPO P CH	165,0	138,60	0,50	33,83	0,17	21,45	1,16	3,30	—	
TULIPA CH	290,0	243,60	0,87	59,45	0,29	37,70	2,03	5,80	—	
CALDO DE CARNE/										
GALINHA KNORR®	100,0	253,00	10,52	5,26	21,05	0,00	1,47	0,00	0,00	I
UND	9,5	24,04	1,00	0,50	2,00	0,00	0,14	0,00	0,00	
CALDO VERDE	100,0	61,00	2,39	5,35	3,31	26,89	0,49	13,96	71,50	*
CO M CH	130,0	79,30	3,11	6,95	4,30	34,96	0,64	18,15	92,95	
CAMARÃO	100,0	82,00	17,60	0,90	0,90	79,00	1,60	1,00	20,00	IBGE
UND G	30,0	24,60	5,28	0,27	0,27	23,70	0,48	0,30	6,00	
CAMARÃO FRITO	100,0	159,00	26,40	1,35	5,35	118,50	2,40	1,50	30,00	*
COL A CH	35,0	55,65	9,24	0,47	1,87	41,48	0,84	0,53	10,50	
COL S CH	20,0	31,80	5,28	0,27	1,07	23,70	0,48	0,30	6,00	
UND P	5,0	7,95	1,32	0,07	0,27	5,93	0,12	0,08	1,50	
CANELONE										
FRANGO	100,0	194,00	10,80	19,10	8,30	41,40	1,00	4,80	49,70	*
UND G	60,0	116,40	6,48	11,46	4,98	24,84	0,60	2,88	29,82	
UND M	45,0	87,30	4,86	8,60	3,74	18,63	0,45	2,16	22,37	
UND P	30,0	58,20	3,24	5,73	2,49	12,42	0,30	1,44	14,91	

ALIMENTO Medidas Caseiras	Quant. (g/ml)	Energia (kcal)	Ptn. (g)	Carb. (g)	Lip. (g)	Ca (mg)	Fe (mg)	Vit. C (mg)	Vit. A (µg RE)	Fonte
CANELONE										
RICOTA	100,0	246,00	9,60	22,30	13,20	51,50	0,70	3,80	48,40	*
UND G	40,0	98,40	3,84	8,92	5,28	20,60	0,28	1,52	19,36	
UND M	30,0	73,80	2,88	6,69	3,96	15,45	0,21	1,14	14,52	
UND P	20,0	49,20	1,92	4,46	2,64	10,30	0,14	0,76	9,68	
CANELONE FRANGO										
CATUPIRY SADIA®	100,0	128,00	8,00	9,00	8,00	34,33	0,51			I
PCT	300,0	384,00	24,00	27,00	24,00	102,99	1,53			
CANELONE RICOTA										
ESPINAFRE SADIA®	100,0	153,00	9,00	8,66	10,50	103,00	0,39			I
PCT	300,0	459,00	27,00	25,98	31,50	309,00	1,17			
CANJA	100,0	85,00	6,41	9,40	2,43	10,83	0,58	3,10	122,25	*
CO M CH	130,0	110,50	8,33	12,22	3,16	14,08	0,75	4,03	158,93	
CO P CH	60,0	51,00	3,85	5,64	1,46	6,50	0,35	1,86	73,35	
PT FD CH	520,0	442,00	33,33	48,88	12,64	56,32	3,02	16,12	635,70	
PT R	325,0	276,25	20,83	30,55	7,90	35,20	1,89	10,08	397,31	
CANJA INDUSTR[15]	100,0	32,00	2,90	4,59	0,28	1,40	0,24			I
CO M CH	130,0	41,60	3,77	5,97	0,36	1,82	0,31			
PT FD CH	520,0	166,40	15,08	23,87	1,46	7,28	1,25			
CANJICA	100,0	113,00	2,53	19,59	2,77	38,77	0,45	1,65	9,90	*
CO M CH	120,0	135,60	3,04	23,51	3,32	46,52	0,54	1,98	11,88	
COL S CH	25,0	28,25	0,63	4,90	0,69	9,69	0,11	0,41	2,48	
COPO D CH	240,0	271,20	6,07	47,02	6,65	93,05	1,08	3,96	23,76	
COPO P CH	180,0	203,40	4,55	35,26	4,99	69,79	0,81	2,97	17,82	
PT FD	460,0	519,80	11,64	90,11	12,74	178,34	2,07	7,59	45,54	
PT R CH	300,0	339,00	7,59	58,77	8,31	116,31	1,35	4,95	29,70	
CAPPUCCINO CLASSIC										
3 CORAÇÕES® PÓ	100,0	390,00	15,00	70,00	10,00	625,00	2,50			I
PORÇÃO	20,0	78,00	3,00	14,00	2,00	125,00	0,50			
CAPPUCCINO CLASSIC										
3 CORAÇÕES®										
PREPARADO	100,0	86,00	3,00	14,00	2,00	125,00	0,50			I
COPO CAFÉZINHO	50,0	43,00	1,50	7,00	1,00	62,50	0,25			
X CHÁ CH	200,0	172,00	6,00	28,00	4,00	250,00	1,00			
CAPPUCCINO DIET										
3 CORAÇÕES® PÓ	100,0	381,00	23,81	28,57	19,05	871,43	3,81			I
COL SOB CH	10,5	40,01	2,50	3,00	2,00	91,50	0,40			
CAPPUCCINO										
NESCAFÉ® PÓ	100,0	414,00	9,52	66,66	14,23	366,66	0,00			I
LTA	168,0	695,52	15,99	111,99	23,91	615,99	0,00			
PORÇÃO	21,0	86,94	2,00	14,00	2,99	77,00	0,00			
CAQUI	100,0	87,00	0,80	20,00	0,40	6,00	0,30	11,00	250,00	IBGE
UND G	150,0	130,50	1,20	30,00	0,60	9,00	0,45	16,50	375,00	
UND M	110,0	95,70	0,88	22,00	0,44	6,60	0,33	12,10	275,00	
UND P	85,0	73,95	0,68	17,00	0,34	5,10	0,26	9,35	212,50	

ALIMENTO Medidas Caseiras	Quant. (g/ml)	Energia (kcal)	Ptn. (g)	Carb. (g)	Lip. (g)	Ca (mg)	Fe (mg)	Vit. C (mg)	Vit. A (µg RE)	Fonte
CARÁ COZIDO	100,0	123,00	2,00	28,40	0,10	22,00	1,00	8,00	2,00	IBGE
COL A CH	55,0	67,65	1,10	15,62	0,06	12,10	0,55	4,40	1,10	
COL A R	40,0	49,20	0,80	11,36	0,04	8,80	0,40	3,20	0,80	
COL S CH	30,0	36,90	0,60	8,52	0,03	6,60	0,30	2,40	0,60	
FT G	120,0	147,60	2,40	34,08	0,12	26,40	1,20	9,60	2,40	
FT M	80,0	98,40	1,60	22,72	0,08	17,60	0,80	6,40	1,60	
FT P	50,0	61,50	1,00	14,20	0,05	11,00	0,50	4,00	1,00	
CARAMBOLA	100,0	32,00	0,50	7,30	0,10	30,00	2,90	35,00	30,00	IBGE
FT G	9,0	2,88	0,05	0,66	0,01	2,70	0,26	3,15	2,70	
FT M	6,0	1,92	0,03	0,44	0,01	1,80	0,17	2,10	1,80	
FT P	4,0	1,28	0,02	0,29	0,00	1,20	0,12	1,40	1,20	
UND G	105,0	33,60	0,53	7,67	0,11	31,50	3,05	36,75	31,50	
UND M	75,0	24,00	0,38	5,48	0,08	22,50	2,18	26,25	22,50	
UND P	50,0	16,00	0,25	3,65	0,05	15,00	1,45	17,50	15,00	
CARNE BOVINA ASSADA	100,0	288,00	25,25	—	20,75	9,00	3,20	—	4,00	GF
FT G	135,0	388,80	34,09	—	28,01	12,15	4,32	—	5,40	
FT M	90,0	259,20	22,73	—	18,68	8,10	2,88	—	3,60	
FT P	75,0	216,00	18,94	—	15,56	6,75	2,40	—	3,00	
CARNE BOVINA ENSOPADA	100,0	186,00	21,50	—	11,10	14,53	3,20	—	4,00	*
COL S CH	30,0	55,80	6,45	—	3,33	4,36	0,96	—	1,20	
COL S R	20,0	37,20	4,30	—	2,22	2,91	0,64	—	0,80	
PED G	60,0	111,60	12,90	—	6,66	8,72	1,92	—	2,40	
PED M	35,0	65,10	7,52	—	3,89	5,09	1,12	—	1,40	
PED P	20,0	37,20	4,30	—	2,22	2,91	0,64	—	0,80	
CARNE BOVINA ENSOPADA COM LEGUMES	100,0	164,00	13,78	7,53	8,77	19,98	2,44	10,80	184,50	*
COL A CH	70,0	114,80	9,65	5,27	6,14	13,99	1,71	7,56	129,15	
COL A R	45,0	73,80	6,20	3,39	3,95	8,99	1,10	4,86	83,02	
COL S CH	35,0	57,40	4,82	2,64	3,07	6,99	0,85	3,78	64,58	
CARNE BOVINA MOÍDA	100,0	195,00	21,81	1,84	11,18	18,08	3,45	6,75	24,10	*
COL A CH	60,0	117,00	13,09	1,10	6,71	10,85	2,07	4,05	14,46	
COL A R	40,0	78,00	8,72	0,74	4,47	7,23	1,38	2,70	9,64	
COL S CH	25,0	48,75	5,45	0,46	2,80	4,52	0,86	1,69	6,03	
COL S R	15,0	29,25	3,27	0,28	1,68	2,71	0,52	1,01	3,62	
CARNE SECA	100,0	429,00	42,00	—	29,00	93,00	9,70	—	—	IBGE
COL A CH PICADA	28,0	120,12	11,76	—	8,12	26,04	2,72	—	—	
COL S CH PICADA	18,0	77,22	7,56	—	5,22	16,74	1,75	—	—	
PED G	130,0	557,70	54,60	—	37,70	120,90	12,61	—	—	
PED M	65,0	278,85	27,30	—	18,85	60,45	6,30	—	—	
PED P	20,0	85,80	8,40	—	5,80	18,60	1,94	—	—	
CARRÉ	100,0	237,00	23,40	—	15,92	15,73	3,48	—	—	*
UND G	120,0	284,40	28,08	—	19,10	18,88	4,18	—	—	
UND M	90,0	213,30	21,06	—	14,33	14,16	3,13	—	—	
UND P	60,0	142,20	14,04	—	9,55	9,44	2,09	—	—	

ALIMENTO Medidas Caseiras	Quant. (g/ml)	Energia (kcal)	Ptn. (g)	Carb. (g)	Lip. (g)	Ca (mg)	Fe (mg)	Vit. C (mg)	Vit. A (µg RE)	Fonte
CASTANHA DE CAJU TORRADA	100,0	505,00	19,60	47,20	26,40	10,00	5,60	33,00	1,00	IBGE
PUNHADO	40,0	202,00	7,84	18,88	10,56	4,00	2,24	13,20	0,40	
UND M	2,5	12,63	0,49	1,18	0,66	0,25	0,14	0,83	0,03	
CASTANHA-DO-PARÁ	100,0	683,00	14,00	13,00	63,90	198,00	3,40	10,00	7,00	IBGE
UND	4,0	27,32	0,56	0,52	2,56	7,92	0,14	0,40	0,28	
CASTANHA EUROPÉIA COZIDA[16]	100,0	203,00	2,90	44,40	1,50	28,00	1,80	0,00	17,00	GF
UND	10,0	20,30	0,29	4,44	0,15	2,80	0,18	0,00	1,70	
CEBOLA	100,0	46,00	1,40	9,70	0,20	3,00	1,00	10,00	2,00	IBGE
COL S CH PICADA	10,0	4,60	0,14	0,97	0,02	0,30	0,10	1,00	0,20	
FT G	10,0	4,60	0,14	0,97	0,02	0,30	0,10	1,00	0,20	
FT M	6,0	2,76	0,08	0,58	0,01	0,18	0,06	0,60	0,12	
FT P	4,0	1,84	0,06	0,39	0,01	0,12	0,04	0,40	0,08	
UND G	150,0	69,00	2,10	14,55	0,30	4,50	1,50	15,00	3,00	
UND M	70,0	32,20	0,98	6,79	0,14	2,10	0,70	7,00	1,40	
UND P	30,0	13,80	0,42	2,91	0,06	0,90	0,30	3,00	0,60	
CENOURA CRUA	100,0	45,00	1,10	9,70	0,20	37,00	0,70	8,00	1.100,00	IBGE
COL S CH RALADA	12,0	5,40	0,13	1,16	0,02	4,44	0,08	0,96	132,00	
UND BABY P	6,0	2,70	0,07	0,58	0,01	2,22	0,04	0,48	66,00	
UND G	160,0	72,00	1,76	15,52	0,32	59,20	1,12	12,80	1.760,00	
UND M	120,0	54,00	1,32	11,64	0,24	44,40	0,84	9,60	1.320,00	
UND P	55,0	24,75	0,61	5,34	0,11	20,35	0,39	4,40	605,00	
CENOURA COZIDA	100,0	54,00	1,32	11,64	0,24	46,93	0,84	9,60	1.320,00	*
COL A CH PICADA	40,0	21,60	0,53	4,66	0,10	18,77	0,34	3,84	528,00	
COL S CH PICADA	25,0	13,50	0,33	2,91	0,06	11,73	0,21	2,40	330,00	
COL S R PICADA	15,0	8,10	0,20	1,75	0,04	7,04	0,13	1,44	198,00	
ESC M R PICADA	48,0	25,92	0,63	5,59	0,12	22,53	0,40	4,61	633,60	
UND G	135,0	72,90	1,78	15,71	0,32	63,36	1,13	12,96	1.782,00	
UND M	100,0	54,00	1,32	11,64	0,24	46,93	0,84	9,60	1.320,00	
UND P	46,0	24,84	0,61	5,35	0,11	21,59	0,39	4,42	607,20	
CENOURA REFOGADA	100,0	101,00	1,39	12,12	5,25	48,43	0,89	10,10	1.320,10	*
COL S CH PICADA	25,0	25,25	0,35	3,03	1,31	12,11	0,22	2,53	330,03	
COL S R PICADA	15,0	15,15	0,21	1,82	0,79	7,26	0,13	1,52	198,02	
CEREAL 3 CEREAIS NESTLÉ®	100,0	412,00	16,80	67,60	9,20	430,00	12,00	42,00	452,00	I
PORÇÃO	50,0	206,00	8,40	33,80	4,60	215,00	6,00	21,00	226,00	
CEREAL 3 FRUTAS NESTLÉ®	100,0	375,00	7,40	85,10	1,40	192,00	19,10	66,80	717,00	I
COL S R	7,0	26,25	0,52	5,96	0,10	13,44	1,34	4,68	50,19	
PORÇÃO	28,0	105,00	2,07	23,83	0,39	53,76	5,35	18,70	200,76	
CEREAL ARROZ E AMIDO MILHO NESTLÉ®	100,0	376,00	7,50	85,60	1,30	198,00	23,00	80,00	850,00	I
COL S R	6,0	22,56	0,45	5,14	0,08	11,88	1,38	4,80	51,00	
PORÇÃO	23,0	86,48	1,73	19,69	0,30	45,54	5,29	18,40	195,50	

ALIMENTO Medidas Caseiras	Quant. (g/ml)	Energia (kcal)	Ptn. (g)	Carb. (g)	Lip. (g)	Ca (mg)	Fe (mg)	Vit. C (mg)	Vit. A (µg RE)	Fonte
CEREAL BARRA **NESTON® BANANA/** **AVEIA/MEL**	100,0	411,00	5,60	67,00	13,40	0,00	0,00			I
UND	25,0	102,75	1,40	16,75	3,35	0,00	0,00			
CEREAL BARRA **NESTON® COCO** **TOSTADO**	100,0	435,00	5,00	63,00	18,10	0,00	0,00			I
UND	25,0	108,75	1,25	15,75	4,53	0,00	0,00			
CEREAL BARRA **NESTON®** **MORANGO/IOGURTE**	100,0	389,00	5,30	65,60	13,60	0,00	0,00			I
UND	25,0	97,25	1,33	16,40	3,40	0,00	0,00			
CEREAL BARRA NUTRY® **BANANA/CHOCOLATE**	100,0	328,00	4,00	64,00	8,00	36,00	2,00	0,00	0,00	I
UND	25,0	82,00	1,00	16,00	2,00	9,00	0,50	0,00	0,00	
CEREAL BARRA NUTRY® **COCO**	100,0	376,00	4,00	76,00	8,00	32,00	1,20	0,00	0,00	I
UND	25,0	94,00	1,00	19,00	2,00	8,00	0,30	0,00	0,00	
CEREAL BARRA NUTRY® **FRUTA/CASTANHA-** **DO-PARÁ**	100,0	376,00	4,00	76,00	8,00	36,00	2,00	0,00	0,00	I
UND	25,0	94,00	1,00	19,00	2,00	9,00	0,50	0,00	0,00	
CEREAL BARRA TRIO® **AVEIA/BANANA/MEL**	100,0	351,00	6,00	75,60	4,00					I
UND	25,0	87,75	1,50	18,90	1,00					
CEREAL BARRA TRIO® **CEREAIS/AVELÃ/** **CASTANHA**	100,0	376,00	8,00	64,00	11,20					I
UND	25,0	94,00	2,00	16,00	2,80					
CEREAL BARRA TRIO® **LIGHT FRUTAS**	100,0	362,00	6,00	75,60	4,00					I
UND	25,0	90,50	1,50	18,90	1,00					
CEREAL BARRA TRIO® **LIGHT MANGA**	100,0	299,00	3,10	59,00	6,20					I
UND	25,0	74,75	0,78	14,75	1,55					
CEREAL MATINAL **ALLBRAN KELLOGG'S®**	100,0	139,00	13,00	45,00	3,00	200,00	8,75	37,50	300,00	I
COL S CH	9,0	12,51	1,17	4,05	0,27	18,00	0,79	3,38	27,00	
COPO D CH	83,0	115,37	10,79	37,35	2,49	166,00	7,26	31,13	249,00	
COPO P CH	63,0	87,57	8,19	28,35	1,89	126,00	5,51	23,63	189,00	
PCT	250,0	347,50	32,50	112,50	7,50	500,00	21,88	93,75	750,00	
PORÇÃO (3/4 X)	40,0	56,00	5,20	18,00	1,20	80,00	3,50	15,00	120,00	
PUNHADO	17,0	23,63	2,21	7,65	0,51	34,00	1,49	6,37	51,00	
CEREAL MATINAL **CHOCO CROC** **SUPERBOM®**	100,0	376,00	6,00	88,00	0,00	0,00	8,40			I
COL S CH	5,5	20,68	0,33	4,84	0,00	0,00	0,46			

ALIMENTO Medidas Caseiras	Quant. (g/ml)	Energia (kcal)	Ptn. (g)	Carb. (g)	Lip. (g)	Ca (mg)	Fe (mg)	Vit. C (mg)	Vit. A (µg RE)	Fonte
(Cont.) COPO D CH	47,0	176,72	2,82	41,36	0,00	0,00	3,95			
COPO P CH	36,0	135,36	2,16	31,68	0,00	0,00	3,02			
PCT G	300,0	1.128,00	18,00	264,00	0,00	0,00	25,20			
PORÇÃO (1 X)	30,0	112,80	1,80	26,40	0,00	0,00	2,52			
PUNHADO	13,0	48,88	0,78	11,44	0,00	0,00	1,09			
CEREAL MATINAL CHOCOKRISPIS KELLOGG'S®	100,0	380,00	5,00	90,00	0,00	0,00	11,67	50,00	400,00	I
COL S CH	4,0	15,20	0,20	3,60	0,00	0,00	0,47	2,00	16,00	
COPO P CH	35,0	133,00	1,75	31,50	0,00	0,00	4,08	17,50	140,00	
PCT P	35,0	133,00	1,75	31,50	0,00	0,00	4,08	17,50	140,00	
PORÇÃO (3/4 X)	30,0	114,00	1,50	27,00	0,00	0,00	3,50	15,00	120,00	
PT R CH	35,0	133,00	1,75	31,50	0,00	0,00	4,08	17,50	140,00	
PUNHADO	6,0	22,80	0,30	5,40	0,00	0,00	0,70	3,00	24,00	
CEREAL MATINAL CHOKOS.COM.BR KELLOGG'S®	100,0	356,00	8,00	81,00	0,00	0,00	11,67	50,00	400,00	I
COL S CH	5,0	17,80	0,40	4,05	0,00	0,00	0,58	2,50	20,00	
COPO D CH	51,0	181,56	4,08	41,31	0,00	0,00	5,95	25,50	204,00	
COPO P CH	37,0	131,72	2,96	29,97	0,00	0,00	4,32	18,50	148,00	
PCT G	200,00	712,00	16,00	162,00	0,00	0,00	23,34	100,00	800,00	
PCT P	20,0	71,20	1,60	16,20	0,00	0,00	2,33	10,00	80,00	
PORÇÃO (1 X)	30,0	106,80	2,40	24,30	0,00	0,00	3,50	15,00	120,00	
CEREAL MATINAL CORN FLAKES KELLOGG'S®	100,0	340,00	7,00	81,00	0,00	0,00	11,67	50,00	400,00	I
COL S CH	4,0	13,60	0,28	3,24	0,00	0,00	0,47	2,00	16,00	
COPO D CH	29,5	100,30	2,07	23,90	0,00	0,00	3,44	14,75	118,00	
COPO P CH	25,0	85,00	1,75	20,25	0,00	0,00	2,92	12,50	100,00	
PCT G	200,0	680,00	14,00	162,00	0,00	0,00	23,34	100,00	800,00	
PCT P	20,0	68,00	1,40	16,20	0,00	0,00	2,33	10,00	80,00	
PORÇÃO (1 X)	30,0	102,00	2,10	24,30	0,00	0,00	3,50	15,00	120,00	
PUNHADO	9,0	30,60	0,63	7,29	0,00	0,00	1,05	4,50	36,00	
CEREAL MATINAL CORN FLAKES NESTLÉ®	100,0	366,00	6,66	86,66	0,00	450,00	11,90	51,00	0,00	I
COPO P CH	25,0	91,50	1,67	21,67	0,00	112,50	2,98	12,75	0,00	
PCT	240,0	878,40	15,98	207,98	0,00	1.080,00	28,56	122,40	0,00	
PORÇÃO (3/4 X)	30,0	109,80	2,00	26,00	0,00	135,00	3,57	15,30	0,00	
CEREAL MATINAL CORN FLAKES SUPERBOM®	100,0	372,00	8,00	85,00	0,00	0,00	8,40			I
COL S CH	4,0	14,88	0,32	3,40	0,00	0,00	0,34			
COPO D CH	29,5	109,74	2,36	25,08	0,00	0,00	2,48			
COPO P CH	25,0	93,00	2,00	21,25	0,00	0,00	2,10			
PORÇÃO (1 X)	30,0	111,60	2,40	25,50	0,00	0,00	2,52			
PUNHADO	9,0	33,48	0,72	7,65	0,00	0,00	0,76			
CEREAL MATINAL CRUNCH NESTLÉ®	100,0	419,00	6,66	80,00	8,00	120,00	11,90	51,00	0,00	I
PCT	260,0	1.089,40	17,32	208,00	20,80	312,00	30,94	132,60	0,00	
PCT G	350,0	1.466,50	23,31	280,00	28,00	420,00	41,65	178,50	0,00	
PORÇÃO (3/4 X)	30,0	125,70	2,00	24,00	2,40	36,00	3,57	15,30	0,00	

ALIMENTO	Quant.	Energia	Ptn.	Carb.	Lip.	Ca	Fe	Vit. C	Vit. A	Fonte
Medidas Caseiras	(g/ml)	(kcal)	(g)	(g)	(g)	(mg)	(mg)	(mg)	(µg RE)	
CEREAL MATINAL										
ESTRELITAS NESTLÉ®	100,0	413,00	6,66	86,70	5,00	267,00	11,90	51,00	0,00	I
PCT	200,0	826,00	13,32	173,40	10,00	534,00	23,80	102,00	0,00	
PORÇÃO (3/4 X)	30,0	123,90	2,00	26,01	1,50	80,10	3,57	15,30	0,00	
CEREAL MATINAL										
FIBRE-1 NESTLÉ®	100,0	80,00	10,00	42,50	3,33	240,00	9,10	39,00	0,00	I
PCT	350,0	280,00	35,00	148,75	11,66	840,00	31,85	136,50	0,00	
CEREAL MATINAL										
FROOT LOOPS										
KELLOGG'S®	100,0	391,00	6,00	85,00	3,00	0,00	11,67	50,00	400,00	I
COL S CH	4,0	15,64	0,24	3,40	0,12	0,00	0,47	2,00	16,00	
COPO D CH	31,0	121,21	1,86	26,35	0,93	0,00	3,62	15,50	124,00	
COPO P CH	23,0	89,93	1,38	19,55	0,69	0,00	2,68	11,50	92,00	
PCT G	200,0	782,00	12,00	170,00	6,00	0,00	23,34	100,00	800,00	
PCT P	25,0	97,75	1,50	21,25	0,75	0,00	2,92	12,50	100,00	
PORÇÃO (1 X)	30,0	117,30	1,80	25,50	0,90	0,00	3,50	15,00	120,00	
PUNHADO	11,0	43,01	0,66	9,35	0,33	0,00	1,28	5,50	44,00	
CEREAL MATINAL										
HONEY NUT O´S										
KELLOGG'S®	100,0	381,00	8,00	79,00	5,00	0,00	11,67	50,00	400,00	I
PCT	240,0	914,40	19,20	189,60	12,00	0,00	28,01	120,00	960,00	
PORÇÃO (1 X)	30,0	114,30	2,40	23,70	1,50	0,00	3,50	15,00	120,00	
CEREAL MATINAL										
KELLNESS® GRANOLA	100,0	345,00	8,00	75,00	5,00	0,00	8,75	37,50	300,00	I
COL CHÁ CH	2,0	6,90	0,16	1,50	0,10	0,00	0,18	0,75	6,00	
COL S CH	11,0	37,95	0,88	8,25	0,55	0,00	0,96	4,13	33,00	
COL SOB CH	7,0	24,15	0,56	5,25	0,35	0,00	0,61	2,63	21,00	
COPO D CH	108,0	372,60	8,64	81,00	5,40	0,00	9,45	40,50	324,00	
COPO P CH	75,0	258,75	6,00	56,25	3,75	0,00	6,56	28,13	225,00	
PCT G	300,0	1.035,00	24,00	225,00	15,00	0,00	26,25	112,50	900,00	
PORÇÃO (1/2 X)	40,0	138,00	3,20	30,00	2,00	0,00	3,50	15,00	120,00	
PUNHADO	14,0	48,30	1,12	10,50	0,70	0,00	1,23	5,25	42,00	
CEREAL MATINAL										
KELLNESS® GRANOLA										
AMÊNDOA/CANELA	100,0	389,00	9,00	77,00	5,00	0,00	8,75	37,50	300,00	I
PCT	280,0	1.089,20	25,20	215,60	14,00	0,00	24,50	105,00	840,00	
PORÇÃO (1/2 X)	40,0	155,60	3,60	30,80	2,00	0,00	3,50	15,00	120,00	
CEREAL MATINAL										
KELLNESS MUSLIX®										
TRADICIONAL	100,0	332,00	10,00	71,00	4,00	0,00	8,75	37,50	300,00	I
COL CHÁ CH	2,0	6,64	0,20	1,42	0,08	0,00	0,18	0,75	6,00	
COL S CH	10,0	33,20	1,00	7,10	0,40	0,00	0,88	3,75	30,00	
COL SOB CH	6,0	19,92	0,60	4,26	0,24	0,00	0,52	2,25	18,00	
COPO D CH	103,0	341,96	10,30	73,13	4,12	0,00	9,01	38,63	309,00	
COPO P CH	77,0	255,64	7,70	54,67	3,08	0,00	6,74	28,88	231,00	
PCT G	350,0	1.162,00	35,00	248,50	14,00	0,00	30,63	131,25	1050,00	
PORÇÃO (1/2 X)	40,0	132,80	4,00	28,40	1,60	0,00	3,50	15,00	120,00	
PUNHADO	13,0	43,16	1,30	9,23	0,52	0,00	1,14	4,88	39,00	
CEREAL MATINAL										
MOÇA FLAKES NESTLÉ®	100,0	376,00	5,00	87,50	1,20	320,00	12,70	25,50	0,00	I
PCT	270,0	1.015,20	13,50	236,25	3,24	864,00	34,29	68,85	0,00	
PORÇÃO (3/4 X)	30,0	112,80	1,50	26,25	0,36	96,00	3,81	7,65	0,00	

ALIMENTO Medidas Caseiras	Quant. (g/ml)	Energia (kcal)	Ptn. (g)	Carb. (g)	Lip. (g)	Ca (mg)	Fe (mg)	Vit. C (mg)	Vit. A (µg RE)	Fonte
CEREAL MATINAL										
NESCAU NESTLÉ®	100,0	390,00	3,33	86,70	3,33	267,00	11,90	51,00	0,00	I
PCT	210,0	819,00	6,99	182,07	6,99	560,70	24,99	107,10	0,00	
PCT P (PORÇÃO)	30,0	117,00	1,00	26,01	1,00	80,10	3,57	15,30	0,00	
PORÇÃO (3/4 X)	30,0	117,00	1,00	26,01	1,00	80,10	3,57	15,30	0,00	
CEREAL MATINAL										
NESFIT NESTLÉ®	100,0	335,00	10,00	76,60	1,67	280,00	11,90	51,00	0,00	I
PCT	300,0	1.005,00	30,00	229,80	5,01	840,00	35,70	153,00	0,00	
PORÇÃO (3/4 X)	30,0	100,50	3,00	22,98	0,50	84,00	3,57	15,30	0,00	
CEREAL MATINAL										
SNOW FLAKES										
CHOCOLATE NESTLÉ®	100,0	390,00	3,33	86,70	3,33	267,00	11,90	51,00		I
PCT G	350,0	1.365,00	11,66	303,45	11,66	934,50	41,65	178,50		
PCT P	30,0	117,00	1,00	26,01	1,00	80,10	3,57	15,30		
PORÇÃO (3/4 X)	30,0	117,00	1,00	26,01	1,00	80,10	3,57	15,30		
CEREAL MATINAL										
SNOW FLAKES										
NESTLÉ®	100,0	373,00	3,33	90,00	0,00	280,00	11,90	51,00		I
PCT G	330,0	1.230,90	10,99	297,00	0,00	924,00	39,27	168,30		
PCT P	30,0	111,90	1,00	27,00	0,00	84,00	3,57	15,30		
PORÇÃO (3/4 X)	30,0	111,90	1,00	27,00	0,00	84,00	3,57	15,30		
CEREAL MATINAL										
SUCRILHOS										
KELLOGG'S®	100,0	364,00	4,00	89,00	0,00	11,67	50,00	400,00		I
COL S CH	5,0	18,20	0,20	4,45	0,00	0,58	2,50	20,00		
COPO D CH	47,0	171,08	1,88	41,83	0,00	5,48	23,50	188,00		
COPO P CH	38,0	138,32	1,52	33,82	0,00	4,43	19,00	152,00		
PCT G	300,0	1.092,00	12,00	267,00	0,00	35,0	1.150,00	1.200,00		
PCT P	30,0	109,20	1,20	26,70	0,00	3,50	15,00	120,00		
PORÇÃO (1 X)	30,0	109,20	1,20	26,70	0,00	3,50	15,00	120,00		
PT FD	100,0	364,00	4,00	89,00	0,00	11,67	50,00	400,00		
PT R	80,0	291,20	3,20	71,20	0,00	9,34	40,00	320,00		
PUNHADO	13,0	47,32	0,52	11,57	0,00	1,52	6,50	52,00		
CEREJA	100,0	97,00	1,20	22,80	0,10	40,00	1,00	15,00	10,00	GF
UND	6,8	9,70	0,12	2,28	0,01	4,00	0,10	1,50	1,00	
CEREJA EM CONSERVA	100,0	160,00	0,00	40,00	0,00	0,00	0,00			I
POTE	120,0	192,00	0,00	48,00	0,00	0,00	0,00			
UND	5,0	8,00	0,00	2,00	0,00	0,00	0,00			
CERVEJA[17]	100,0	42,00	0,00	0,00	0,00	5,00	0,00			I
COPO D CH	240,0	100,80	0,00	0,00	0,00	12,00	0,00			
GFA G	600,0	252,00	0,00	0,00	0,00	30,00	0,00			
GFA LONG NECK	355,0	149,10	0,00	0,00	0,00	17,75	0,00			
LTA	350,0	147,00	0,00	0,00	0,00	17,50	0,00			
TULIPA	290,0	121,80	0,00	0,00	0,00	14,50	0,00			
CERVEJA BRAHMA®										
LIGHT	100,0	27,00	0,00	0,00	0,00	0,00	0,00			I
GFA LONG NECK	355,0	95,85	0,00	0,00	0,00	0,00	0,00			
LTA	350,0	94,50	0,00	0,00	0,00	0,00	0,00			

ALIMENTO Medidas Caseiras	Quant. (g/ml)	Energia (kcal)	Ptn. (g)	Carb. (g)	Lip. (g)	Ca (mg)	Fe (mg)	Vit. C (mg)	Vit. A (µg RE)	Fonte
CERVEJA KRONEMBIER®	100,0	27,00	0,00	0,00	0,00	0,00	0,00			I
GFA LONG NECK	355,0	95,85	0,00	0,00	0,00	0,00	0,00			
LTA	350,0	94,50	0,00	0,00	0,00	0,00	0,00			
CERVEJA MALZBIER[18]	100,0	59,00	0,00	0,00	0,00	0,00	0,00			I
COPO D CH	240,0	141,60	0,00	0,00	0,00	0,00	0,00			
GFA	600,0	354,00	0,00	0,00	0,00	0,00	0,00			
GFA LONG NECK	355,0	209,45	0,00	0,00	0,00	0,00	0,00			
LTA	350,0	206,50	0,00	0,00	0,00	0,00	0,00			
TULIPA	290,0	171,10	0,00	0,00	0,00	0,00	0,00			
CHAMBINHO®	100,0	137,00	6,70	20,00	3,33	240,00	3,00	0,00	151,00	I
UND	45,0	61,65	3,02	9,00	1,50	108,00	1,35	0,00	67,95	
CHAMBINHO® 2 EM 1/ MULTICEREAIS	100,0	126,00	6,15	16,90	3,80	239,00	1,51	0,00	150,00	I
UND	65,0	81,90	4,00	10,99	2,47	155,35	0,98	0,00	97,50	
CHAMBINHO® CHOCOLATE	100,0	165,00	5,00	25,00	5,00	240,00	2,75	0,00	150,00	I
UND	40,0	66,00	2,00	10,00	2,00	96,00	1,10	0,00	60,00	
CHAMBINHO® ICE	100,0	155,00	6,66	22,22	4,44	0,00	3,00	0,00	151,00	I
UND	45,0	69,75	3,00	10,00	2,00	0,00	1,35	0,00	67,95	
CHAMBINHO® TUBINHO	100,0	144,00	7,50	20,00	3,75	213,00	1,50	0,00	150,00	I
UND	40,0	57,60	3,00	8,00	1,50	85,20	0,60	0,00	60,00	
CHEESEBURGUER	100,0	256,00	16,08	28,76	8,50	100,81	1,94	—	25,60	*
UND	140,0	358,40	22,51	40,26	11,90	141,13	2,72	—	35,84	
CHICÓRIA CRUA	100,0	24,00	1,70	4,10	0,10	81,00	1,70	10,00	330,00	IBGE
FOLHA G	17,0	4,08	0,29	0,70	0,02	13,77	0,29	1,70	56,10	
FOLHA M	12,0	2,88	0,20	0,49	0,01	9,72	0,20	1,20	39,60	
FOLHA P	7,0	1,68	0,12	0,29	0,01	5,67	0,12	0,70	23,10	
CHICÓRIA REFOGADA	100,0	88,00	2,96	7,45	5,18	141,73	2,94	17,50	561,10	*
COL A CH	76,0	66,88	2,25	5,66	3,94	107,71	2,23	13,30	426,44	
COL A R	38,0	33,44	1,12	2,83	1,97	53,86	1,12	6,65	213,22	
COL S CH	45,0	39,60	1,33	3,35	2,33	63,78	1,32	7,88	252,50	
COL S R	20,0	17,60	0,59	1,49	1,04	28,35	0,59	3,50	112,22	
ESC M CH	136,0	119,68	4,03	10,13	7,04	192,75	4,00	23,80	763,10	
ESC M R	90,0	79,20	2,66	6,71	4,66	127,56	2,65	15,75	504,99	
CHICLETE TRIDENT® TUTTI FRUTTI	100,0	180,00	0,00	75,00	0,00	0,00	0,00			I
CXA	14,5	26,10	0,00	10,88	0,00	0,00	0,00			
UND	1,5	2,61	0,00	1,09	0,00	0,00	0,00			
CHOCOLATE BARRA ALPINO BISCUIT NESTLÉ®	100,0	524,00	6,20	63,40	28,20	0,00	0,00			I
UND	28,0	146,72	1,74	17,75	7,90	0,00	0,00			
CHOCOLATE BARRA ALPINO NESTLÉ®	100,0	529,00	7,00	60,00	29,00	187,00	1,60			I
UND G	200,0	1.058,00	14,00	120,00	58,00	374,00	3,20			
UND P	30,0	158,70	2,10	18,00	8,70	56,10	0,48			

ALIMENTO Medidas Caseiras	Quant. (g/ml)	Energia (kcal)	Ptn. (g)	Carb. (g)	Lip. (g)	Ca (mg)	Fe (mg)	Vit. C (mg)	Vit. A (µg RE)	Fonte
CHOCOLATE BARRA AMARO LACTA®	100,0	544,00	4,20	60,80	31,60	53,00	4,80	45,00	0,00	I
UND G	200,0	1.088,00	8,40	121,60	63,20	106,00	9,60	90,00	0,00	
CHOCOLATE BARRA AO LEITE NESTLÉ®	100,0	534,00	6,10	60,15	29,85	0,00	0,00			I
UND G	200,0	1068,00	12,20	120,30	59,70	0,00	0,00			
UND MINI	10,0	53,40	0,61	6,02	2,99	0,00	0,00			
CHOCOLATE BARRA CAJU PASSAS RUM NESTLÉ®	100,0	537,00	8,11	59,11	29,78	0,00	0,00			I
UND G	180,0	966,60	14,60	106,40	53,60	0,00	0,00			
CHOCOLATE BARRA CHARGE NESTLÉ®	100,0	483,00	7,50	62,50	22,50	80,00	0,60			I
UND	40,0	193,20	3,00	25,00	9,00	32,00	0,24			
CHOCOLATE BARRA CHOKITO NESTLÉ®	100,0	420,00	4,40	73,90	12,80	0,00	0,00			I
UND	32,0	134,40	1,41	23,65	4,10	0,00	0,00			
UND MINI	16,0	67,20	0,70	11,82	2,05	0,00	0,00			
CHOCOLATE BARRA CLASSIC AVELÃS NESTLÉ®	100,0	496,00	8,30	57,00	28,10	0,00	0,00			I
UND G	180,0	892,80	14,94	102,60	50,58	0,00	0,00			
CHOCOLATE BARRA CLASSIC CAJU NESTLÉ®	100,0	533,00	9,40	50,70	34,10	0,00	0,00			I
UND G	180,0	959,40	16,92	91,26	61,38	0,00	0,00			
CHOCOLATE BARRA CLASSIC DIET NESTLÉ®	100,0	472,00	6,40	56,20	32,30	0,00	0,00			I
UND	30,0	141,60	1,92	16,86	9,69	0,00	0,00			
CHOCOLATE BARRA CLASSIC LEITE NESTLÉ®	100,0	521,00	7,00	60,00	29,00	165,00	1,50			I
UND G	200,0	1042,00	14,00	120,00	58,00	330,00	3,00			
CHOCOLATE BARRA CLASSIC MEIO AMARGO NESTLÉ®	100,0	482,00	6,90	59,20	26,50	0,00	0,00			I
UND G	200,0	964,00	13,80	118,40	53,00	0,00	0,00			
CHOCOLATE BARRA CRUNCH NESTLÉ®	100,0	546,00	8,33	62,49	29,16	170,83	1,58			I
UND G	180,0	982,80	14,99	112,48	52,49	307,49	2,84			
UND P	24,0	131,04	2,00	15,00	7,00	41,00	0,38			
CHOCOLATE BARRA DIAMANTE NEGRO LACTA®	100,0	515,00	6,70	62,00	26,70	221,00	3,10	32,00	92,00	I
UND G	200,0	1.030,00	13,40	124,00	53,40	442,00	6,20	64,00	184,00	
UND P	30,0	154,50	2,01	18,60	8,01	66,30	0,93	9,60	27,60	
CHOCOLATE BARRA DIPLOMATA NESTLÉ®	100,0	519,00	7,90	58,30	29,30	0,00	0,00			I
UND G	180,0	934,20	14,22	104,94	52,74	0,00	0,00			
UND MINI	10,0	51,90	0,79	5,83	2,93	0,00	0,00			

ALIMENTO Medidas Caseiras	Quant. (g/ml)	Energia (kcal)	Ptn. (g)	Carb. (g)	Lip. (g)	Ca (mg)	Fe (mg)	Vit. C (mg)	Vit. A (µg RE)	Fonte
CHOCOLATE BARRA GALAK BISCUIT NESTLÉ®	100,0	537,00	7,86	58,93	30,00	0,00	0,00			I
UND P	28,0	150,36	2,20	16,50	8,40	0,00	0,00			
CHOCOLATE BARRA GALAK CORN FLAKES NESTLÉ®	100,0	446,00	9,55	54,85	20,90	0,00	0,00			I
UND G	180,0	802,80	17,19	98,73	37,62	0,00	0,00			
UND MINI	10,0	44,60	0,96	5,49	2,09	0,00	0,00			
CHOCOLATE BARRA GALAK NEGRESCO NESTLÉ®	100,0	521,00	10,17	55,39	28,78	0,00	0,00			I
UND G	180,0	937,80	18,31	99,70	51,80	0,00	0,00			
CHOCOLATE BARRA GALAK NESTLÉ®	100,0	550,00	9,10	54,70	32,70	0,00	0,00			I
UND G	200,0	1100,00	18,20	109,40	65,40	0,00	0,00			
UND P	30,0	165,00	2,73	16,41	9,81	0,00	0,00			
CHOCOLATE BARRA IT-COCO GAROTO®	100,0	469,00	3,00	62,00	25,00	29,00	0,70			I
UND	30,0	140,70	0,90	18,60	7,50	8,70	0,21			
CHOCOLATE BARRA KROT LACTA®	100,0	559,00	13,00	48,00	35,00	214,00	4,50	23,00	50,00	I
UND G	200,0	1.118,00	26,00	96,00	70,00	428,00	9,00	46,00	100,00	
UND P	30,0	167,70	3,90	14,40	10,50	64,20	1,35	6,90	15,00	
CHOCOLATE BARRA LAKA LACTA®	100,0	520,00	9,70	49,00	31,70	459,00	3,20	10,00	94,00	I
UND G	200,0	1.040,00	19,40	98,00	63,40	918,00	6,40	20,00	188,00	
UND P	30,0	156,00	2,91	14,70	9,51	137,70	0,96	3,00	28,20	
CHOCOLATE BARRA LANCY LACTA®	100,0	499,00	8,30	58,00	26,00	155,00	0,00	1,00	0,00	I
UND	30,0	149,70	2,49	17,40	7,80	46,50	0,00	0,30	0,00	
CHOCOLATE BARRA LEITE E AVELÃ NESTLÉ®	100,0	568,00	9,25	51,00	36,32	0,00	0,00			I
UND G	180,0	1.022,40	16,65	91,80	65,38	0,00	0,00			
UND MINI	10,0	56,80	0,93	5,10	3,63	0,00	0,00			
CHOCOLATE BARRA LEITE E CAJU NESTLÉ®	100,0	546,00	9,22	54,17	32,50	0,00	0,00			I
UND G	200,0	1.092,00	18,44	108,34	65,00	0,00	0,00			
CHOCOLATE BARRA MAGIC DISNEY NESTLÉ®	100,0	557,00	7,50	54,00	34,50	0,00	0,00			I
UND P	20,0	111,40	1,50	10,80	6,90	0,00	0,00			
CHOCOLATE BARRA MANIA MORANGO GAROTO®	100,0	532,00	5,00	48,00	36,00	182,00	0,30			I
UND	28,0	148,96	1,40	13,44	10,08	50,96	0,08			

ALIMENTO Medidas Caseiras	Quant. (g/ml)	Energia (kcal)	Ptn. (g)	Carb. (g)	Lip. (g)	Ca (mg)	Fe (mg)	Vit. C (mg)	Vit. A (μg RE)	Fonte
CHOCOLATE BARRA MEIO AMARGO NESTLÉ®	100,0	512,00	6,00	59,00	28,00	0,00	0,00			I
UND MINI	10,0	51,20	0,60	5,90	2,80	0,00	0,00			
CHOCOLATE BARRA MILKYBAR NESTLÉ®	100,0	477,00	5,36	66,40	21,10	0,00	0,00			I
UND	28,0	133,56	1,50	18,59	5,91	0,00	0,00			
UND MINI	15,0	71,55	0,80	9,96	3,17	0,00	0,00			
CHOCOLATE BARRA MOÇA NESTLÉ®	100,0	476,00	5,26	60,53	23,68	115,79	2,60			I
UND	38,0	180,88	2,00	23,00	9,00	44,00	0,99			
CHOCOLATE BARRA NESCAU NESTLÉ®	100,0	518,00	5,00	62,50	27,50	107,50	1,50			I
UND	40,0	207,20	2,00	25,00	11,00	43,00	0,60			
CHOCOLATE BARRA PRESTÍGIO BISCUIT NESTLÉ®	100,0	528,00	6,20	64,10	27,40	0,00	0,00			I
BARRA P	28,0	147,84	1,74	17,95	7,67	0,00	0,00			
CHOCOLATE BARRA PRESTÍGIO NESTLÉ®	100,0	445,00	3,03	60,60	21,21	33,33	1,15			I
UND	33,0	146,85	1,00	20,00	7,00	11,00	0,38			
CHOCOLATE BARRA RECHEIO LEITE KINDER®	100,0	584,00	8,00	48,00	40,00	384,00	0,00			I
PCT COM 8	100,0	584,00	8,00	48,00	40,00	384,00	0,00			
UND	12,5	73,00	1,00	6,00	5,00	48,00	0,00			
CHOCOLATE BARRA SUFLAIR BRANCO NESTLÉ®	100,0	572,00	8,10	52,20	36,70	0,00	0,00			I
UND M	50,0	286,00	4,05	26,10	18,35	0,00	0,00			
CHOCOLATE BARRA SUFLAIR NESTLÉ®	100,0	546,00	6,10	61,00	30,80	0,00	0,00			I
UND M	50,0	273,00	3,05	30,50	15,40	0,00	0,00			
CHOCOLATE BARRA SUNNY GAROTO®	100,0	464,00	3,00	69,00	20,00	100,00	0,30			I
UND	28,0	129,92	0,84	19,32	5,60	28,00	0,08			
CHOCOLATE BARRA SURPRESA BICHOS NESTLÉ®	100,0	545,00	7,18	60,77	30,38	177,30	1,62			I
UND	15,0	81,75	1,08	9,12	4,56	26,60	0,24			
UND	13,0	70,85	0,93	7,90	3,95	23,05	0,21			
CHOCOLATE BARRA TALENTO GAROTO®[19]	100,0	545,00	8,66	52,99	33,18	260,88	1,06			I
UND G	100,0	545,00	8,66	52,99	33,18	260,88	1,06			
UND P	25,0	136,25	2,17	13,25	8,30	65,22	0,27			
CHOCOLATE BATOM AO LEITE GAROTO®	100,0	556,00	6,25	62,50	31,25	137,50	0,89			I
UND	16,0	88,96	1,00	10,00	5,00	22,00	0,14			

ALIMENTO	Quant.	Energia	Ptn.	Carb.	Lip.	Ca	Fe	Vit. C	Vit. A	Fonte
Medidas Caseiras	(g/ml)	(kcal)	(g)	(g)	(g)	(mg)	(mg)	(mg)	(µg RE)	
CHOCOLATE BATOM BRANCO GAROTO®	100,0	531,00	6,25	56,25	31,25	218,80	0,00			I
UND	16,0	84,96	1,00	9,00	5,00	35,01	0,00			
CHOCOLATE BIS AO LEITE/BRANCO LACTA®	100,0	533,00	6,40	66,70	26,70	133,30	6,67			I
CXA	150,0	799,50	9,60	100,05	40,05	199,95	10,01			
UND	7,5	39,98	0,48	5,00	2,00	10,00	0,50			
CHOCOLATE COBERTURA LEITE NESTLÉ®	100,0	533,00	6,20	60,30	29,70	0,00	0,00			I
UND GG	500,0	2665,00	31,00	301,50	148,50	0,00	0,00			
CHOCOLATE CONFEITO GALAK BALL NESTLÉ®	100,0	495,00	6,70	67,10	22,60	263,00	2,90			I
PCT	120,0	594,00	8,04	80,52	27,12	315,60	3,48			
PCT P/PORÇÃO	30,0	148,50	2,01	20,13	6,78	78,90	0,87			
CHOCOLATE CONFEITO GAROTO BALL®	100,0	496,00	5,00	67,00	24,00	98,00	0,90			I
PCT	30,0	148,80	1,50	20,10	7,20	29,40	0,27			
CHOCOLATE CONFEITO M&M® AMENDOIM	100,0	366,00	13,00	13,00	30,00	120,00	3,50			I
PCT FAMÍLIA	340,0	1244,40	44,20	44,20	102,00	408,00	11,90			
PCT G	195,0	713,70	25,35	25,35	58,50	234,00	6,83			
PCT M	98,0	358,68	12,74	12,74	29,40	117,60	3,43			
PCT P	49,0	179,34	6,37	6,37	14,70	58,80	1,72			
CHOCOLATE CONFEITO M&M® AO LEITE	100,0	493,00	10,00	68,00	21,00	120,00	3,50			I
PCT FAMÍLIA	340,0	1676,20	34,00	231,20	71,40	408,00	11,90			
PCT G	200,0	986,00	20,00	136,00	42,00	240,00	7,00			
PCT M	104,0	512,72	10,40	70,72	21,84	124,80	3,64			
PCT P	52,0	256,36	5,20	35,36	10,92	62,40	1,82			
CHOCOLATE CONFEITO M&M® CRISPY	100,0	487,00	10,00	69,00	19,00	120,00	3,50			I
PCT FAMÍLIA	340,0	1655,80	34,00	234,60	64,60	408,00	11,90			
PCT G	150,0	730,50	15,00	103,50	28,50	180,00	5,25			
PCT M	75,0	365,25	7,50	51,75	14,25	90,00	2,63			
PCT P	37,5	182,63	3,75	25,88	7,13	45,00	1,31			
CHOCOLATE CONFEITO M&M® MINI AO LEITE	100,0	520,00	11,00	65,00	24,00	120,00	3,50			I
PIRÂMIDE	10,0	52,00	1,10	6,50	2,40	12,00	0,35			
TUBO	35,2	183,04	3,87	22,88	8,45	42,24	1,23			
CHOCOLATE CONFEITO M&M® MINI BRANCO	100,0	519,00	7,00	62,00	27,00	240,00	0,14			I
PIRÂMIDE	10,0	51,90	0,70	6,20	2,70	24,00	0,01			
TUBO	35,2	182,69	2,46	21,82	9,50	84,48	0,05			
CHOCOLATE CONFEITO NESCAU BALL NESTLÉ®	100,0	500,00	10,00	70,00	20,00	150,00	3,20			I
PCT	30,0	150,00	3,00	21,00	6,00	45,00	0,96			

ALIMENTO Medidas Caseiras	Quant. (g/ml)	Energia (kcal)	Ptn. (g)	Carb. (g)	Lip. (g)	Ca (mg)	Fe (mg)	Vit. C (mg)	Vit. A (µg RE)	Fonte
CHOCOLATE CONFEITO										
SMARTIES NESTLÉ®	100,0	461,00	3,71	76,29	15,71	0,00	0,00			I
PCT	35,0	161,35	1,30	26,70	5,50	0,00	0,00			
CHOCOLATE EM PÓ										
LIGHT NEW CHOCO®	100,0	314,00	7,14	71,40	0,00	128,57	4,57			I
COL CHÁ CH	5,0	15,70	0,36	3,57	0,00	6,43	0,23			
POTE	210,0	659,40	14,99	149,94	0,00	270,00	9,60			
CHOCOLATE EM										
PÓ NESTLÉ®	100,0	362,00	12,00	60,40	8,00	0,00	0,00			I
COL CAFÉ CH	2,0	7,24	0,24	1,21	0,16	0,00	0,00			
COL CHÁ CH	4,0	14,48	0,48	2,42	0,32	0,00	0,00			
COL CHÁ R	2,0	7,24	0,24	1,21	0,16	0,00	0,00			
COL S CH	15,0	54,30	1,80	9,06	1,20	0,00	0,00			
COL S R	10,0	36,20	1,20	6,04	0,80	0,00	0,00			
COL SOB CH	10,0	36,20	1,20	6,04	0,80	0,00	0,00			
COL SOB R	7,0	25,34	0,84	4,23	0,56	0,00	0,00			
CHOCOLATE KISSES										
ALMOND HERSHEYS®	100,0	454,00	17,00	45,45	22,72	22,72	0,00			I
PCT M	140,0	635,60	23,80	63,63	31,81	31,81	0,00			
PCT P	37,0	167,98	6,29	16,82	8,41	8,41	0,00			
UND	4,4	19,98	0,75	2,00	1,00	1,00	0,00			
CHOCOLATE KISSES										
COOKIES CREME										
HERSHEYS®	100,0	476,00	17,85	47,61	23,81	23,80	0,00			I
PCT M	140,0	666,40	24,99	66,65	33,33	33,32	0,00			
PCT P	37,0	176,12	6,60	17,62	8,81	8,81	0,00			
UND	4,4	20,94	0,79	2,09	1,05	1,05	0,00			
CHOCOLATE KISSES										
EXTRA CREAMY										
HERSHEYS®	100,0	454,00	17,00	45,45	22,72	272,70	0,00			I
PCT M	140,0	635,60	23,80	63,63	31,81	381,78	0,00			
PCT P	37,0	167,98	6,29	16,82	8,41	100,90	0,00			
UND	4,4	19,98	0,75	2,00	1,00	12,00	0,00			
CHOCOLATE REESE'S										
CUPS HERSHEYS®	100,0	529,00	8,88	55,55	31,11	77,77	1,20			I
PCT	45,0	238,05	4,00	25,00	14,00	35,00	0,54			
UND	22,5	119,03	2,00	12,50	7,00	17,50	0,27			
CHOCOLATE REESE'S										
PIECES HERSHEYS®	100,0	485,00	13,04	56,52	23,91	86,96	0,43			I
PCT	46,0	223,10	6,00	26,00	11,00	40,00	0,20			
CHOCOLATE REESE'S										
STICKS HERSHEYS®	100,0	526,00	9,52	54,74	30,94	95,20	1,19			I
PCT	42,0	220,92	4,00	22,99	12,99	39,98	0,50			
CHOPP CLARO[20]	100,0	43,00	0,00	0,00	0,00	0,00	0,00			I
COPO D CH	240,0	103,20	0,00	0,00	0,00	0,00	0,00			
COPO P CH	165,0	70,95	0,00	0,00	0,00	0,00	0,00			
TULIPA	290,0	124,70	0,00	0,00	0,00	0,00	0,00			

ALIMENTO Medidas Caseiras	Quant. (g/ml)	Energia (kcal)	Ptn. (g)	Carb. (g)	Lip. (g)	Ca (mg)	Fe (mg)	Vit. C (mg)	Vit. A (µg RE)	Fonte
CHOPP ESCURO[21]	100,0	51,00	0,00	0,00	0,00	0,00	0,00			I
COPO D CH	240,0	122,40	0,00	0,00	0,00	0,00	0,00			
COPO P CH	165,0	84,15	0,00	0,00	0,00	0,00	0,00			
TULIPA	290,0	147,90	0,00	0,00	0,00	0,00	0,00			
CHUCHU À MILANESA	100,0	182,00	3,33	15,11	12,12	27,08	1,11	19,92	54,99	*
FT G	90,0	163,80	3,00	13,60	10,91	24,37	1,00	17,93	49,49	
FT M	70,0	127,40	2,33	10,58	8,48	18,96	0,78	13,94	38,49	
FT P	45,0	81,90	1,50	6,80	5,45	12,19	0,50	8,96	24,75	
CHUCHU AO MOLHO BRANCO	100,0	94,00	2,59	11,12	4,38	53,76	0,60	17,53	48,07	*
COL A CH	65,0	61,10	1,68	7,23	2,85	34,94	0,39	11,39	31,25	
COL A R	50,0	47,00	1,30	5,56	2,19	26,88	0,30	8,77	24,04	
COL S CH	30,0	28,20	0,78	3,34	1,31	16,13	0,18	5,26	14,42	
COL S R	20,0	18,80	0,52	2,22	0,88	10,75	0,12	3,51	9,61	
ESC M CH	80,0	75,20	2,07	8,90	3,50	43,01	0,48	14,02	38,46	
ESC M R	50,0	47,00	1,30	5,56	2,19	26,88	0,30	8,77	24,04	
CHUCHU COZIDO	100,0	43,00	1,08	9,24	0,24	16,93	0,72	24,00	2,40	*
C A CH PICADO	45,0	19,35	0,49	4,16	0,11	7,62	0,32	10,80	1,08	
C A R PICADO	28,0	12,04	0,30	2,59	0,07	4,74	0,20	6,72	0,67	
COL S CH PICADO	20,0	8,60	0,22	1,85	0,05	3,39	0,14	4,80	0,48	
COL S R PICADO	15,0	6,45	0,16	1,39	0,04	2,54	0,11	3,60	0,36	
ESC M CH PICADO	110,0	47,30	1,19	10,16	0,26	18,62	0,79	26,40	2,64	
ESC M R PICADO	60,0	25,80	0,65	5,54	0,14	10,16	0,43	14,40	1,44	
PED G	50,0	21,50	0,54	4,62	0,12	8,47	0,36	12,00	1,20	
PED M	30,0	12,90	0,32	2,77	0,07	5,08	0,22	7,20	0,72	
PED P	15,0	6,45	0,16	1,39	0,04	2,54	0,11	3,60	0,36	
UND G	310,0	133,30	3,35	28,64	0,74	52,48	2,23	74,40	7,44	
UND M	230,0	98,90	2,48	21,25	0,55	38,94	1,66	55,20	5,52	
UND P	145,0	62,35	1,57	13,40	0,35	24,55	1,04	34,80	3,48	
CHUCHU REFOGADO	100,0	91,00	1,15	9,72	5,25	18,43	0,77	24,50	2,50	*
COL S CH PICADO	25,0	22,75	0,29	2,43	1,31	4,61	0,19	6,13	0,63	
COL S R PICADO	15,0	13,65	0,17	1,46	0,79	2,76	0,12	3,68	0,38	
CHURRASQUINHO DE PANELA	100,0	186,00	21,50	0,00	11,10	14,53	3,20	0,00	4,00	*
COL S CH	25,0	46,50	5,38	0,00	2,78	3,63	0,80	0,00	1,00	
COL S R	15,0	27,90	3,23	0,00	1,67	2,18	0,48	0,00	0,60	
CHUVISCO CALDA	100,0	242,00	2,71	53,06	2,54	15,00	1,20			I
UND M	25,0	60,50	0,68	13,27	0,64	3,75	0,30			
COALHADA BOA NATA®	100,0	117,00	8,00	19,00	1,00	346,00	0,00			I
POTE	200,0	234,00	16,00	38,00	2,00	692,00	0,00			
COCADA	100,0	579,00	3,60	53,20	39,10	16,00	2,00	—	—	IBGE
UND M	70,0	405,30	2,52	37,24	27,37	11,20	1,40	—	—	
COCO DA BAHIA	100,0	314,00	3,50	13,70	27,20	13,00	1,80	4,00	—	IBGE
PED G	75,0	235,50	2,63	10,28	20,40	9,75	1,35	3,00	—	
PED M	40,0	125,60	1,40	5,48	10,88	5,20	0,72	1,60	—	
PED P	15,0	47,10	0,53	2,06	4,08	1,95	0,27	0,60	—	
UND M	325,0	1020,50	11,38	44,53	88,40	42,25	5,85	13,00	—	

ALIMENTO Medidas Caseiras	Quant. (g/ml)	Energia (kcal)	Ptn. (g)	Carb. (g)	Lip. (g)	Ca (mg)	Fe (mg)	Vit. C (mg)	Vit. A (µg RE)	Fonte
COCO RALADO										
INDUSTR	100,0	705,00	7,20	23,00	64,90	26,00	3,30	—	—	IBGE
COL CHÁ CH	1,5	10,58	0,11	0,35	0,97	0,39	0,05	—	—	
COL CHÁ R	1,0	7,05	0,07	0,23	0,65	0,26	0,03	—	—	
COL S CH	9,0	63,45	0,65	2,07	5,84	2,34	0,30	—	—	
COL S R	6,0	42,30	0,43	1,38	3,89	1,56	0,20	—	—	
COL SOB CH	5,5	38,78	0,40	1,27	3,57	1,43	0,18	—	—	
COL SOB R	3,5	24,68	0,25	0,80	2,27	0,91	0,12	—	—	
PCT	50,0	352,50	3,60	11,50	32,45	13,00	1,65	—	—	
COGUMELO EM										
CONSERVA	100,0	18,00	1,90	2,40	0,10	6,00	0,50	2,00	—	IBGE
COL A CH	40,0	7,20	0,76	0,96	0,04	2,40	0,20	0,80	—	
COL A R	33,0	5,94	0,63	0,79	0,03	1,98	0,17	0,66	—	
COL S CH	27,0	4,86	0,51	0,65	0,03	1,62	0,14	0,54	—	
COL S R	16,0	2,88	0,30	0,38	0,02	0,96	0,08	0,32	—	
COL SOB CH	15,0	2,70	0,29	0,36	0,02	0,90	0,08	0,30	—	
ESC M	75,0	13,50	1,43	1,80	0,08	4,50	0,38	1,50	—	
UND G	5,0	0,90	0,10	0,12	0,01	0,30	0,03	0,10	—	
UND M	3,0	0,54	0,06	0,07	0,00	0,18	0,02	0,06	—	
UND P	1,0	0,18	0,02	0,02	0,00	0,06	0,01	0,02	—	
COPA	100,0	323,00	28,00	1,00	23,00	0,00	2,20			I
FT M	6,3	20,35	1,76	0,06	1,45	0,00	0,14			
CORAÇÃO DE										
GALINHA COZIDO	100,0	157,00	17,60	0,40	9,40	6,53	3,70	2,00	6,00	*
UND G	8,0	12,56	1,41	0,03	0,75	0,52	0,30	0,16	0,48	
UND M	5,0	7,85	0,88	0,02	0,47	0,33	0,19	0,10	0,30	
UND P	3,0	4,71	0,53	0,01	0,28	0,20	0,11	0,06	0,18	
COSTELA DE BOI										
ASSADA	100,0	453,00	30,76	0,48	36,41	19,65	4,67	0,50	13,30	*
PED G	60,0	271,80	18,46	0,29	21,85	11,79	2,80	0,30	7,98	
PED M	40,0	181,20	12,30	0,19	14,56	7,86	1,87	0,20	5,32	
PED P	30,0	135,90	9,23	0,14	10,92	5,90	1,40	0,15	3,99	
COSTELA DE										
PORCO COZIDA	100,0	411,00	28,07	0,48	33,01	20,83	4,25	0,50	0,10	*
UND G	40,0	164,40	11,23	0,19	13,20	8,33	1,70	0,20	0,04	
UND M	25,0	102,75	7,02	0,12	8,25	5,21	1,06	0,13	0,03	
UND P	15,0	61,65	4,21	0,07	4,95	3,12	0,64	0,08	0,02	
COUVE CRUA	100,0	50,00	3,60	7,20	0,70	203,00	1,00	92,00	650,00	IBGE
FOLHA M	20,0	10,00	0,72	1,44	0,14	40,60	0,20	18,40	130,00	
COUVE REFOGADA	100,0	146,00	7,25	14,88	6,41	410,03	2,05	184,50	1.300,10	*
COL S CH PICADA	20,0	29,20	1,45	2,98	1,28	82,01	0,41	36,90	260,02	
COL S R PICADA	10,0	14,60	0,73	1,49	0,64	41,00	0,21	18,45	130,01	
FOLHA G	35,0	51,10	2,54	5,21	2,24	143,51	0,72	64,58	455,04	
FOLHA M	25,0	36,50	1,81	3,72	1,60	102,51	0,51	46,13	325,03	
FOLHA P	17,0	24,82	1,23	2,53	1,09	69,71	0,35	31,37	221,02	
COUVE-FLOR										
À MILANESA	100,0	152,00	4,65	12,01	9,43	37,35	1,27	57,40	65,70	*
RAMO G	140,0	212,80	6,51	16,81	13,20	52,29	1,78	80,36	91,98	
RAMO M	90,0	136,80	4,19	10,81	8,49	33,62	1,14	51,66	59,13	
RAMO P	45,0	68,40	2,09	5,40	4,24	16,81	0,57	25,83	29,57	

ALIMENTO Medidas Caseiras	Quant. (g/ml)	Energia (kcal)	Ptn. (g)	Carb. (g)	Lip. (g)	Ca (mg)	Fe (mg)	Vit. C (mg)	Vit. A (µg RE)	Fonte
COUVE-FLOR COZIDA	100,0	41,00	2,80	6,50	0,40	35,53	1,00	82,00	3,00	*
COL S CH PICADA	25,0	10,25	0,70	1,63	0,10	8,88	0,25	20,50	0,75	
COL S R PICADA	15,0	6,15	0,42	0,98	0,06	5,33	0,15	12,30	0,45	
RAMO G	100,0	41,00	2,80	6,50	0,40	35,53	1,00	82,00	3,00	
RAMO M	60,0	24,60	1,68	3,90	0,24	21,32	0,60	49,20	1,80	
RAMO P	30,0	12,30	0,84	1,95	0,12	10,66	0,30	24,60	0,90	
UND G	800,0	328,00	22,40	52,00	3,20	284,24	8,00	656,00	24,00	
COXINHA DE FRANGO SADIA®	100,0	118,00	11,67	2,50	8,33	17,00	0,73			I
UND	30,0	35,40	3,50	0,75	2,50	5,10	0,22			
COXINHA DE GALINHA	100,0	443,00	14,09	36,28	26,86	111,74	1,19	0,70	194,45	*
UND G	110,0	487,30	15,50	39,91	29,55	122,91	1,31	0,77	213,90	
UND M	50,0	221,50	7,05	18,14	13,43	55,87	0,60	0,35	97,22	
UND P	25,0	110,75	3,52	9,07	6,72	27,94	0,30	0,18	48,61	
CREAM CHEESE DANÚBIO®	100,0	248,00	6,00	2,00	24,00	0,00	0,00			I
GQ/CREAM CRACKER	7,5	18,60	0,45	0,15	1,80	0,00	0,00			
GQ/PÃO DE FORMA	15,0	37,20	0,90	0,30	3,60	0,00	0,00			
GQ/PÃO FRANCÊS	15,0	37,20	0,90	0,30	3,60	0,00	0,00			
MQ/CREAM CRACKER	3,5	8,68	0,21	0,07	0,84	0,00	0,00			
MQ/PÃO DE FORMA	9,0	22,32	0,54	0,18	2,16	0,00	0,00			
MQ/PÃO FRANCÊS	9,0	22,32	0,54	0,18	2,16	0,00	0,00			
PQ/CREAM CRACKER	1,5	3,72	0,09	0,03	0,36	0,00	0,00			
PQ/PÃO DE FORMA	4,0	9,92	0,24	0,08	0,96	0,00	0,00			
PQ/PÃO FRANCÊS	4,0	9,92	0,24	0,08	0,96	0,00	0,00			
CREAM CHEESE LIGHT DANÚBIO®	100,0	188,00	8,50	2,50	16,00	0,00	0,00			I
GQ/CREAM CRACKER	7,5	14,10	0,64	0,19	1,20	0,00	0,00			
GQ/PÃO DE FORMA	15,0	28,20	1,28	0,38	2,40	0,00	0,00			
GQ/PÃO FRANCÊS	15,0	28,20	1,28	0,38	2,40	0,00	0,00			
MQ/CREAM CRACKER	3,5	6,58	0,30	0,09	0,56	0,00	0,00			
MQ/PÃO DE FORMA	9,0	16,92	0,77	0,23	1,44	0,00	0,00			
MQ/PÃO FRANCÊS	9,0	16,92	0,77	0,23	1,44	0,00	0,00			
POTE	200,0	376,00	17,00	5,00	32,00	0,00	0,00			
PQ/CREAM CRACKER	1,5	2,82	0,13	0,04	0,24	0,00	0,00			
PQ/PÃO DE FORMA	4,0	7,52	0,34	0,10	0,64	0,00	0,00			
PQ/PÃO FRANCÊS	4,0	7,52	0,34	0,10	0,64	0,00	0,00			
CREME CHANTILLY CASEIRO	100,0	261,00	3,54	14,74	20,84	63,85	0,07	0,71	206,25	*
COL CHÁ CH	5,0	13,05	0,18	0,74	1,04	3,19	0,00	0,04	10,31	
COL S CH	25,0	65,25	0,89	3,69	5,21	15,96	0,02	0,18	51,56	
COL S R	15,0	39,15	0,53	2,21	3,13	9,58	0,01	0,11	30,94	
COL SOB CH	20,0	52,20	0,71	2,95	4,17	12,77	0,01	0,14	41,25	
COL SOB R	10,0	26,10	0,35	1,47	2,08	6,39	0,01	0,07	20,63	
CREME DE ABACATE	100,0	173,00	1,44	13,08	12,80	10,40	0,57	9,60	16,00	*
COL S CH	25,0	43,25	0,36	3,27	3,20	2,60	0,14	2,40	4,00	
COPO D CH	250,0	432,50	3,60	32,70	32,00	26,00	1,43	24,00	40,00	
COPO G CH	180,0	311,40	2,59	23,54	23,04	18,72	1,03	17,28	28,80	
COPO SORVETE CH	90,0	155,70	1,30	11,77	11,52	9,36	0,51	8,64	14,40	

ALIMENTO Medidas Caseiras	Quant. (g/ml)	Energia (kcal)	Ptn. (g)	Carb. (g)	Lip. (g)	Ca (mg)	Fe (mg)	Vit. C (mg)	Vit. A (µg RE)	Fonte
(Cont.)										
COPO SORVETE R	70,0	121,10	1,01	9,16	8,96	7,28	0,40	6,72	11,20	
PT FD CH	750,0	1.297,50	10,80	98,10	96,00	78,00	4,27	72,00	120,00	
PT R	500,0	865,00	7,20	65,40	64,00	52,00	2,85	48,00	80,00	
CREME DE AMENDOIM	100,0	628,00	24,90	22,20	48,80	66,00	2,40	—	—	IBGE
COL CAFÉ CH	4,0	25,12	1,00	0,89	1,95	2,64	0,10	—	—	
COL CAFÉ R	2,0	12,56	0,50	0,44	0,98	1,32	0,05	—	—	
COL CHÁ CH	8,0	50,24	1,99	1,78	3,90	5,28	0,19	—	—	
COL CHÁ R	4,0	25,12	1,00	0,89	1,95	2,64	0,10	—	—	
COL S CH	37,0	232,36	9,21	8,21	18,06	24,42	0,89	—	—	
COL S R	20,0	125,60	4,98	4,44	9,76	13,20	0,48	—	—	
COL SOB CH	27,0	169,56	6,72	5,99	13,18	17,82	0,65	—	—	
COL SOB R	14,0	87,92	3,49	3,11	6,83	9,24	0,34	—	—	
EMBALAGEM COMERCIAL	250,0	1.570,00	62,25	55,50	122,00	165,00	6,00	—	—	
GQ/CREAM CRACKER	7,0	43,96	1,74	1,55	3,42	4,62	0,17	—	—	
GQ/PÃO DE FORMA	27,0	169,56	6,72	5,99	13,18	17,82	0,65	—	—	
GQ/PÃO FRANCÊS	30,0	188,40	7,47	6,66	14,64	19,80	0,72	—	—	
MQ/CREAM CRACKER	4,0	25,12	1,00	0,89	1,95	2,64	0,10	—	—	
MQ/PÃO DE FORMA	12,0	75,36	2,99	2,66	5,86	7,92	0,29	—	—	
MQ/PÃO FRANCÊS	20,0	125,60	4,98	4,44	9,76	13,20	0,48	—	—	
PQ/CREAM CRACKER	2,0	12,56	0,50	0,44	0,98	1,32	0,05	—	—	
PQ/PÃO DE FORMA	7,0	43,96	1,74	1,55	3,42	4,62	0,17	—	—	
PQ/PÃO FRANCÊS	10,0	62,80	2,49	2,22	4,88	6,60	0,24	—	—	
CREME DE ESPINAFRE	100,0	133,00	6,17	12,18	6,64	172,83	3,50	42,20	654,40	*
CO M	173,0	230,09	10,67	21,07	11,49	299,00	6,06	73,01	1.132,11	
COL A CH	76,0	101,08	4,69	9,26	5,05	131,35	2,66	32,07	497,34	
COL A R	60,0	79,80	3,70	7,31	3,98	103,70	2,10	25,32	392,64	
COL S CH	35,0	46,55	2,16	4,26	2,32	60,49	1,23	14,77	229,04	
COL S R	25,0	33,25	1,54	3,05	1,66	43,21	0,88	10,55	163,60	
ESC M	114,0	151,62	7,03	13,89	7,57	197,03	3,99	48,11	746,02	
CREME DE LEITE	100,0	306,00	2,50	3,60	31,30	85,00	—	1,00	310,00	IBGE
COL S R	15,0	45,90	0,38	0,54	4,70	12,75	—	0,15	46,50	
LTA	300,0	918,00	7,50	10,80	93,90	255,00	—	3,00	930,00	
CREME DE LEITE LIGHT NESTLÉ®	100,0	165,00	2,90	4,50	15,00	0,00	0,00			I
COL S R	15,0	24,75	0,43	0,67	2,25	0,00	0,00			
LTA	290,0	478,50	8,41	13,05	43,50	0,00	0,00			
CREME DE MILHO	100,0	106,00	3,34	14,45	3,83	71,45	0,55	4,65	44,19	*
CO P	112,0	118,72	3,74	16,18	4,29	80,02	0,62	5,21	49,49	
COL A CH	67,0	71,02	2,24	9,68	2,57	47,87	0,37	3,12	29,61	
COL S CH	33,0	34,98	1,10	4,77	1,26	23,58	0,18	1,53	14,58	
CREMOGEMA® CHOCOLATE	100,0	361,00	2,00	86,00	1,00	519,00	8,00	20,00	400,00	I
COL CHÁ CH	4,0	14,44	0,08	3,44	0,04	20,76	0,32	0,80	16,00	
COL CHÁ R	2,5	9,03	0,05	2,15	0,03	12,98	0,20	0,50	10,00	
COL S CH	20,0	72,20	0,40	17,20	0,20	103,80	1,60	4,00	80,00	
COL S R	10,0	36,10	0,20	8,60	0,10	51,90	0,80	2,00	40,00	
COL SOB CH	13,0	46,93	0,26	11,18	0,13	67,47	1,04	2,60	52,00	
COL SOB R	7,0	25,27	0,14	6,02	0,07	36,33	0,56	1,40	28,00	

ALIMENTO Medidas Caseiras	Quant. (g/ml)	Energia (kcal)	Ptn. (g)	Carb. (g)	Lip. (g)	Ca (mg)	Fe (mg)	Vit. C (mg)	Vit. A (µg RE)	Fonte
CREMOGEMA®										
MORANGO	100,0	360,00	0,00	90,00	0,00	0,00	8,00			I
COL CHÁ CH	4,0	14,40	0,00	3,60	0,00	0,00	0,32			
COL CHÁ R	2,5	9,00	0,00	2,25	0,00	0,00	0,20			
COL S CH	20,0	72,00	0,00	18,00	0,00	0,00	1,60			
COL S R	10,0	36,00	0,00	9,00	0,00	0,00	0,80			
COL SOB CH	13,0	46,80	0,00	11,70	0,00	0,00	1,04			
COL SOB R	7,0	25,20	0,00	6,30	0,00	0,00	0,56			
CREMOGEMA®										
TRADICIONAL	100,0	360,00	0,00	90,00	0,00	0,00	0,00			I
COL CHÁ CH	4,0	14,40	0,00	3,60	0,00	0,00	0,00			
COL CHÁ R	2,5	9,00	0,00	2,25	0,00	0,00	0,00			
COL S CH	20,0	72,00	0,00	18,00	0,00	0,00	0,00			
COL S R	10,0	36,00	0,00	9,00	0,00	0,00	0,00			
COL SOB CH	13,0	46,80	0,00	11,70	0,00	0,00	0,00			
COL SOB R	7,0	25,20	0,00	6,30	0,00	0,00	0,00			
CROISSANT										
PARISIENSE	100,0	463,00	6,25	53,13	25,00	41,00	2,19			I
UND M	32,0	148,16	2,00	17,00	8,00	13,12	0,70			
CROISSANT DE										
QUEIJO	100,0	410,00	11,90	39,83	22,54	163,80	3,19	0,00	60,50	*
UND G	80,0	328,00	9,52	31,86	18,03	131,04	2,55	0,00	48,40	
CROQUETE DE CARNE	100,0	346,00	14,21	37,88	15,25	70,40	1,93	2,38	101,05	*
UND G	55,0	190,30	7,82	20,83	8,39	38,72	1,06	1,31	55,58	
UND M	25,0	86,50	3,55	9,47	3,81	17,60	0,48	0,60	25,26	
UND P	10,0	34,60	1,42	3,79	1,53	7,04	0,19	0,24	10,11	
CROQUETE DE										
CARNE SADIA®	100,0	180,00	14,99	0,00	13,33	0,00	0,00			I
UND	30,0	54,00	4,50	0,00	4,00	0,00	0,00			
CROQUETE DE MILHO	100,0	351,00	8,47	44,44	15,51	64,05	0,95	1,38	127,44	*
UND M	22,0	77,22	1,86	9,78	3,41	14,09	0,21	0,30	28,04	
UND P	10,0	35,10	0,85	4,44	1,55	6,40	0,10	0,14	12,74	
CURRY	100,0	384,00	10,20	52,40	14,80	90,00	45,00	—	—	IBGE
COL CHÁ	2,0	7,68	0,20	1,05	0,30	1,80	0,90	—	—	
COL CHÁ	2,0	7,68	0,20	1,05	0,30	1,80	0,90	—	—	
COL S	9,0	34,56	0,92	4,72	1,33	8,10	4,05	—	—	
COL S	9,0	34,56	0,92	4,72	1,33	8,10	4,05	—	—	
COL SOB	5,0	19,20	0,51	2,62	0,74	4,50	2,25	—	—	
COL SOB	5,0	19,20	0,51	2,62	0,74	4,50	2,25	—	—	
CUSCUZ DE MILHO	100,0	190,00	4,81	40,33	1,00	3,20	0,91	—	17,00	*
PED G	200,0	380,00	9,62	80,66	2,00	6,40	1,82	—	34,00	
PED M	135,0	256,50	6,49	54,45	1,35	4,32	1,23	—	22,95	
PED P	85,0	161,50	4,09	34,28	0,85	2,72	0,77	—	14,45	
CUSCUZ DE MILHO										
COM LEITE	100,0	157,00	4,51	31,47	1,50	33,15	0,70	0,25	21,00	*
PED G	270,0	423,90	12,18	84,97	4,05	89,51	1,89	0,68	56,70	
PED M	180,0	282,60	8,12	56,65	2,70	59,67	1,26	0,45	37,80	
PED P	115,0	180,55	5,19	36,19	1,73	38,12	0,80	0,29	24,15	

ALIMENTO Medidas Caseiras	Quant. (g/ml)	Energia (kcal)	Ptn. (g)	Carb. (g)	Lip. (g)	Ca (mg)	Fe (mg)	Vit. C (mg)	Vit. A (µg RE)	Fonte
CUSCUZ DE TAPIOCA	100,0	248,00	0,80	54,20	3,10	7,00	0,40	—	—	GF
FT G	200,0	496,00	1,60	108,40	6,20	14,00	0,80	—	—	
FT M	120,0	297,60	0,96	65,04	3,72	8,40	0,48	—	—	
FT P	60,0	148,80	0,48	32,52	1,86	4,20	0,24	—	—	
DAMASCO **DESSECADO**	100,0	131,00	3,10	29,60	—	71,00	7,60	15,10	1.270,00	GF
UND	7,0	9,17	0,22	2,07	—	4,97	0,53	1,06	88,90	
DANONINHO®	100,0	137,00	6,70	20,00	3,33	240,00	1,56	0,00	167,00	I
UND	45,0	61,65	3,02	9,00	1,50	108,00	0,70	0,00	75,15	
DANONINHO® CHOC	100,0	151,00	4,90	24,40	3,70	261,00	0,00	0,00	183,00	I
UND	41,0	61,91	2,01	10,00	1,52	107,01	0,00	0,00	75,03	
DANONINHO® **NUTRICEREAIS**	100,0	152,00	6,50	19,70	5,20	240,00	3,00	0,00	150,00	I
UND	45,0	68,40	2,93	8,86	2,34	108,00	1,35	0,00	67,50	
DIET SHAKE DE **BAUNILHA®**	100,0	365,00	18,00	70,80	1,04	667,00	21,30	40,00	800,00	I
PORÇÃO	30,0	109,50	5,40	21,24	0,31	200,10	6,39	12,00	240,00	
DIET SHAKE DE **CHOCOLATE®**	100,0	370,00	18,00	69,20	2,39	667,00	21,30	40,00	800,00	I
PORÇÃO	30,0	111,00	5,40	20,76	0,72	200,10	6,39	12,00	240,00	
DIET SHAKE DE **MORANGO®**	100,0	362,00	17,00	70,80	1,22	667,00	21,30	40,00	800,00	I
PORÇÃO	30,0	108,60	5,10	21,24	0,37	200,10	6,39	12,00	240,00	
DOBRADINHA	100,0	111,00	9,91	8,25	4,31	59,93	1,39	9,20	226,10	*
COL A CH	70,0	77,70	6,94	5,77	3,02	41,95	0,97	6,44	158,27	
COL A R	45,0	49,95	4,46	3,71	1,94	26,97	0,63	4,14	101,75	
COL S CH	35,0	38,85	3,47	2,89	1,51	20,98	0,49	3,22	79,13	
DOCE DE ABÓBORA **COM COCO**	100,0	207,00	1,42	45,31	2,25	12,78	0,83	42,00	350,00	*
COL A CH	115,0	238,05	1,63	52,11	2,59	14,70	0,95	48,30	402,50	
COL A R	65,0	134,55	0,92	29,45	1,46	8,31	0,54	27,30	227,50	
COL CHÁ CH	12,0	24,84	0,17	5,44	0,27	1,53	0,10	5,04	42,00	
COL S CH	40,0	82,80	0,57	18,12	0,90	5,11	0,33	16,80	140,00	
COL S R	20,0	41,40	0,28	9,06	0,45	2,56	0,17	8,40	70,00	
COL SOB CH	20,0	41,40	0,28	9,06	0,45	2,56	0,17	8,40	70,00	
COL SOB R	10,0	20,70	0,14	4,53	0,23	1,28	0,08	4,20	35,00	
CORAÇÃO	30,0	62,10	0,43	13,59	0,67	3,83	0,25	12,60	105,00	
PIRES	150,0	310,50	2,13	67,97	3,38	19,17	1,25	63,00	525,00	
PT SOB	250,0	517,50	3,55	113,28	5,63	31,95	2,08	105,00	875,00	
TABLETE	38,0	78,66	0,54	17,22	0,86	4,86	0,32	15,96	133,00	
DOCE DE BANANA **EM CALDA[22]**	100,0	81,00	0,30	19,20	0,30	10,00	0,40	13,00	11,00	GF
COL S CH	48,0	38,88	0,14	9,22	0,14	4,80	0,19	6,24	5,28	
COL S R	35,0	28,35	0,11	6,72	0,11	3,50	0,14	4,55	3,85	
COPO P CH	186,0	150,66	0,56	35,71	0,56	18,60	0,74	24,18	20,46	

ALIMENTO Medidas Caseiras	Quant. (g/ml)	Energia (kcal)	Ptn. (g)	Carb. (g)	Lip. (g)	Ca (mg)	Fe (mg)	Vit. C (mg)	Vit. A (µg RE)	Fonte
DOCE DE COCO	100,0	469,00	9,41	58,45	22,00	267,08	0,69	1,00	105,48	*
COL CHÁ CH	15,0	70,35	1,41	8,77	3,30	40,06	0,10	0,15	15,82	
COL S CH	50,0	234,50	4,71	29,23	11,00	133,54	0,35	0,50	52,74	
COL SOB CH	30,0	140,70	2,82	17,54	6,60	80,12	0,21	0,30	31,64	
UND G	30,0	140,70	2,82	17,54	6,60	80,12	0,21	0,30	31,64	
UND M	15,0	70,35	1,41	8,77	3,30	40,06	0,10	0,15	15,82	
UND P	10,0	46,90	0,94	5,85	2,20	26,71	0,07	0,10	10,55	
DOCE DE JACA EM CALDA	100,0	228,00	3,51	52,37	0,52	75,40	12,64	11,70	50,70	*
COL S CH	50,0	114,00	1,76	26,19	0,26	37,70	6,32	5,85	25,35	
COL S R	40,0	91,20	1,40	20,95	0,21	30,16	5,06	4,68	20,28	
COPO P	200,0	456,00	7,02	104,74	1,04	150,80	25,28	23,40	101,40	
DOCE DE LARANJA EM CALDA	100,0	344,00	0,60	84,50	0,40	—	—	5,50		GF
UND G	270,0	928,80	1,62	228,15	1,08	—	—	14,85		
DOCE DE LEITE COM COCO VIÇOSA®	100,0	390,00	10,00	65,00	10,00	175,00	0,70			I
COL CHÁ CH	12,0	46,80	1,20	7,80	1,20	21,00	0,08			
COL S CH	40,0	156,00	4,00	26,00	4,00	70,00	0,28			
COL SOB CH	25,0	97,50	2,50	16,25	2,50	43,75	0,18			
DOCE DE LEITE CREMOSO	100,0	290,00	8,75	54,72	4,00	176,00	0,30	1,00	0,00	GF
COL CAFÉ CH	8,0	23,20	0,70	4,38	0,32	14,08	0,02	0,08	0,00	
COL CHÁ CH	12,0	34,80	1,05	6,57	0,48	21,12	0,04	0,12	0,00	
COL CHÁ R	8,0	23,20	0,70	4,38	0,32	14,08	0,02	0,08	0,00	
COL S CH	40,0	116,00	3,50	21,89	1,60	70,40	0,12	0,40	0,00	
COL S R	25,0	72,50	2,19	13,68	1,00	44,00	0,08	0,25	0,00	
COL SOB CH	25,0	72,50	2,19	13,68	1,00	44,00	0,08	0,25	0,00	
COL SOB R	15,0	43,50	1,31	8,21	0,60	26,40	0,05	0,15	0,00	
COPO D	270,0	783,00	23,63	147,74	10,80	475,20	0,81	2,70	0,00	
COPO P	220,0	638,00	19,25	120,38	8,80	387,20	0,66	2,20	0,00	
PORÇÃO M	50,0	145,00	4,38	27,36	2,00	88,00	0,15	0,50	0,00	
DOCE DE MAMÃO VERDE	100,0	195,00	0,50	47,32	0,45	22,00	0,72	6,60	122,00	*
COL CHÁ CH	12,0	23,40	0,06	5,68	0,05	2,64	0,09	0,79	14,64	
COL S CH	40,0	78,00	0,20	18,93	0,18	8,80	0,29	2,64	48,80	
COL SOB CH	20,0	39,00	0,10	9,46	0,09	4,40	0,14	1,32	24,40	
PIRES	150,0	292,50	0,75	70,98	0,68	33,00	1,08	9,90	183,00	
PT SOB	250,0	487,50	1,25	118,30	1,13	55,00	1,80	16,50	305,00	
DOCE DE NOZES	100,0	468,00	10,77	57,15	21,84	280,22	0,63	1,36	106,02	*
COL CHÁ CH	15,0	70,20	1,62	8,57	3,28	42,03	0,09	0,20	15,90	
COL S CH	50,0	234,00	5,39	28,58	10,92	140,11	0,32	0,68	53,01	
COL SOB CH	30,0	140,40	3,23	17,15	6,55	84,07	0,19	0,41	31,81	
UND G	30,0	140,40	3,23	17,15	6,55	84,07	0,19	0,41	31,81	
UND M	15,0	70,20	1,62	8,57	3,28	42,03	0,09	0,20	15,90	
UND P	10,0	46,80	1,08	5,72	2,18	28,02	0,06	0,14	10,60	
EGGBURGUER	100,0	234,00	14,76	23,04	9,17	30,25	2,17	—	96,76	*
UND	175,0	409,50	25,83	40,32	16,05	52,94	3,80	—	169,33	
EGGCHEESEBURGUER	100,0	245,00	15,49	21,37	10,88	95,16	2,04	—	109,02	*
UND	190,0	465,50	29,43	40,60	20,67	180,80	3,88	—	207,14	

ALIMENTO Medidas Caseiras	Quant. (g/ml)	Energia (kcal)	Ptn. (g)	Carb. (g)	Lip. (g)	Ca (mg)	Fe (mg)	Vit. C (mg)	Vit. A (µg RE)	Fonte
EMPADA DE FRANGO	100,0	466,00	17,40	33,92	28,93	30,32	1,57	2,30	97,94	*
UND M	55,0	256,30	9,57	18,66	15,91	16,68	0,86	1,27	53,87	
UND P	12,0	55,92	2,09	4,07	3,47	3,64	0,19	0,28	11,75	
EMPADÃO DE FRANGO	100,0	466,00	17,40	33,92	28,93	30,32	1,57	2,30	97,94	*
FT M	110,0	512,60	19,14	37,31	31,82	33,35	1,73	2,53	107,73	
ENROLADINHO DE SALSICHA	100,0	293,00	10,41	11,12	22,99	14,15	1,45	—	12,16	*
UND M	27,0	79,11	2,81	3,00	6,21	3,82	0,39	—	3,28	
UND P	18,0	52,74	1,87	2,00	4,14	2,55	0,26	—	2,19	
ENSOPADO DE CHUCHU COM CENOURA	100,0	94,00	1,20	10,44	5,24	31,93	0,78	16,80	661,20	*
COL S CH	25,0	23,50	0,30	2,61	1,31	7,98	0,20	4,20	165,30	
COL S R	15,0	14,10	0,18	1,57	0,79	4,79	0,12	2,52	99,18	
ERVILHA ENLATADA	100,0	67,00	3,50	12,50	0,30	20,00	1,70	9,00	45,00	IBGE
COL A CH	38,0	25,46	1,33	4,75	0,11	7,60	0,65	3,42	17,10	
COL A R	27,0	18,09	0,95	3,38	0,08	5,40	0,46	2,43	12,15	
COL S CH	27,0	18,09	0,95	3,38	0,08	5,40	0,46	2,43	12,15	
COL S R	16,0	10,72	0,56	2,00	0,05	3,20	0,27	1,44	7,20	
COL SOB CH	13,0	8,71	0,46	1,63	0,04	2,60	0,22	1,17	5,85	
COL SOB R	9,0	6,03	0,32	1,13	0,03	1,80	0,15	0,81	4,05	
LTA	200,0	134,00	7,00	25,00	0,60	40,00	3,40	18,00	90,00	
ERVILHA VAGEM COZIDA	100,0	96,00	4,68	18,90	0,18	81,73	2,52	54,00	32,40	*
COL A CH	60,0	57,60	2,81	11,34	0,11	49,04	1,51	32,40	19,44	
COL S CH	30,0	28,80	1,40	5,67	0,05	24,52	0,76	16,20	9,72	
ERVILHA VAGEM REFOGADA	100,0	143,00	4,75	19,38	5,19	83,23	2,57	54,50	32,50	*
COL A CH	60,0	85,80	2,85	11,63	3,11	49,94	1,54	32,70	19,50	
COL S CH	30,0	42,90	1,43	5,81	1,56	24,97	0,77	16,35	9,75	
ESFIHA DE CARNE	100,0	254,00	14,15	36,86	5,51	20,73	2,07	2,57	9,16	*
UND M	80,0	203,20	11,32	29,49	4,41	16,58	1,66	2,06	7,33	
ESPINAFRE COZIDO	100,0	60,00	5,60	7,60	0,80	160,53	6,60	82,00	1170,00	*
COL S CH	25,0	15,00	1,40	1,90	0,20	40,13	1,65	20,50	292,50	
ESPINAFRE REFOGADO	100,0	107,00	5,67	8,08	5,81	162,03	6,65	82,50	1170,10	*
COL S CH	25,0	26,75	1,42	2,02	1,45	40,51	1,66	20,63	292,53	
FARELO DE TRIGO	100,0	310,00	14,50	56,70	2,80	37,00	6,48			GF
COL CAFÉ CH	1,0	3,10	0,15	0,57	0,03	0,37	0,06			
COL CHÁ CH	2,0	6,20	0,29	1,13	0,06	0,74	0,13			
COL CHÁ R	1,0	3,10	0,15	0,57	0,03	0,37	0,06			
COL S CH	9,0	27,90	1,31	5,10	0,25	3,33	0,58			
COL S R	6,0	18,60	0,87	3,40	0,17	2,22	0,39			
COL SOB CH	7,0	21,70	1,02	3,97	0,20	2,59	0,45			
COL SOB R	4,0	12,40	0,58	2,27	0,11	1,48	0,26			

ALIMENTO Medidas Caseiras	Quant. (g/ml)	Energia (kcal)	Ptn. (g)	Carb. (g)	Lip. (g)	Ca (mg)	Fe (mg)	Vit. C (mg)	Vit. A (µg RE)	Fonte
FARINHA DE ARROZ	100,0	366,00	6,40	80,40	0,80	24,00	1,90			IBGE
COL CHÁ CH	4,0	14,64	0,26	3,22	0,03	0,96	0,08			
COL CHÁ R	2,0	7,32	0,13	1,61	0,02	0,48	0,04			
COL S CH	17,0	62,22	1,09	13,67	0,14	4,08	0,32			
COL S R	10,0	36,60	0,64	8,04	0,08	2,40	0,19			
COL SOB CH	12,0	43,92	0,77	9,65	0,10	2,88	0,23			
COL SOB R	7,0	25,62	0,45	5,63	0,06	1,68	0,13			
FARINHA DE MANDIOCA	100,0	355,00	1,70	86,40	0,30	61,00	3,10	14,00	—	IBGE
COL CHÁ CH	5,0	17,75	0,08	4,32	0,02	3,05	0,16	0,70	—	
COL S CH	16,0	56,80	0,27	13,82	0,05	9,76	0,50	2,24	—	
COL S R	12,0	42,60	0,20	10,37	0,04	7,32	0,37	1,68	—	
COL SOB CH	10,0	35,50	0,17	8,64	0,03	6,10	0,31	1,40	—	
COL SOB R	8,0	28,40	0,14	6,91	0,02	4,88	0,25	1,12	—	
FARINHA DE ROSCA	100,0	409,00	11,40	73,60	7,70	44,00	1,90	—	—	IBGE
COL S CH	15,0	61,35	1,71	11,04	1,16	6,60	0,29	—	—	
COL S R	10,0	40,90	1,14	7,36	0,77	4,40	0,19	—	—	
COL SOB CH	10,0	40,90	1,14	7,36	0,77	4,40	0,19	—	—	
COL SOB R	6,0	24,54	0,68	4,42	0,46	2,64	0,11	—	—	
FARINHA DE TRIGO	100,0	356,00	12,00	74,10	1,30	24,00	1,30	—	—	IBGE
COL S CH	20,0	71,20	2,40	14,82	0,26	4,80	0,26	—	—	
FARINHA LÁCTEA NESTLÉ®	100,0	371,00	11,40	68,00	7,10	251,00	7,50	33,70	375,00	I
COL S CH	20,0	74,20	2,28	13,60	1,42	50,20	1,50	6,74	75,00	
COL S R	10,0	37,10	1,14	6,80	0,71	25,10	0,75	3,37	37,50	
FAROFA	100,0	471,00	1,79	78,81	16,49	66,96	2,89	13,60	185,00	*
COL A CH	35,0	164,85	0,63	27,58	5,77	23,44	1,01	4,76	64,75	
COL A R	22,0	103,62	0,39	17,34	3,63	14,73	0,64	2,99	40,70	
COL CHÁ CH	5,0	23,55	0,09	3,94	0,82	3,35	0,14	0,68	9,25	
COL S CH	15,0	70,65	0,27	11,82	2,47	10,04	0,43	2,04	27,75	
COL S R	10,0	47,10	0,18	7,88	1,65	6,70	0,29	1,36	18,50	
COL SOB CH	10,0	47,10	0,18	7,88	1,65	6,70	0,29	1,36	18,50	
COL SOB R	6,0	28,26	0,11	4,73	0,99	4,02	0,17	0,82	11,10	
ESC M CH	58,0	273,18	1,04	45,71	9,56	38,84	1,68	7,89	107,30	
ESC M R	35,0	164,85	0,63	27,58	5,77	23,44	1,01	4,76	64,75	
FAROFA COM AMEIXA	100,0	361,00	1,62	57,16	13,98	53,88	2,50	8,94	115,08	*
COL S CH	15,0	54,15	0,24	8,57	2,10	8,08	0,38	1,34	17,26	
COL S R	10,0	36,10	0,16	5,72	1,40	5,39	0,25	0,89	11,51	
FAROFA COM LINGÜIÇA	100,0	359,00	4,20	44,34	18,31	38,53	2,15	7,80	74,68	*
COL S CH	15,0	53,85	0,63	6,65	2,75	5,78	0,32	1,17	11,20	
COL S R	10,0	35,90	0,42	4,43	1,83	3,85	0,22	0,78	7,47	
FEIJÃO BRANCO COZIDO	100,0	142,00	9,73	25,10	0,35	90,00	3,70	0,00	0,00	USDA
1/2 CO M	50,0	71,00	4,87	12,55	0,18	45,00	1,85	0,00	0,00	
1/2 CO P	25,0	35,50	2,43	6,28	0,09	22,50	0,93	0,00	0,00	
CO M CH	140,0	198,80	13,62	35,14	0,49	126,00	5,18	0,00	0,00	
CO M R	80,0	113,60	7,78	20,08	0,28	72,00	2,96	0,00	0,00	
CO P CH	65,0	92,30	6,32	16,32	0,23	58,50	2,41	0,00	0,00	

ALIMENTO Medidas Caseiras	Quant. (g/ml)	Energia (kcal)	Ptn. (g)	Carb. (g)	Lip. (g)	Ca (mg)	Fe (mg)	Vit. C (mg)	Vit. A (μg RE)	Fonte
(Cont.)										
CO P R	40,0	56,80	3,89	10,04	0,14	36,00	1,48	0,00	0,00	
COL A CH	35,0	49,70	3,41	8,79	0,12	31,50	1,30	0,00	0,00	
COL S CH	17,0	24,14	1,65	4,27	0,06	15,30	0,63	0,00	0,00	
FEIJÃO PRETO										
COZIDO	100,0	69,00	4,40	12,20	0,30	17,00	1,50	1,00	—	IBGE
1/2 CO M	50,0	34,50	2,20	6,10	0,15	8,50	0,75	0,50	—	
1/2 CO P	25,0	17,25	1,10	3,05	0,08	4,25	0,38	0,25	—	
CO M CH	140,0	96,60	6,16	17,08	0,42	23,80	2,10	1,40	—	
CO M R	80,0	55,20	3,52	9,76	0,24	13,60	1,20	0,80	—	
CO P CH	65,0	44,85	2,86	7,93	0,20	11,05	0,98	0,65	—	
CO P R	40,0	27,60	1,76	4,88	0,12	6,80	0,60	0,40	—	
COL A CH	35,0	24,15	1,54	4,27	0,11	5,95	0,53	0,35	—	
COL S CH	17,0	11,73	0,75	2,07	0,05	2,89	0,26	0,17	—	
FEIJOADA CASEIRA	100,0	154,00	8,60	10,50	8,60	22,00	2,30	1,00	1,00	IBGE
CO M CH	225,0	346,50	19,35	23,63	19,35	49,50	5,18	2,25	2,25	
FERMENTO EM PÓ	100,0	166,00	—	41,60	—	4816,00	—	—	—	IBGE
COL CHÁ CH	3,0	4,98	—	1,25	—	144,48	—	—	—	
COL S R	10,0	16,60	—	4,16	—	481,60	—	—	—	
FÍGADO DE										
GALINHA COZIDO	100,0	176,00	19,90	4,40	8,80	12,53	8,20	26,00	8.551,00	*
UND G	45,0	79,20	8,95	1,98	3,96	5,64	3,69	11,70	3.847,95	
UND M	30,0	52,80	5,97	1,32	2,64	3,76	2,46	7,80	2.565,30	
UND P	25,0	44,00	4,98	1,10	2,20	3,13	2,05	6,50	2.137,75	
FIGO	100,0	69,00	1,20	15,60	0,20	50,00	0,50	4,00	10,00	IBGE
UND G	70,0	48,30	0,84	10,92	0,14	35,00	0,35	2,80	7,00	
UND M	55,0	37,95	0,66	8,58	0,11	27,50	0,28	2,20	5,50	
FLÃ DE BAUNILHA										
CALDA CARAMELO/										
MORANGO	100,0	143,00	3,90	24,30	3,30	113,20	0,10	0,90	30,40	I
COL S CH	30,0	42,90	1,17	7,29	0,99	33,96	0,03	0,27	9,12	
UND	110,0	157,30	4,29	26,73	3,63	124,52	0,11	0,99	33,44	
FLÃ DE CHOCOLATE	100,0	160,00	4,70	26,60	3,90	113,20	0,10	0,90	30,40	I
COL S CH	30,0	48,00	1,41	7,98	1,17	33,96	0,03	0,27	9,12	
UND	110,0	176,00	5,17	29,26	4,29	124,52	0,11	0,99	33,44	
FLÃ MOÇA NESTLÉ®	100,0	115,00	2,73	21,82	1,82	93,36	0,00			I
UND	110,0	126,50	3,00	24,00	2,00	102,70	0,00			
FRANGO À MILANESA	100,0	311,00	26,67	14,80	16,15	32,56	2,06	—	79,25	*
FILÉ G	190,0	590,90	50,67	28,12	30,69	61,86	3,91	—	150,58	
FILÉ M	140,0	435,40	37,34	20,72	22,61	45,58	2,88	—	110,95	
FILÉ P	100,0	311,00	26,67	14,80	16,15	32,56	2,06	—	79,25	
FRANGO AO										
MOLHO PARDO	100,0	158,00	24,19	0,98	6,35	18,13	5,04	2,80	33,40	*
ASA G	55,0	86,90	13,30	0,54	3,49	9,97	2,77	1,54	18,37	
ASA M	40,0	63,20	9,68	0,39	2,54	7,25	2,02	1,12	13,36	
ASA P	30,0	47,40	7,26	0,29	1,91	5,44	1,51	0,84	10,02	
COSTELA G	90,0	142,20	21,77	0,88	5,72	16,32	4,54	2,52	30,06	
COSTELA M	60,0	94,80	14,51	0,59	3,81	10,88	3,02	1,68	20,04	
COSTELA P	50,0	79,00	12,10	0,49	3,18	9,07	2,52	1,40	16,70	

ALIMENTO Medidas Caseiras	Quant. (g/ml)	Energia (kcal)	Ptn. (g)	Carb. (g)	Lip. (g)	Ca (mg)	Fe (mg)	Vit. C (mg)	Vit. A (µg RE)	Fonte
(Cont.)										
COXA G	55,0	86,90	13,30	0,54	3,49	9,97	2,77	1,54	18,37	
COXA M	40,0	63,20	9,68	0,39	2,54	7,25	2,02	1,12	13,36	
COXA P	30,0	47,40	7,26	0,29	1,91	5,44	1,51	0,84	10,02	
PEITO G	270,0	426,60	65,31	2,65	17,15	48,95	13,61	7,56	90,18	
PEITO M	180,0	284,40	43,54	1,76	11,43	32,63	9,07	5,04	60,12	
PEITO P	140,0	221,20	33,87	1,37	8,89	25,38	7,06	3,92	46,76	
PESCOÇO G	15,0	23,70	3,63	0,15	0,95	2,72	0,76	0,42	5,01	
PESCOÇO M	10,0	15,80	2,42	0,10	0,64	1,81	0,50	0,28	3,34	
PESCOÇO P	8,0	12,64	1,94	0,08	0,51	1,45	0,40	0,22	2,67	
SOBRECOXA G	95,0	150,10	22,98	0,93	6,03	17,22	4,79	2,66	31,73	
SOBRECOXA M	65,0	102,70	15,72	0,64	4,13	11,78	3,28	1,82	21,71	
SOBRECOXA P	50,0	79,00	12,10	0,49	3,18	9,07	2,52	1,40	16,70	
FRANGO ASSADO	100,0	121,00	18,20	0,00	5,40	8,00	2,00	0,00	8,00	GF
ASA G	55,0	66,55	10,01	0,00	2,97	4,40	1,10	0,00	4,40	
ASA M	40,0	48,40	7,28	0,00	2,16	3,20	0,80	0,00	3,20	
ASA P	30,0	36,30	5,46	0,00	1,62	2,40	0,60	0,00	2,40	
COL S CH DESFIADO	20,0	24,20	3,64	0,00	1,08	1,60	0,40	0,00	1,60	
COL S R DESFIADO	10,0	12,10	1,82	0,00	0,54	0,80	0,20	0,00	0,80	
COSTELA G	90,0	108,90	16,38	0,00	4,86	7,20	1,80	0,00	7,20	
COSTELA M	60,0	72,60	10,92	0,00	3,24	4,80	1,20	0,00	4,80	
COSTELA P	50,0	60,50	9,10	0,00	2,70	4,00	1,00	0,00	4,00	
COXA G	55,0	66,55	10,01	0,00	2,97	4,40	1,10	0,00	4,40	
COXA M	40,0	48,40	7,28	0,00	2,16	3,20	0,80	0,00	3,20	
COXA P	30,0	36,30	5,46	0,00	1,62	2,40	0,60	0,00	2,40	
PEITO G	270,0	326,70	49,14	0,00	14,58	21,60	5,40	0,00	21,60	
PEITO M	180,0	217,80	32,76	0,00	9,72	14,40	3,60	0,00	14,40	
PEITO P	140,0	169,40	25,48	0,00	7,56	11,20	2,80	0,00	11,20	
PESCOÇO G	15,0	18,15	2,73	0,00	0,81	1,20	0,30	0,00	1,20	
PESCOÇO M	10,0	12,10	1,82	0,00	0,54	0,80	0,20	0,00	0,80	
PESCOÇO P	8,0	9,68	1,46	0,00	0,43	0,64	0,16	0,00	0,64	
SOBRECOXA G	95,0	114,95	17,29	0,00	5,13	7,60	1,90	0,00	7,60	
SOBRECOXA M	65,0	78,65	11,83	0,00	3,51	5,20	1,30	0,00	5,20	
SOBRECOXA P	50,0	60,50	9,10	0,00	2,70	4,00	1,00	0,00	4,00	
UND M (PASSARINHO)	16,0	19,36	2,91	0,00	0,86	1,28	0,32	0,00	1,28	
FRANGO ENSOPADO	100,0	127,00	22,00	0,00	4,30	14,53	1,30	0,00	25,00	*
ASA G	55,0	69,85	12,10	0,00	2,37	7,99	0,72	0,00	13,75	
ASA M	40,0	50,80	8,80	0,00	1,72	5,81	0,52	0,00	10,00	
ASA P	30,0	38,10	6,60	0,00	1,29	4,36	0,39	0,00	7,50	
COL S CH DESFIADO	20,0	25,40	4,40	0,00	0,86	2,91	0,26	0,00	5,00	
COL S R DESFIADO	10,0	12,70	2,20	0,00	0,43	1,45	0,13	0,00	2,50	
COSTELA G	90,0	114,30	19,80	0,00	3,87	13,08	1,17	0,00	22,50	
COSTELA M	60,0	76,20	13,20	0,00	2,58	8,72	0,78	0,00	15,00	
COSTELA P	50,0	63,50	11,00	0,00	2,15	7,27	0,65	0,00	12,50	
COXA G	55,0	69,85	12,10	0,00	2,37	7,99	0,72	0,00	13,75	
COXA M	40,0	50,80	8,80	0,00	1,72	5,81	0,52	0,00	10,00	
COXA P	30,0	38,10	6,60	0,00	1,29	4,36	0,39	0,00	7,50	
PEITO G	270,0	342,90	59,40	0,00	11,61	39,23	3,51	0,00	67,50	
PEITO M	180,0	228,60	39,60	0,00	7,74	26,15	2,34	0,00	45,00	
PEITO P	140,0	177,80	30,80	0,00	6,02	20,34	1,82	0,00	35,00	
PESCOÇO G	15,0	19,05	3,30	0,00	0,64	2,18	0,20	0,00	3,75	
PESCOÇO M	10,0	12,70	2,20	0,00	0,43	1,45	0,13	0,00	2,50	
PESCOÇO P	8,0	10,16	1,76	0,00	0,34	1,16	0,10	0,00	2,00	
SOBRECOXA G	95,0	120,65	20,90	0,00	4,09	13,80	1,24	0,00	23,75	
SOBRECOXA M	65,0	82,55	14,30	0,00	2,80	9,44	0,85	0,00	16,25	

ALIMENTO Medidas Caseiras	Quant. (g/ml)	Energia (kcal)	Ptn. (g)	Carb. (g)	Lip. (g)	Ca (mg)	Fe (mg)	Vit. C (mg)	Vit. A (µg RE)	Fonte
(Cont.) SOBRECOXA P	50,0	63,50	11,00	0,00	2,15	7,27	0,65	0,00	12,50	
UND M (PASSARINHO)	16,0	20,32	3,52	0,00	0,69	2,32	0,21	0,00	4,00	
FRANGO FRITO	100,0	145,00	22,00	0,00	6,30	14,53	1,30	0,00	25,00	*
ASA G	55,0	79,75	12,10	0,00	3,47	7,99	0,72	0,00	13,75	
ASA M	40,0	58,00	8,80	0,00	2,52	5,81	0,52	0,00	10,00	
ASA P	30,0	43,50	6,60	0,00	1,89	4,36	0,39	0,00	7,50	
COL S CH DESFIADA	20,0	29,00	4,40	0,00	1,26	2,91	0,26	0,00	5,00	
COL S R DESFIADA	10,0	14,50	2,20	0,00	0,63	1,45	0,13	0,00	2,50	
COSTELA G	90,0	130,50	19,80	0,00	5,67	13,08	1,17	0,00	22,50	
COSTELA M	60,0	87,00	13,20	0,00	3,78	8,72	0,78	0,00	15,00	
COSTELA P	50,0	72,50	11,00	0,00	3,15	7,27	0,65	0,00	12,50	
COXA G	55,0	79,75	12,10	0,00	3,47	7,99	0,72	0,00	13,75	
COXA M	40,0	58,00	8,80	0,00	2,52	5,81	0,52	0,00	10,00	
COXA P	30,0	43,50	6,60	0,00	1,89	4,36	0,39	0,00	7,50	
FILÉ G	170,0	246,50	37,40	0,00	10,71	24,70	2,21	0,00	42,50	
FILÉ M	100,0	145,00	22,00	0,00	6,30	14,53	1,30	0,00	25,00	
FILÉ P	70,0	101,50	15,40	0,00	4,41	10,17	0,91	0,00	17,50	
PEITO G	270,0	391,50	59,40	0,00	17,01	39,23	3,51	0,00	67,50	
PEITO M	180,0	261,00	39,60	0,00	11,34	26,15	2,34	0,00	45,00	
PEITO P	140,0	203,00	30,80	0,00	8,82	20,34	1,82	0,00	35,00	
PESCOÇO G	15,0	21,75	3,30	0,00	0,95	2,18	0,20	0,00	3,75	
PESCOÇO M	10,0	14,50	2,20	0,00	0,63	1,45	0,13	0,00	2,50	
PESCOÇO P	8,0	11,60	1,76	0,00	0,50	1,16	0,10	0,00	2,00	
SOBRECOXA G	95,0	137,75	20,90	0,00	5,99	13,80	1,24	0,00	23,75	
SOBRECOXA M	65,0	94,25	14,30	0,00	4,10	9,44	0,85	0,00	16,25	
SOBRECOXA P	50,0	72,50	11,00	0,00	3,15	7,27	0,65	0,00	12,50	
UND M (PASSARINHO)	16,0	23,20	3,52	0,00	1,01	2,32	0,21	0,00	4,00	
FRANGO RECHEADO PRESUNTO/QUEIJO PERDIGÃO®	100,0	169,00	12,00	10,00	9,00	60,00	1,00			I
UND	80,0	135,20	9,60	8,00	7,20	48,00	0,80			
FRUTA-DE-CONDE	100,0	107,00	1,60	24,60	0,20	28,00	1,80	35,00	—	IBGE
UND G	190,0	203,30	3,04	46,74	0,38	53,20	3,42	66,50	—	
UND M	60,0	64,20	0,96	14,76	0,12	16,80	1,08	21,00	—	
FUBÁ	100,0	365,00	9,60	77,20	2,00	6,00	1,80	—	34,00	IBGE
COL S CH	20,0	73,00	1,92	15,44	0,40	1,20	0,36	—	6,80	
GATORADE®23	100,0	24,00	0,00	6,00	0,00	0,00	0,00			
GFA	473,0	113,52	0,00	28,38	0,00	0,00	0,00			
GFA G	591,0	141,84	0,00	35,46	0,00	0,00	0,00			
GELATINA EM FOLHA	100,0	40,00	10,10	0,00	0,00	0,00	0,00			I
UND	2,0	0,80	0,20	0,00	0,00	0,00	0,00			
GELATINA MORANGO LIGHT ROYAL® PREPARADA	100,0	12,00	2,00	1,00	0,00	0,00	0,00	12,00	0,00	I
COL S CH	25,0	3,00	0,50	0,25	0,00	0,00	0,00	3,00	0,00	
GELATINA PREPARADA	100,0	67,00	1,60	15,20	—	—	—	—	—	GF
COL S CH	25,0	16,75	0,40	3,80	—	—	—	—	—	
UND COMERCIAL	110,0	73,70	1,76	16,72	—	—	—	—	—	

ALIMENTO	Quant.	Energia	Ptn.	Carb.	Lip.	Ca	Fe	Vit. C	Vit. A	Fonte
Medidas Caseiras	(g/ml)	(kcal)	(g)	(g)	(g)	(mg)	(mg)	(mg)	(µg RE)	
GELÉIA DE DAMASCO										
DIET LINEA®	100,0	88,00	0,50	25,60	0,08	0,00	0,00			I
COL CHÁ CH	9,5	8,36	0,05	2,43	0,01	0,00	0,00			
COL CHÁ R	4,0	3,52	0,02	1,02	0,00	0,00	0,00			
COL S CH	34,0	29,92	0,17	8,70	0,03	0,00	0,00			
COL S R	22,0	19,36	0,11	5,63	0,02	0,00	0,00			
COL SOB CH	26,0	22,88	0,13	6,66	0,02	0,00	0,00			
COL SOB R	11,0	9,68	0,05	2,82	0,01	0,00	0,00			
GQ/CREAM CRACKER	8,0	7,04	0,04	2,05	0,01	0,00	0,00			
GQ/PÃO DE FORMA	18,0	15,84	0,09	4,61	0,01	0,00	0,00			
GQ/PÃO FRANCÊS	22,0	19,36	0,11	5,63	0,02	0,00	0,00			
MQ/CREAM CRACKER	5,0	4,40	0,03	1,28	0,00	0,00	0,00			
MQ/PÃO DE FORMA	11,0	9,68	0,05	2,82	0,01	0,00	0,00			
MQ/PÃO FRANCÊS	13,0	11,44	0,07	3,33	0,01	0,00	0,00			
POTE	180,0	158,40	0,90	46,08	0,14	0,00	0,00			
PQ/CREAM CRACKER	1,0	0,88	0,01	0,26	0,00	0,00	0,00			
PQ/PÃO DE FORMA	7,0	6,16	0,04	1,79	0,01	0,00	0,00			
PQ/PÃO FRANCÊS	5,0	4,40	0,03	1,28	0,00	0,00	0,00			
GELÉIA DE FRUTA	100,0	248,00	0,10	61,60	0,10	18,00	1,30	3,00	1,00	IBGE
COL CHÁ CH	9,5	23,56	0,01	5,85	0,01	1,71	0,12	0,29	0,09	
COL CHÁ R	4,0	9,92	0,00	2,46	0,00	0,72	0,05	0,12	0,04	
COL S CH	34,0	84,32	0,03	20,94	0,03	6,12	0,44	1,02	0,34	
COL S R	22,0	54,56	0,02	13,55	0,02	3,96	0,29	0,66	0,22	
COL SOB CH	26,0	64,48	0,03	16,02	0,03	4,68	0,34	0,78	0,26	
COL SOB R	11,0	27,28	0,01	6,78	0,01	1,98	0,14	0,33	0,11	
COPO D CH	320,0	793,60	0,32	197,12	0,32	57,60	4,16	9,60	3,20	
COPO P CH	230,0	570,40	0,23	141,68	0,23	41,40	2,99	6,90	2,30	
GQ/CREAM CRACKER	8,0	19,84	0,01	4,93	0,01	1,44	0,10	0,24	0,08	
GQ/PÃO DE FORMA	18,0	44,64	0,02	11,09	0,02	3,24	0,23	0,54	0,18	
GQ/PÃO FRANCÊS	22,0	54,56	0,02	13,55	0,02	3,96	0,29	0,66	0,22	
MQ/CREAM CRACKER	5,0	12,40	0,01	3,08	0,01	0,90	0,07	0,15	0,05	
MQ/PÃO DE FORMA	11,0	27,28	0,01	6,78	0,01	1,98	0,14	0,33	0,11	
MQ/PÃO FRANCES	13,0	32,24	0,01	8,01	0,01	2,34	0,17	0,39	0,13	
PQ/CREAM CRACKER	1,0	2,48	0,00	0,62	0,00	0,18	0,01	0,03	0,01	
PQ/PÃO DE FORMA	7,0	17,36	0,01	4,31	0,01	1,26	0,09	0,21	0,07	
PQ/PÃO FRANCÊS	5,0	12,40	0,01	3,08	0,01	0,90	0,07	0,15	0,05	
POTINHO	20,0	49,60	0,02	12,32	0,02	3,60	0,26	0,60	0,20	
GELÉIA DE GOIABA										
DIET LINEA®	100,0	100,00	0,56	24,18	0,06	0,00	0,00	0,00	0,00	I
COL CHÁ R	4,0	4,00	0,02	0,97	0,00	0,00	0,00	0,00	0,00	
COL S CH	34,0	34,00	0,19	8,22	0,02	0,00	0,00	0,00	0,00	
COL S R	22,0	22,00	0,12	5,32	0,01	0,00	0,00	0,00	0,00	
COL SOB CH	26,0	26,00	0,15	6,29	0,02	0,00	0,00	0,00	0,00	
COL SOB R	11,0	11,00	0,06	2,66	0,01	0,00	0,00	0,00	0,00	
GQ/CREAM CRACKER	8,0	8,00	0,04	1,93	0,00	0,00	0,00	0,00	0,00	
GQ/PÃO DE FORMA	18,0	18,00	0,10	4,35	0,01	0,00	0,00	0,00	0,00	
GQ/PÃO FRANCÊS	22,0	22,00	0,12	5,32	0,01	0,00	0,00	0,00	0,00	
MQ/CREAM CRACKER	5,0	5,00	0,03	1,21	0,00	0,00	0,00	0,00	0,00	
MQ/PÃO DE FORMA	11,0	11,00	0,06	2,66	0,01	0,00	0,00	0,00	0,00	
MQ/PÃO FRANCÊS	13,0	13,00	0,07	3,14	0,01	0,00	0,00	0,00	0,00	
PQ/CREAM CRACKER	1,0	1,00	0,01	0,24	0,00	0,00	0,00	0,00	0,00	
PQ/PÃO DE FORMA	7,0	7,00	0,04	1,69	0,00	0,00	0,00	0,00	0,00	
PQ/PÃO FRANCÊS	5,0	5,00	0,03	1,21	0,00	0,00	0,00	0,00	0,00	

ALIMENTO Medidas Caseiras	Quant. (g/ml)	Energia (kcal)	Ptn. (g)	Carb. (g)	Lip. (g)	Ca (mg)	Fe (mg)	Vit. C (mg)	Vit. A (µg RE)	Fonte
GELÉIA DE MOCOTÓ NATURAL ARISCO®	100,0	128,00	4,00	28,00	0,00	0,00	0,00			I
COPO	200,0	256,00	8,00	56,00	0,00	0,00	0,00			
GELÉIA DE MOCOTÓ SABORES ARISCO®	100,0	128,00	4,00	28,00	0,00	0,00	0,00	18,00	800,00	I
COPO	200,0	256,00	8,00	56,00	0,00	0,00	0,00	36,00	1600,00	
GELÉIA DE MORANGO DIET LINEA®	100,0	116,00	0,65	27,60	0,38	0,00	0,00			I
COL CHÁ CH	9,5	11,02	0,06	2,62	0,04	0,00	0,00			
COL CHÁ R	4,0	4,64	0,03	1,10	0,02	0,00	0,00			
COL S CH	34,0	39,44	0,22	9,38	0,13	0,00	0,00			
COL S R	22,0	25,52	0,14	6,07	0,08	0,00	0,00			
COL SOB CH	26,0	30,16	0,17	7,18	0,10	0,00	0,00			
COL SOB R	11,0	12,76	0,07	3,04	0,04	0,00	0,00			
GQ/CREAM CRACKER	8,0	9,28	0,05	2,21	0,03	0,00	0,00			
GQ/PÃO DE FORMA	18,0	20,88	0,12	4,97	0,07	0,00	0,00			
GQ/PÃO FRANCÊS	22,0	25,52	0,14	6,07	0,08	0,00	0,00			
MQ/CREAM CRACKER	5,0	5,80	0,03	1,38	0,02	0,00	0,00			
MQ/PÃO DE FORMA	11,0	12,76	0,07	3,04	0,04	0,00	0,00			
MQ/PÃO FRANCÊS	13,0	15,08	0,08	3,59	0,05	0,00	0,00			
PQ/CREAM CRACKER	1,0	1,16	0,01	0,28	0,00	0,00	0,00			
PQ/PÃO DE FORMA	7,0	8,12	0,05	1,93	0,03	0,00	0,00			
PQ/PÃO FRANCÊS	5,0	5,80	0,03	1,38	0,02	0,00	0,00			
GERME DE TRIGO	100,0	367,00	25,87	40,22	11,40	40,00	1,00	0,00	0,00	GF
COL CHÁ CH	2,0	7,34	0,52	0,80	0,23	0,80	0,02	0,00	0,00	
COL CHÁ R	1,0	3,67	0,26	0,40	0,11	0,40	0,01	0,00	0,00	
COL S CH	10,0	36,70	2,59	4,02	1,14	4,00	0,10	0,00	0,00	
COL S R	6,0	22,02	1,55	2,41	0,68	2,40	0,06	0,00	0,00	
COL SOB CH	7,0	25,69	1,81	2,82	0,80	2,80	0,07	0,00	0,00	
COL SOB R	4,0	14,68	1,03	1,61	0,46	1,60	0,04	0,00	0,00	
GOIABA	100,0	76,00	0,90	17,30	0,40	22,00	0,70	218,00	26,00	IBGE
UND G	225,0	171,00	2,03	38,93	0,90	49,50	1,58	490,50	58,50	
UND M	170,0	129,20	1,53	29,41	0,68	37,40	1,19	370,60	44,20	
GOIABADA	100,0	273,00	—	68,34	—	8,00	0,76	14,70	—	GF
COL S CH EM PASTA	50,0	136,50	—	34,17	—	4,00	0,38	7,35	—	
COL S R EM PASTA	30,0	81,90	—	20,50	—	2,40	0,23	4,41	—	
COL SOB CH EM PASTA	35,0	95,55	—	23,92	—	2,80	0,27	5,15	—	
COL SOB R EM PASTA	20,0	54,60	—	13,67	—	1,60	0,15	2,94	—	
FT G EM CORTE	100,0	273,00	—	68,34	—	8,00	0,76	14,70	—	
FT M EM CORTE	60,0	163,80	—	41,00	—	4,80	0,46	8,82	—	
FT P EM CORTE	40,0	109,20	—	27,34	—	3,20	0,30	5,88	—	
GRÃO-DE-BICO COZIDO	100,0	136,00	6,60	22,90	2,00	78,00	2,30		2,00	IBGE
CO M CH	120,0	163,20	7,92	27,48	2,40	93,60	2,76		2,40	
COL A CH	45,0	61,20	2,97	10,31	0,90	35,10	1,04		0,90	
COL S CH	22,0	29,92	1,45	5,04	0,44	17,16	0,51		0,44	

ALIMENTO Medidas Caseiras	Quant. (g/ml)	Energia (kcal)	Ptn. (g)	Carb. (g)	Lip. (g)	Ca (mg)	Fe (mg)	Vit. C (mg)	Vit. A (µg RE)	Fonte
GRAVIOLA	100,0	68,00	1,10	14,90	0,40	24,00	0,50	26,00	2,00	GF
UND G	1200,0	816,00	13,20	178,80	4,80	288,00	6,00	312,00	24,00	
GUARANÁ[24] NATURAL	100,0	38,00	0,00	9,38	0,00	0,00	0,00	6,85	0,00	I
COPO	285,0	108,30	0,00	26,73	0,00	0,00	0,00	19,52	0,00	
HAMBÚRGUER	100,0	186,00	21,50	—	11,11	14,53	3,20	—	4,00	*
UND M	56,0	104,16	12,04	—	6,22	8,14	1,79	—	2,24	
HAMBÚRGUER DE PERU SADIA®	100,0	162,00	17,00	1,00	10,00	0,00	0,00			I
CX COM 6 UND	540,0	874,80	91,80	5,40	54,00	0,00	0,00			
UND	90,0	145,80	15,30	0,90	9,00	0,00	0,00			
HAMBÚRGUER SANDUÍCHE	100,0	241,00	14,67	32,14	6,00	18,71	2,08	0,00	1,76	*
UND M	125,0	301,25	18,34	40,18	7,50	23,39	2,60	0,00	2,20	
ICED TEA LEÃO[25]	100,0	44,00	0,03	10,34	0,25	0,00	0,00	10,50	0,00	I
COPO	300,0	132,00	0,09	31,02	0,75	0,00	0,00	31,50	0,00	
LTA	350,0	154,00	0,11	36,19	0,88	0,00	0,00	36,75	0,00	
ICED TEA LIGHT LEÃO[26]	100,0	2,00	0,04	0,36	0,04	0,00	0,00	3,00	0,00	I
COPO	300,0	6,00	0,12	1,08	0,12	0,00	0,00	9,00	0,00	
LTA	350,0	7,00	0,14	1,26	0,14	0,00	0,00	10,50	0,00	
INHAME COZIDO	100,0	103,00	1,80	23,80	0,10	53,53	1,20	8,00	—	*
COL A CH PICADO	62,0	63,86	1,12	14,76	0,06	33,19	0,74	4,96	—	
COL A R PICADO	35,0	36,05	0,63	8,33	0,04	18,74	0,42	2,80	—	
COL S CH PICADO	35,0	36,05	0,63	8,33	0,04	18,74	0,42	2,80	—	
COL S R PICADO	22,0	22,66	0,40	5,24	0,02	11,78	0,26	1,76	—	
ESC M CH PICADO	110,0	113,30	1,98	26,18	0,11	58,88	1,32	8,80	—	
ESC M R PICADO	72,0	74,16	1,30	17,14	0,07	38,54	0,86	5,76	—	
PED G	86,0	88,58	1,55	20,47	0,09	46,04	1,03	6,88	—	
PED M	60,0	61,80	1,08	14,28	0,06	32,12	0,72	4,80	—	
PED P	30,0	30,90	0,54	7,14	0,03	16,06	0,36	2,40	—	
UND M	125,0	128,75	2,25	29,75	0,13	66,91	1,50	10,00	—	
UND P	85,0	87,55	1,53	20,23	0,09	45,50	1,02	6,80	—	
INHAME FRITO	100,0	148,00	1,80	23,80	5,10	53,53	1,20	8,00	—	*
COL S CH PICADO	17,0	25,16	0,31	4,05	0,87	9,10	0,20	1,36	—	
COL S R PICADO	12,0	17,76	0,22	2,86	0,61	6,42	0,14	0,96	—	
IOGURTE COCO DESNATADO VIGOR®	100,0	100,00	2,50	22,50	0,00	124,10	0,00			I
UND	120,0	120,00	3,00	27,00	0,00	148,92	0,00			
IOGURTE COCO NESTLÉ®	100,0	113,00	3,30	18,30	2,90	109,00	0,00			I
UND	120,0	135,60	3,96	21,96	3,48	130,80	0,00			
IOGURTE COM MEL[27]	100,0	111,00	3,40	17,70	3,00	129,60	0,00			I
UND	200,0	222,00	6,80	35,40	6,00	259,20	0,00			

ALIMENTO Medidas Caseiras	Quant. (g/ml)	Energia (kcal)	Ptn. (g)	Carb. (g)	Lip. (g)	Ca (mg)	Fe (mg)	Vit. C (mg)	Vit. A (µg RE)	Fonte
IOGURTE COM MEL/ **CENOURA/LARANJA**[28]	100,0	105,00	3,40	16,00	3,00	114,00	0,00			I
UND	200,0	210,00	6,80	32,00	6,00	228,00	0,00			
IOGURTE CORPUS **FRUTAS E FIBRAS** **DANONE®**	100,0	47,00	3,33	9,17	0,00	100,00	0,00	0,00	100,00	I
POTE	120,0	56,40	4,00	11,00	0,00	120,00	0,00	0,00	120,00	
IOGURTE CORPUS **FRUTAS LEITE** **COND DANONE®**	100,0	57,00	4,20	10,00	0,00	116,67	0,00			I
UND	120,0	68,40	5,04	12,00	0,00	140,00	0,00			
IOGURTE **CORPUS MORANGO** **CHOCOLATE DANONE®**	100,0	50,00	3,33	9,16	0,00	111,67	0,00			I
UND	120,0	60,00	4,00	10,99	0,00	134,00	0,00			
IOGURTE CORPUS **TORTA DE LIMÃO** **DANONE®**	100,0	47,00	3,33	8,33	0,00	109,20	0,00			I
UND	120,0	56,40	4,00	10,00	0,00	131,04	0,00			
IOGURTE **DESNATADO**[29]	100,0	43,00	4,30	6,40	0,00	150,00	0,00			I
UND	185,0	79,55	7,95	11,84	0,00	277,50	0,00			
IOGURTE MOLICO® **LIGHT SABORES**	100,0	31,00	3,10	4,70	0,00	117,80	0,00	0,00	240,00	I
UND	120,0	37,20	3,72	5,64	0,00	141,36	0,00	0,00	288,00	
IOGURTE **MORANGO**[30]	100,0	100,00	2,70	18,80	2,40	96,40	0,00			I
UND	120,0	120,00	3,24	22,56	2,88	115,68	0,00			
IOGURTE MORANGO **DESNATADO VIGOR®**	100,0	86,00	2,50	19,10	0,00	122,50	0,00			I
UND	120,0	103,20	3,00	22,92	0,00	147,00	0,00			
IOGURTE NATURAL[31]	100,0	67,00	3,90	6,30	2,90	150,00	0,00			I
UND	200,0	134,00	7,80	12,60	5,80	300,00	0,00			
IOGURTE NINHO **SOLEIL**[32]	100,0	111,66	3,13	16,97	3,00	0,00	0,00			I
UND	120,0	134,00	3,76	20,36	3,60	0,00	0,00			
IOIÔ CREM®	100,0	537,00	3,33	63,33	30,00	276,60	2,00			I
COL S	20,0	107,00	0,67	12,67	6,00	55,32	0,40			
IOIÔ MIX VISCONTI®	100,0	542,00	4,17	62,49	30,55	115,30	0,83			I
UND	72,0	390,24	3,00	44,99	22,00	83,02	0,60			
ISCA DE CARNE DE **PORCO**	100,0	219,00	23,40	—	13,92	15,73	3,48	—	—	*
COL S CH	30,0	65,70	7,02	—	4,18	4,72	1,04	—	—	
COL S R	18,0	39,42	4,21	—	2,51	2,83	0,63	—	—	

ALIMENTO Medidas Caseiras	Quant. (g/ml)	Energia (kcal)	Ptn. (g)	Carb. (g)	Lip. (g)	Ca (mg)	Fe (mg)	Vit. C (mg)	Vit. A (μg RE)	Fonte
ISCA DE FÍGADO	100,0	242,00	29,85	6,60	10,70	17,53	12,30	39,00	12.826,50	*
COL S CH	22,0	53,24	6,57	1,45	2,35	3,86	2,71	8,58	2.821,83	
COL S R	15,0	36,30	4,48	0,99	1,61	2,63	1,85	5,85	1.923,98	
ITAMBEZINHO®										
MORANGO	100,0	157,00	6,70	20,00	5,60	152,00	0,00	0,00	150,00	I
UND	45,0	70,65	3,02	9,00	2,52	68,40	0,00	0,00	67,50	
JABUTICABA	100,0	48,00	1,00	10,80	0,10	13,00	1,90	12,00	—	IBGE
1/2 COPO D	75,0	36,00	0,75	8,10	0,08	9,75	1,43	9,00	—	
1/2 COPO P	60,0	28,80	0,60	6,48	0,06	7,80	1,14	7,20	—	
COPO D CH	160,0	76,80	1,60	17,28	0,16	20,80	3,04	19,20	—	
COPO P CH	120,0	57,60	1,20	12,96	0,12	15,60	2,28	14,40	—	
UND	5,0	2,40	0,05	0,54	0,01	0,65	0,10	0,60	—	
JACA	100,0	68,00	2,70	13,50	0,40	58,00	9,70	9,00	39,00	IBGE
BAGO	12,0	8,16	0,32	1,62	0,05	6,96	1,16	1,08	4,68	
PT FD	450,0	306,00	12,15	60,75	1,80	261,00	43,65	40,50	175,50	
PT R	300,0	204,00	8,10	40,50	1,20	174,00	29,10	27,00	117,00	
JAMBO	100,0	56,00	0,80	12,80	0,20	26,00	1,40	22,00	25,00	IBGE
UND G	60,0	33,60	0,48	7,68	0,12	15,60	0,84	13,20	15,00	
UND M	40,0	22,40	0,32	5,12	0,08	10,40	0,56	8,80	10,00	
UND P	30,0	16,80	0,24	3,84	0,06	7,80	0,42	6,60	7,50	
JILÓ COZIDO	100,0	52,00	1,68	8,40	1,32	28,93	1,20	32,40	79,20	*
COL A CH	95,0	49,40	1,60	7,98	1,25	27,48	1,14	30,78	75,24	
COL A R	60,0	31,20	1,01	5,04	0,79	17,36	0,72	19,44	47,52	
COL S CH	60,0	31,20	1,01	5,04	0,79	17,36	0,72	19,44	47,52	
COL S R	30,0	15,60	0,50	2,52	0,40	8,68	0,36	9,72	23,76	
ESC M CH	110,0	57,20	1,85	9,24	1,45	31,82	1,32	35,64	87,12	
ESC M R	80,0	41,60	1,34	6,72	1,06	23,14	0,96	25,92	63,36	
JILÓ FRITO	100,0	288,00	1,75	8,75	27,37	30,03	1,25	33,75	82,50	*
UND	30,0	86,40	0,53	2,63	8,21	9,01	0,38	10,13	24,75	
JIÓ REFOGADO	100,0	99,00	1,75	8,88	6,33	30,43	1,25	32,90	79,30	*
COL A CH	95,0	94,05	1,66	8,44	6,01	28,91	1,19	31,26	75,34	
COL A R	60,0	59,40	1,05	5,33	3,80	18,26	0,75	19,74	47,58	
COL S CH	60,0	59,40	1,05	5,33	3,80	18,26	0,75	19,74	47,58	
COL S R	30,0	29,70	0,53	2,66	1,90	9,13	0,38	9,87	23,79	
ESC M CH	110,0	108,90	1,93	9,77	6,96	33,47	1,38	36,19	87,23	
ESC M R	80,0	79,20	1,40	7,10	5,06	24,34	1,00	26,32	63,44	
UND G	45,0	44,55	0,79	4,00	2,85	13,69	0,56	14,81	35,69	
UND M	26,0	25,74	0,46	2,31	1,65	7,91	0,33	8,55	20,62	
UND P	18,0	17,82	0,32	1,60	1,14	5,48	0,23	5,92	14,27	
KARO®	100,0	328,00	0,00	82,00	0,00					I
COL CAFÉ	2,0	6,56	0,00	1,64	0,00					
COL CHÁ	3,0	9,84	0,00	2,46	0,00					
COL S	15,0	49,20	0,00	12,30	0,00					
COL SOB	9,0	29,52	0,00	7,38	0,00					

ALIMENTO Medidas Caseiras	Quant. (g/ml)	Energia (kcal)	Ptn. (g)	Carb. (g)	Lip. (g)	Ca (mg)	Fe (mg)	Vit. C (mg)	Vit. A (μg RE)	Fonte
KETCHUP	100,0	113,00	2,00	25,40	0,40	22,00	0,80	15,00	140,00	IBGE
COL S CH	20,0	22,60	0,40	5,08	0,08	4,40	0,16	3,00	28,00	
COL S R	11,0	12,43	0,22	2,79	0,04	2,42	0,09	1,65	15,40	
COL SOB CH	15,0	16,95	0,30	3,81	0,06	3,30	0,12	2,25	21,00	
COL SOB R	9,0	10,17	0,18	2,29	0,04	1,98	0,07	1,35	12,60	
KIWI	100,0	67,00	0,99	14,88	0,44	26,00	0,41	98,00	52,50	USDA
UND M	76,0	50,92	0,75	11,31	0,33	19,76	0,31	74,48	39,90	
LAGOSTA COZIDA	100,0	99,00	24,00	0,00	0,30	76,00	0,76	0,00	0,00	GF
UND M	80,0	79,20	19,20	0,00	0,24	60,80	0,61	0,00	0,00	
LARANJA[33]	100,0	48,00	0,63	10,82	0,27	33,00	0,44	46,83	20,17	*
UND G	290,0	139,20	1,83	31,38	0,78	95,70	1,28	135,81	58,49	
UND M	180,0	86,40	1,13	19,48	0,49	59,40	0,79	84,29	36,31	
UND P	90,0	43,20	0,57	9,74	0,24	29,70	0,40	42,15	18,15	
LASANHA À **BOLONHESA**	100,0	209,00	15,46	15,87	9,30	138,63	1,73	2,70	45,64	*
COL A CH	100,0	209,00	15,46	15,87	9,30	138,63	1,73	2,70	45,64	
COL S CH	50,0	104,50	7,73	7,94	4,65	69,32	0,87	1,35	22,82	
ESC M CH	170,0	355,30	26,28	26,98	15,81	235,67	2,94	4,59	77,59	
PED G	250,0	522,50	38,65	39,68	23,25	346,58	4,32	6,75	114,10	
PED M	190,0	397,10	29,37	30,15	17,67	263,40	3,29	5,13	86,72	
PED P	120,0	250,80	18,55	19,04	11,16	166,36	2,08	3,24	54,77	
PORÇÃO	500,0	1045,00	77,30	79,35	46,50	693,15	8,65	13,50	228,20	
LEITE COM NESCAU®	100,0	90,00	1,73	13,32	3,29	123,00	0,10	1,00	33,00	*
COPO D CH	240,0	216,00	4,15	31,97	7,90	295,20	0,24	2,40	79,20	
COPO P CH	165,0	148,50	2,85	21,98	5,43	202,95	0,17	1,65	54,45	
LEITE CONDENSADO	100,0	328,00	8,10	54,30	8,70	262,00	0,10	1,00	87,00	IBGE
COL A	20,0	65,60	1,62	10,86	1,74	52,40	0,02	0,20	17,40	
COL CAFÉ	1,0	3,28	0,08	0,54	0,09	2,62	0,00	0,01	0,87	
COL CHÁ	2,0	6,56	0,16	1,09	0,17	5,24	0,00	0,02	1,74	
COL S	15,0	49,20	1,22	8,15	1,31	39,30	0,02	0,15	13,05	
COL SOB	10,0	32,80	0,81	5,43	0,87	26,20	0,01	0,10	8,70	
LTA	395,0	1.295,60	32,00	214,49	34,36	1.034,90	0,40	3,95	343,65	
LEITE CONDENSADO **CHOCOLATE MOÇA** **NESTLÉ®**	100,0	315,00	10,00	50,00	8,33	286,64	1,07			I
LTA	395,0	1.244,25	39,50	197,50	32,90	1.132,23	4,23			
LEITE CONDENSADO **DESNATADO** **MOÇA NESTLÉ®**	100,0	280,00	9,99	59,94	0,00	356,31	0,00			I
COL A	20,0	56,00	2,00	11,99	0,00	71,26	0,00			
COL CAFÉ	1,0	2,80	0,10	0,60	0,00	3,56	0,00			
COL CHÁ	2,0	5,60	0,20	1,20	0,00	7,13	0,00			
COL S	15,0	42,00	1,50	8,99	0,00	53,45	0,00			
COL SOB	10,0	28,00	1,00	5,99	0,00	35,63	0,00			
LTA	395,0	1.106,00	39,46	236,76	0,00	1.407,42	0,00			

ALIMENTO Medidas Caseiras	Quant. (g/ml)	Energia (kcal)	Ptn. (g)	Carb. (g)	Lip. (g)	Ca (mg)	Fe (mg)	Vit. C (mg)	Vit. A (μg RE)	Fonte
LEITE CONDENSADO **LIGHT GLÓRIA®**	100,0	394,00	8,00	68,00	10,00	328,00	0,00			I
LTA	400,0	1.576,00	32,00	272,00	40,00	1.312,00	0,00			
LEITE CONDENSADO **MORANGO MOÇA** **NESTLÉ®**	100,0	328,00	6,70	56,70	8,30	290,00	0,00			I
LTA	395,0	1.295,60	26,47	223,97	32,79	1.145,50	0,00			
LEITE DE CABRA **EM PÓ FRIALP®**	100,0	523,00	28,70	30,88	31,60	1.115,00	0,00			I
COL S CH	14,0	73,22	4,02	4,32	4,42	156,10	0,00			
COL S R	7,0	36,61	2,01	2,16	2,21	78,05	0,00			
COL SOB CH	8,0	41,84	2,30	2,47	2,53	89,20	0,00			
COL SOB R	5,0	26,15	1,44	1,54	1,58	55,75	0,00			
CX	250,0	1.307,50	71,75	77,20	79,0	2787,50	0,00			
LEITE DE CABRA **EM PÓ SCABRA®**	100,0	524,00	27,00	32,00	32,00	950,00	0,56	0,00	420,42	I
COL S CH	13,0	68,12	3,51	4,16	4,16	123,50	0,07	0,00	54,65	
COL S R	7,0	36,68	1,89	2,24	2,24	66,50	0,04	0,00	29,43	
COL SOB CH	8,0	41,92	2,16	2,56	2,56	76,00	0,04	0,00	33,63	
COL SOB R	5,0	26,20	1,35	1,60	1,60	47,50	0,03	0,00	21,02	
LEITE DE CABRA **INTEGRAL**	100,0	93,00	3,90	5,40	6,20	100,00	0,20	1,00	28,00	IBGE
COPO D CH	240,0	223,20	9,36	12,96	14,88	240,00	0,48	2,40	67,20	
COPO P CH	165,0	153,45	6,44	8,91	10,23	165,00	0,33	1,65	46,20	
LEITE DE COCO **INDUSTRIALIZADO**	100,0	258,00	3,20	5,20	24,90	16,00	1,60	11,00	0,50	GF
GFA P	200,0	516,00	6,40	10,40	49,80	32,00	3,20	22,00	1,00	
LEITE DE COCO **LIGHT SOCOCO®**	100,0	125,00	0,00	3,13	12,50	0,00	0,00			I
GFA	200,0	250,00	0,00	6,26	25,00	0,00	0,00			
LEITE DE VACA **CÁLCIO BATAVO®**	100,0	61,00	3,10	4,80	3,30	160,00	0,00	16,00	190,00	I
COPO D CH	240,0	146,40	7,44	11,52	7,92	384,00	0,00	38,40	456,00	
COPO P CH	165,0	100,65	5,12	7,92	5,44	264,00	0,00	26,40	313,50	
LEITE DE VACA **CÁLCIO PLUS** **PARMALAT®**	100,0	47,00	3,00	5,30	1,50	160,00	0,10	6,00	0,00	I
COPO D CH	240,0	112,80	7,20	12,72	3,60	384,00	0,24	14,40	0,00	
COPO P CH	165,0	77,55	4,95	8,74	2,48	264,00	0,17	9,90	0,00	
LEITE DE VACA **COM FERRO BATAVO®**	100,0	61,00	3,10	4,80	3,30	110,00	1,00	16,00	190,00	I
COPO D CH	240,0	146,40	7,44	11,52	7,92	264,00	2,40	38,40	456,00	
COPO P CH	165,0	100,65	5,12	7,92	5,44	181,50	1,65	26,40	313,50	
LEITE DE VACA **COM FERRO** **PARMALAT®**	100,0	59,00	3,00	5,00	3,00	120,00	1,50	3,30	0,00	I

ALIMENTO Medidas Caseiras	Quant. (g/ml)	Energia (kcal)	Ptn. (g)	Carb. (g)	Lip. (g)	Ca (mg)	Fe (mg)	Vit. C (mg)	Vit. A (µg RE)	Fonte
(Cont.) COPO D CH	240,0	141,60	7,20	12,00	7,20	288,00	3,60	7,92	0,00	
COPO P CH	165,0	97,35	4,95	8,25	4,95	198,00	2,48	5,44	0,00	
LEITE DE VACA COM										
OMEGA 3 PARMALAT®	100,0	47,00	3,00	5,00	1,70	120,00	0,10	20,00	0,00	I
COPO D CH	240,0	112,80	7,20	12,00	4,08	288,00	0,24	48,00	0,00	
COPO P CH	165,0	77,55	4,95	8,25	2,81	198,00	0,17	33,00	0,00	
LEITE DE VACA										
CRESCIMENTO										
PARMALAT®	100,0	65,00	2,50	7,00	3,00	100,00	1,30	6,00	60,00	I
COPO D CH	240,0	156,00	6,00	16,80	7,20	240,00	3,12	14,40	144,00	
COPO P CH	165,0	107,25	4,13	11,55	4,95	165,00	2,15	9,90	99,00	
LEITE DE VACA										
DESNATADO	100,0	35,00	3,60	5,00	0,10	124,00	0,08	1,00	0,00	GF
COPO D CH	240,0	84,00	8,64	12,00	0,24	297,60	0,19	2,40	0,00	
COPO P CH	165,0	57,75	5,94	8,25	0,17	204,60	0,13	1,65	0,00	
LEITE DE VACA										
DESNATADO PÓ[34]	100,0	353,00	34,74	51,76	0,80	1.345,00	0,00	0,00	1.200,00	I
COL S CH	10,0	35,30	3,47	5,18	0,08	134,50	0,00	0,00	120,00	
COL S R	8,0	28,24	2,78	4,14	0,06	107,60	0,00	0,00	96,00	
COL SOB CH	7,0	24,71	2,43	3,62	0,06	94,15	0,00	0,00	84,00	
COL SOB R	5,0	17,65	1,74	2,59	0,04	67,25	0,00	0,00	60,00	
LEITE DE VACA										
A 2/3 ENGROSSADO	100,0	72,00	2,11	11,10	2,10	84,00	0,08	0,00	23,10	*
MAMADEIRA CH	240,0	172,80	5,06	26,64	5,04	201,60	0,19	0,00	55,44	
LEITE DE VACA										
AO 1/2 ENGROSSADO	100,0	60,00	1,51	10,10	1,50	60,00	0,06	0,00	16,50	*
MAMADEIRA CH	240,0	144,00	3,62	24,24	3,60	144,00	0,14	0,00	39,60	
LEITE DE VACA										
INTEGRAL	100,0	59,00	3,00	5,00	3,00	120,00	0,10	0,00	33,00	I
COPO D CH	240,0	141,60	7,20	12,00	7,20	288,00	0,24	0,00	79,20	
COPO P CH	165,0	97,35	4,95	8,25	4,95	198,00	0,17	0,00	54,45	
LEITE DE VACA										
INTEGRAL PÓ[35]	100,0	497,00	27,00	38,00	26,28	932,00	0,20	6,00	961,00	I
COL S CH	16,0	79,52	4,32	6,08	4,20	149,12	0,03	0,96	153,76	
COL S R	8,0	39,76	2,16	3,04	2,10	74,56	0,02	0,48	76,88	
COL SOB CH	9,0	44,73	2,43	3,42	2,37	83,88	0,02	0,54	86,49	
COL SOB R	5,0	24,85	1,35	1,90	1,31	46,60	0,01	0,30	48,05	
LEITE DE VACA										
SEMIDESNATADO	100,0	45,00	3,10	5,30	1,30	120,00	0,00			I
COPO D CH	240,0	108,00	7,44	12,72	3,12	288,00	0,00			
COPO P CH	165,0	74,25	5,12	8,74	2,15	198,00	0,00			
LEITE DE VACA										
SEMIDESNATADO PÓ[36]	100,0	412,00	31,31	43,72	12,48	1.262,96	0,77	0,00	1.091,00	I
COL S CH	10,0	41,20	3,13	4,37	1,25	126,30	0,08	0,00	109,10	
COL SOB CH	7,0	28,84	2,19	3,06	0,87	88,41	0,05	0,00	76,37	

ALIMENTO Medidas Caseiras	Quant. (g/ml)	Energia (kcal)	Ptn. (g)	Carb. (g)	Lip. (g)	Ca (mg)	Fe (mg)	Vit. C (mg)	Vit. A (µg RE)	Fonte
LEITE COM ABACATE	100,0	98,00	2,88	9,68	5,30	88,70	0,21	3,10	27,10	*
COPO D CH	240,0	235,20	6,91	23,23	12,72	212,88	0,50	7,44	65,04	
COPO P CH	165,0	161,70	4,75	15,97	8,74	146,36	0,35	5,12	44,72	
LEITE COM BANANA	100,0	84,00	2,59	13,76	1,96	81,24	0,56	4,13	23,29	*
COPO D CH	240,0	201,60	6,22	33,02	4,70	194,98	1,34	9,91	55,90	
COPO P CH	165,0	138,60	4,27	22,70	3,23	134,05	0,92	6,81	38,43	
LEITE COM FRUTA E CEREAL	100,0	78,00	2,33	13,35	1,66	65,10	0,52	3,30	18,50	*
COPO D CH	240,0	187,20	5,59	32,04	3,98	156,24	1,25	7,92	44,40	
COPO P CH	165,0	128,70	3,84	22,03	2,74	107,42	0,86	5,44	30,53	
LEITE COM MAÇÃ E BANANA	100,0	78,00	2,21	13,36	1,73	70,80	0,41	3,55	20,10	*
COPO D CH	240,0	187,20	5,30	32,06	4,15	169,92	0,98	8,52	48,24	
COPO P CH	165,0	128,70	3,65	22,04	2,85	116,82	0,68	5,86	33,17	
LEITE COM MAMÃO	100,0	64,00	2,13	10,15	1,68	73,65	0,17	14,35	29,25	*
COPO D CH	240,0	153,60	5,11	24,36	4,03	176,76	0,41	34,44	70,20	
COPO P CH	165,0	105,60	3,51	16,75	2,77	121,52	0,28	23,68	48,26	
LEITE COM MORANGO	100,0	65,00	2,22	10,21	1,74	76,35	0,35	21,55	19,07	*
COPO D CH	240,0	156,00	5,33	24,50	4,18	183,24	0,84	51,72	45,77	
COPO P CH	165,0	107,25	3,66	16,85	2,87	125,98	0,58	35,56	31,47	
LEITE FERMENTADO CHAMYTO®	100,0	75,00	2,50	16,20	0,00	0,00	0,00			I
UND	80,0	60,00	2,00	12,96	0,00	0,00	0,00			
LEITE FERMENTADO PAULISTA®	100,0	67,00	1,50	15,30	0,00	61,50	0,00			I
UND	65,0	43,55	0,98	9,95	0,00	39,97	0,00			
LEITE FERMENTADO YAKULT®	100,0	73,00	2,10	16,00	0,10	86,20	0,10			I
UND	80,0	58,40	1,68	12,80	0,08	68,96	0,08			
LEITE HUMANO	100,0	66,00	1,58	6,83	3,60	34,00	0,30	2,00	0,00	GF
LEITE MOLICO CÁLCIO PLUS® PÓ	100,0	360,00	34,90	52,90	1,00	0,00	0,00			I
COL S CH	10,0	36,00	3,49	5,29	0,10	0,00	0,00			
COL S R	8,0	28,80	2,79	4,23	0,08	0,00	0,00			
COL SOB CH	7,0	25,20	2,44	3,70	0,07	0,00	0,00			
COL SOB R	5,0	18,00	1,75	2,65	0,05	0,00	0,00			
LEITE MOLICO® CÁLCIO PLUS RECONST	100,0	36,00	3,50	5,30	0,10	0,00	0,00			I
COPO D CH	240,0	86,40	8,40	12,72	0,24	0,00	0,00			
COPO P CH	165,0	59,40	5,77	8,74	0,17	0,00	0,00			
LEITE MOLICO® CHOCOLATE PÓ	100,0	338,00	31,80	46,60	2,70	0,00	0,00			I
COL S CH	10,0	33,80	3,18	4,66	0,27	0,00	0,00			
COL S R	8,0	27,04	2,54	3,73	0,22	0,00	0,00			

ALIMENTO Medidas Caseiras	Quant. (g/ml)	Energia (kcal)	Ptn. (g)	Carb. (g)	Lip. (g)	Ca (mg)	Fe (mg)	Vit. C (mg)	Vit. A (µg RE)	Fonte
LEITE MOLICO® **CHOCOLATE RECONST**	100,0	33,00	3,15	4,65	0,25	0,00	0,00			I
COPO D CH	240,0	79,20	7,56	11,16	0,60	0,00	0,00			
COPO P CH	165,0	54,45	5,20	7,67	0,41	0,00	0,00			
LEITE MOLICO® **MORANGO PÓ**	100,0	346,00	33,40	51,80	1,50	0,00	0,00			I
COL S CH	10,0	34,60	3,34	5,18	0,15	0,00	0,00			
COL S R	8,0	27,68	2,67	4,14	0,12	0,00	0,00			
LEITE MOLICO® **MORANGO RECONST**	100,0	35,00	3,34	5,18	0,15	0,00	0,00			I
COPO D CH	240,0	84,00	8,02	12,43	0,36	0,00	0,00			
COPO P CH	165,0	57,75	5,51	8,55	0,25	0,00	0,00			
LEITE MOM® PÓ	100,0	502,00	21,30	45,30	26,20	0,00	0,00			I
COL S CH	16,0	80,32	3,41	7,25	4,19	0,00	0,00			
COL S R	8,0	40,16	1,70	3,62	2,10	0,00	0,00			
LEITE MOM® RECONST	100,0	82,00	4,00	10,70	2,55	0,00	0,00			I
COPO D CH	240,0	196,80	9,60	25,68	6,12	0,00	0,00			
COPO P CH	165,0	135,30	6,60	17,66	4,21	0,00	0,00			
LEITE NINHO® **CRESCIMENTO PÓ**	100,0	503,00	21,50	45,30	26,20	760,00	11,60	47,00	464,00	I
COL S CH	16,0	80,48	3,44	7,25	4,19	121,60	1,86	7,52	74,24	
COL S R	8,0	40,24	1,72	3,62	2,10	60,80	0,93	3,76	37,12	
COL SOB CH	9,0	45,27	1,94	4,08	2,36	68,40	1,04	4,23	41,76	
COL SOB R	5,0	25,15	1,08	2,27	1,31	38,00	0,58	2,35	23,20	
LEITE NINHO® **CRESCIMENTO** **RECONST**	100,0	65,00	2,80	5,80	3,40	99,00	1,51	6,11	60,32	I
COPO D CH	240,0	156,00	6,72	13,92	8,16	237,60	3,62	14,66	144,77	
COPO P CH	165,0	107,25	4,62	9,57	5,61	163,35	2,49	10,08	99,53	
LEITE NINHO® EXTRA **CÁLCIO PÓ**	100,0	504,00	26,92	38,46	26,92	1.488,46	16,23	69,62	926,92	I
COL S CH	16,0	80,64	4,31	6,15	4,31	238,15	2,60	11,14	148,31	
COL S R	8,0	40,32	2,15	3,08	2,15	119,08	1,30	5,57	74,15	
COL SOB CH	9,0	45,36	2,42	3,46	2,42	133,96	1,46	6,27	83,42	
COL SOB R	5,0	25,20	1,35	1,92	1,35	74,42	0,81	3,48	46,35	
LEITE NINHO® EXTRA **CÁLCIO RECONST**	100,0	66,00	3,50	5,00	3,50	193,50	2,11	9,50	120,50	I
COPO D CH	240,0	158,40	8,40	12,00	8,40	464,40	5,06	22,80	289,20	
COPO P CH	165,0	108,90	5,77	8,25	5,77	319,28	3,48	15,68	198,83	
LEITE NINHO® **FASES 1+ PÓ**	100,0	469,00	19,23	46,15	23,08	800,00	7,00	40,00	360,00	I
COL S CH	13,0	60,97	2,50	6,00	3,00	104,00	0,91	5,20	46,80	
LEITE NINHO® FASES **1+ RECONST**	100,0	61,00	2,50	6,00	3,00	104,00	3,50	5,20	46,80	I
COPO D CH	240,0	146,40	6,00	14,40	7,20	249,60	8,40	12,48	112,32	
COPO P CH	165,0	100,65	4,13	9,90	4,95	171,60	5,77	8,58	77,22	

ALIMENTO Medidas Caseiras	Quant. (g/ml)	Energia (kcal)	Ptn. (g)	Carb. (g)	Lip. (g)	Ca (mg)	Fe (mg)	Vit. C (mg)	Vit. A (µg RE)	Fonte
LEITE NINHO®										
FASES 3+ PÓ	100,0	496,00	21,43	46,43	25,00	1.142,86	7,21	39,46	371,43	I
COL S CH	14,0	69,44	3,00	6,50	3,50	160,00	1,01	5,52	52,00	
LEITE NINHO®										
FASES 3+ RECONST	100,0	70,00	3,00	6,50	3,50	160,00	1,01	5,53	52,00	I
COPO D CH	240,0	168,00	7,20	15,60	8,40	384,00	2,42	13,27	124,80	
COPO P CH	165,0	115,50	4,95	10,73	5,77	264,00	1,67	9,12	85,80	
LEITE NINHO®										
FASES 6+										
CHOCOLATE PÓ	100,0	408,00	15,38	69,23	7,69	953,85	7,10	40,51	365,64	I
COL S CH	18,0	73,44	2,77	12,46	1,38	171,69	1,28	7,29	65,82	
LEITE NINHO®										
FASES 6+										
CHOCOLATE RECONST	100,0	80,00	3,00	13,50	1,50	186,00	1,39	7,90	71,30	I
COPO D CH	240,0	192,00	7,20	32,40	3,60	446,40	3,34	18,96	171,12	
COPO P CH	165,0	132,00	4,95	22,28	2,48	306,90	2,29	13,04	117,65	
LEITE ZYMIL										
PARMALAT®	100,0	44,00	3,00	4,50	1,50	120,00	0,10			I
COPO D CH	240,0	105,60	7,20	10,80	3,60	288,00	0,24			
COPO P CH	165,0	72,60	4,95	7,43	2,48	198,00	0,17			
LENTILHA COZIDA	100,0	105,00	7,11	18,21	0,39	22,93	2,10	1,50	0,90	*
1/2 CO M	78,0	81,90	5,55	14,20	0,30	17,89	1,64	1,17	0,70	
CO M CH	160,0	168,00	11,38	29,14	0,62	36,69	3,36	2,40	1,44	
CO M R	100,0	105,00	7,11	18,21	0,39	22,93	2,10	1,50	0,90	
COL A	32,0	33,60	2,28	5,83	0,12	7,34	0,67	0,48	0,29	
COL S	18,0	18,90	1,28	3,28	0,07	4,13	0,38	0,27	0,16	
LEVEDO DE CERVEJA	100,0	342,00	51,90	30,40	1,40	232,00	20,00	—	—	IBGE
COL CHÁ CH	6,0	20,52	3,11	1,82	0,08	13,92	1,20	—	—	
COL CHÁ R	3,0	10,26	1,56	0,91	0,04	6,96	0,60	—	—	
COL S CH	27,0	92,34	14,01	8,21	0,38	62,64	5,40	—	—	
COL S R	18,0	61,56	9,34	5,47	0,25	41,76	3,60	—	—	
COL SOB CH	17,0	58,14	8,82	5,17	0,24	39,44	3,40	—	—	
COL SOB R	8,0	27,36	4,15	2,43	0,11	18,56	1,60	—	—	
LICOR	100,0	342,00	25,40							IBGE
CÁLICE	40,0	136,80	10,16							
LIMONADA	100,0	42,00	0,00	10,50	0,00	1,38	0,05	4,74	0,12	*
COPO D CH	240,0	100,80	0,00	25,20	0,00	3,31	0,12	11,38	0,29	
COPO P CH	165,0	69,30	0,00	17,33	0,00	2,28	0,08	7,82	0,20	
LÍNGUA BOVINA										
ENSOPADA	100,0	251,00	23,01	2,33	16,61	92,49	5,75	12,36	28,39	*
FT M	30,0	75,30	6,90	0,70	4,98	27,75	1,73	3,71	8,52	
LINGÜIÇA	100,0	300,00	12,10	1,10	27,50	7,00	1,80	—	—	IBGE
CALABRESA/UND	40,0	120,00	4,84	0,44	11,00	2,80	0,72	—	—	
COL A CH PICADA	36,0	108,00	4,36	0,40	9,90	2,52	0,65	—	—	
COL S CH PICADA	22,0	66,00	2,66	0,24	6,05	1,54	0,40	—	—	

ALIMENTO	Quant.	Energia	Ptn.	Carb.	Lip.	Ca	Fe	Vit. C	Vit. A	Fonte
Medidas Caseiras	(g/ml)	(kcal)	(g)	(g)	(g)	(mg)	(mg)	(mg)	(µg RE)	
(Cont.)										
COL SOB CH PICADA	15,0	45,00	1,82	0,17	4,13	1,05	0,27	—	—	
ESC M R PICADA	80,0	240,00	9,68	0,88	22,00	5,60	1,44	—	—	
GOMO	60,0	180,00	7,26	0,66	16,50	4,20	1,08	—	—	
GOMO/FT M	10,0	30,00	1,21	0,11	2,75	0,70	0,18	—	—	
GUANABARA 20 CM	100,0	300,00	12,10	1,10	27,50	7,00	1,80	—	—	
GUANABARA FT	5,0	15,00	0,61	0,06	1,38	0,35	0,09	—	—	
LULA COZIDA	100,0	92,00	22,50	0,00	0,24	56,00	2,20	0,00	0,00	GF
UND M	80,0	73,60	18,00	0,00	0,19	44,80	1,76	0,00	0,00	
MAÇÃ	100,0	65,00	0,30	15,20	0,30	6,00	0,40	6,00	3,00	IBGE
UND G	230,0	149,50	0,69	34,96	0,69	13,80	0,92	13,80	6,90	
UND G S/CASCA	200,0	130,00	0,60	30,40	0,60	12,00	0,80	12,00	6,00	
UND M	150,0	97,50	0,45	22,80	0,45	9,00	0,60	9,00	4,50	
UND M S/CASCA	130,0	84,50	0,39	19,76	0,39	7,80	0,52	7,80	3,90	
UND P	90,0	58,50	0,27	13,68	0,27	5,40	0,36	5,40	2,70	
UND P S/CASCA	80,0	52,00	0,24	12,16	0,24	4,80	0,32	4,80	2,40	
MAÇÃ CROCANTE										
CROC APPLE®	100,0	373,00	0,00	93,24	0,00	0,00	3,33			I
PCT	40,0	149,20	0,00	37,30	0,00	0,00	1,33			
MACARRÃO À										
BOLONHESA	100,0	124,00	4,04	20,44	2,94	11,00	0,56	10,20	11,40	*
COL A CH	50,0	62,00	2,02	10,22	1,47	5,50	0,28	5,10	5,70	
COL S CH	25,0	31,00	1,01	5,11	0,74	2,75	0,14	2,55	2,85	
ESC M CH	110,0	136,40	4,44	22,48	3,23	12,10	0,62	11,22	12,54	
ESC M R	75,0	93,00	3,03	15,33	2,21	8,25	0,42	7,65	8,55	
GARFADA	30,0	37,20	1,21	6,13	0,88	3,30	0,17	3,06	3,42	
PEGADOR	110,0	136,40	4,44	22,48	3,23	12,10	0,62	11,22	12,54	
PT FD CH	400,0	496,00	16,16	81,76	11,76	44,00	2,24	40,80	45,60	
PT FD R	280,0	347,20	11,31	57,23	8,23	30,80	1,57	28,56	31,92	
PT R CH	320,0	396,80	12,93	65,41	9,41	35,20	1,79	32,64	36,48	
PT R R	200,0	248,00	8,08	40,88	5,88	22,00	1,12	20,40	22,80	
MACARRÃO AO										
ALHO E ÓLEO	100,0	219,00	5,28	31,55	7,92	20,89	0,59	0,45	27,82	*
COL A CH	50,0	109,50	2,64	15,78	3,96	10,45	0,30	0,23	13,91	
COL S CH	25,0	54,75	1,32	7,89	1,98	5,22	0,15	0,11	6,96	
ESC M CH	110,0	240,90	5,81	34,71	8,71	22,98	0,65	0,50	30,60	
ESC M R	75,0	164,25	3,96	23,66	5,94	15,67	0,44	0,34	20,87	
GARFADA	30,0	65,70	1,58	9,47	2,38	6,27	0,18	0,14	8,35	
PEGADOR	110,0	240,90	5,81	34,71	8,71	22,98	0,65	0,50	30,60	
PT FD CH	400,0	876,00	21,12	126,20	31,68	83,56	2,36	1,80	111,28	
PT FD R	280,0	613,20	14,78	88,34	22,18	58,49	1,65	1,26	77,90	
PT R CH	320,0	700,80	16,90	100,96	25,34	66,85	1,89	1,44	89,02	
PT R R	200,0	438,00	10,56	63,10	15,84	41,78	1,18	0,90	55,64	
MACARRÃO										
AO SUGO	100,0	102,00	3,10	21,60	0,39	7,20	0,36	2,72	8,00	*
COL A CH	50,0	51,00	1,55	10,80	0,20	3,60	0,18	1,36	4,00	
COL S CH	25,0	25,50	0,78	5,40	0,10	1,80	0,09	0,68	2,00	
ESC M CH	110,0	112,20	3,41	23,76	0,43	7,92	0,40	2,99	8,80	
ESC M R	75,0	76,50	2,33	16,20	0,29	5,40	0,27	2,04	6,00	
GARFADA	30,0	30,60	0,93	6,48	0,12	2,16	0,11	0,82	2,40	

ALIMENTO Medidas Caseiras	Quant. (g/ml)	Energia (kcal)	Ptn. (g)	Carb. (g)	Lip. (g)	Ca (mg)	Fe (mg)	Vit. C (mg)	Vit. A (µg RE)	Fonte
(Cont.) PEGADOR	110,0	112,20	3,41	23,76	0,43	7,92	0,40	2,99	8,80	
PT FD CH	400,0	408,00	12,40	86,40	1,56	28,80	1,44	10,88	32,00	
PT FD R	280,0	285,60	8,68	60,48	1,09	20,16	1,01	7,62	22,40	
PT R CH	320,0	326,40	9,92	69,12	1,25	23,04	1,15	8,70	25,60	
PT R R	200,0	204,00	6,20	43,20	0,78	14,40	0,72	5,44	16,00	
MACARRÃO COZIDO	100,0	109,00	3,40	23,00	0,40	8,00	0,40	—	—	IBGE
COL A CH	50,0	54,50	1,70	11,50	0,20	4,00	0,20	—	—	
COL S CH	25,0	27,25	0,85	5,75	0,10	2,00	0,10	—	—	
ESC M CH	110,0	119,90	3,74	25,30	0,44	8,80	0,44	—	—	
ESC M R	75,0	81,75	2,55	17,25	0,30	6,00	0,30	—	—	
GARFADA	30,0	32,70	1,02	6,90	0,12	2,40	0,12	—	—	
GOELA PATO/ COL S CH	27,0	29,43	0,92	6,21	0,11	2,16	0,11	—	—	
PARAFUSO/COL S CH	20,0	21,80	0,68	4,60	0,08	1,60	0,08	—	—	
PARAFUSO/PT R CH	320,0	348,80	10,88	73,60	1,28	25,60	1,28	—	—	
PEGADOR	110,0	119,90	3,74	25,30	0,44	8,80	0,44	—	—	
PT FD CH	400,0	436,00	13,60	92,00	1,60	32,00	1,60	—	—	
PT FD R	280,0	305,20	9,52	64,40	1,12	22,40	1,12	—	—	
PT R CH	320,0	348,80	10,88	73,60	1,28	25,60	1,28	—	—	
PT R R	200,0	218,00	6,80	46,00	0,80	16,00	0,80	—	—	
MAIONESE CASEIRA	100,0	185,00	5,55	0,34	17,94	27,49	1,38	—	227,90	*
COL A CH	50,0	92,50	2,78	0,17	8,97	13,75	0,69	—	113,95	
COL A R	35,0	64,75	1,94	0,12	6,28	9,62	0,48	—	79,77	
COL CHÁ CH	6,0	11,10	0,33	0,02	1,08	1,65	0,08	—	13,67	
COL CHÁ R	3,0	5,55	0,17	0,01	0,54	0,82	0,04	—	6,84	
COL S CH	27,0	49,95	1,50	0,09	4,84	7,42	0,37	—	61,53	
COL S R	17,0	31,45	0,94	0,06	3,05	4,67	0,23	—	38,74	
COL SOB CH	17,0	31,45	0,94	0,06	3,05	4,67	0,23	—	38,74	
COL SOB R	12,0	22,20	0,67	0,04	2,15	3,30	0,17	—	27,35	
GQ/CREAM CRACKER	3,0	5,55	0,17	0,01	0,54	0,82	0,04	—	6,84	
GQ/PÃO FORMA	12,0	22,20	0,67	0,04	2,15	3,30	0,17	—	27,35	
GQ/PÃO FRANCÊS	24,0	44,40	1,33	0,08	4,31	6,60	0,33	—	54,70	
MQ/CREAM CRACKER	2,0	3,70	0,11	0,01	0,36	0,55	0,03	—	4,56	
MQ/PÃO DE FORMA	8,0	14,80	0,44	0,03	1,44	2,20	0,11	—	18,23	
MQ/PÃO FRANCÊS	14,0	25,90	0,78	0,05	2,51	3,85	0,19	—	31,91	
PQ/CREAM CRACKER	1,0	1,85	0,06	0,00	0,18	0,27	0,01	—	2,28	
PQ/PÃO DE FORMA	4,0	7,40	0,22	0,01	0,72	1,10	0,06	—	9,12	
P/PÃO FRANCÊS	10,0	18,50	0,55	0,03	1,79	2,75	0,14	—	22,79	
MAIONESE INDUSTRIALIZADA	100,0	391,00	1,10	13,90	36,80	9,00	0,40	—	34,00	IBGE
COL A CH	50,0	195,50	0,55	6,95	18,40	4,50	0,20	—	17,00	
COL A R	35,0	136,85	0,39	4,87	12,88	3,15	0,14	—	11,90	
COL CHÁ CH	6,0	23,46	0,07	0,83	2,21	0,54	0,02	—	2,04	
COL CHÁ R	3,0	11,73	0,03	0,42	1,10	0,27	0,01	—	1,02	
COL S CH	27,0	105,57	0,30	3,75	9,94	2,43	0,11	—	9,18	
COL S R	17,0	66,47	0,19	2,36	6,26	1,53	0,07	—	5,78	
COL SOB CH	17,0	66,47	0,19	2,36	6,26	1,53	0,07	—	5,78	
COL SOB R	12,0	46,92	0,13	1,67	4,42	1,08	0,05	—	4,08	
GQ/CREAM CRACKER	3,0	11,73	0,03	0,42	1,10	0,27	0,01	—	1,02	
GQ/PÃO DE FORMA	12,0	46,92	0,13	1,67	4,42	1,08	0,05	—	4,08	
GQ/PÃO FRANCÊS	24,0	93,84	0,26	3,34	8,83	2,16	0,10	—	8,16	
MQ/CREAM CRACKER	2,0	7,82	0,02	0,28	0,74	0,18	0,01	—	0,68	

ALIMENTO Medidas Caseiras	Quant. (g/ml)	Energia (kcal)	Ptn. (g)	Carb. (g)	Lip. (g)	Ca (mg)	Fe (mg)	Vit. C (mg)	Vit. A (µg RE)	Fonte
(Cont.) MQ/PÃO DE FORMA	8,0	31,28	0,09	1,11	2,94	0,72	0,03	—	2,72	
MQ/PÃO FRANCÊS	14,0	54,74	0,15	1,95	5,15	1,26	0,06	—	4,76	
PQ/CREAM CRACKER	1,0	3,91	0,01	0,14	0,37	0,09	0,00	—	0,34	
PQ/PÃO DE FORMA	4,0	15,64	0,04	0,56	1,47	0,36	0,02	—	1,36	
PQ/PÃO FRANCÊS	10,0	39,10	0,11	1,39	3,68	0,90	0,04	—	3,40	
MAIONESE LIGHT HELLMANN'S®	100,0	311,00	0,00	8,00	31,00	0,00	0,00			I
COL CHÁ CH	6,0	18,66	0,00	0,48	1,86	0,00	0,00			
COL S CH	27,0	83,97	0,00	2,16	8,37	0,00	0,00			
COL SOB CH	17,0	52,87	0,00	1,36	5,27	0,00	0,00			
MAIONESE SABORES GOURMET®37	100,0	250,00	1,50	8,00	23,50	0,00	0,20			I
COL CHÁ CH	6,0	15,00	0,09	0,48	1,41	0,00	0,01			
COL S CH	27,0	67,50	0,41	2,16	6,35	0,00	0,05			
COL SOB CH	17,0	42,50	0,26	1,36	4,00	0,00	0,03			
MAIZENA®	100,0	352,00	0,30	87,60	—	—	—	—	—	IBGE
COL CHÁ CH	7,0	24,64	0,02	6,13	—	—	—	—	—	
COL CHÁ R	4,0	14,08	0,01	3,50	—	—	—	—	—	
COL S CH	20,0	70,40	0,06	17,52	—	—	—	—	—	
COL S R	10,0	35,20	0,03	8,76	—	—	—	—	—	
COL SOB CH	10,0	35,20	0,03	8,76	—	—	—	—	—	
COL SOB R	6,0	21,12	0,02	5,26	—	—	—	—	—	
MAMÃO	100,0	36,00	0,50	8,30	0,10	20,00	0,40	46,00	37,00	IBGE
FT G	290,0	104,40	1,45	24,07	0,29	58,00	1,16	133,40	107,30	
FT M	170,0	61,20	0,85	14,11	0,17	34,00	0,68	78,20	62,90	
FT P	100,0	36,00	0,50	8,30	0,10	20,00	0,40	46,00	37,00	
MAMÃO PAPAYA	100,0	36,00	0,50	8,30	0,10	20,00	0,40	46,00	37,00	IBGE
COL A CH PICADO	70,0	25,20	0,35	5,81	0,07	14,00	0,28	32,20	25,90	
COL S CH PICADO	40,0	14,40	0,20	3,32	0,04	8,00	0,16	18,40	14,80	
COPO P PICADO	165,0	59,40	0,83	13,70	0,17	33,00	0,66	75,90	61,05	
UND G	530,0	190,80	2,65	43,99	0,53	106,00	2,12	243,80	196,10	
UND M	310,0	111,60	1,55	25,73	0,31	62,00	1,24	142,60	114,70	
UND P	270,0	97,20	1,35	22,41	0,27	54,00	1,08	124,20	99,90	
MANGA	100,0	65,00	0,50	15,40	0,20	12,00	0,80	53,00	210,00	IBGE
CORAÇÃO DE BOI G	410,0	266,50	2,05	63,14	0,82	49,20	3,28	217,30	861,00	
ESPADA G	220,0	143,00	1,10	33,88	0,44	26,40	1,76	116,60	462,00	
ESPADA M	140,0	91,00	0,70	21,56	0,28	16,80	1,12	74,20	294,00	
ESPADA P	60,0	39,00	0,30	9,24	0,12	7,20	0,48	31,80	126,00	
MANTEIGA COM SAL	100,0	733,00	0,60	0,40	81,00	20,00	—	—	652,00	IBGE
COL CHÁ CH	8,0	58,64	0,05	0,03	6,48	1,60	—	—	52,16	
COL CHÁ N	2,0	14,66	0,01	0,01	1,62	0,40	—	—	13,04	
COL CHÁ R	4,0	29,32	0,02	0,02	3,24	0,80	—	—	26,08	
COL S CH	32,0	234,56	0,19	0,13	25,92	6,40	—	—	208,64	
COL S N	7,0	51,31	0,04	0,03	5,67	1,40	—	—	45,64	
COL S R	19,0	139,27	0,11	0,08	15,39	3,80	—	—	123,88	
COL SOB CH	23,0	168,59	0,14	0,09	18,63	4,60	—	—	149,96	
COL SOB N	4,0	29,32	0,02	0,02	3,24	0,80	—	—	26,08	
COL SOB R	13,0	95,29	0,08	0,05	10,53	2,60	—	—	84,76	

ALIMENTO	Quant.	Energia	Ptn.	Carb.	Lip.	Ca	Fe	Vit. C	Vit. A	Fonte
Medidas Caseiras	(g/ml)	(kcal)	(g)	(g)	(g)	(mg)	(mg)	(mg)	(μg RE)	
(Cont.)										
GQ/CREAM CRACKER	4,0	29,32	0,02	0,02	3,24	0,80	—	—	26,08	
GQ/PÃO DE FORMA	10,0	73,30	0,06	0,04	8,10	2,00	—	—	65,20	
GQ/PÃO FRANCÊS	22,0	161,26	0,13	0,09	17,82	4,40	—	—	143,44	
MQ/CREAM CRACKER	2,0	14,66	0,01	0,01	1,62	0,40	—	—	13,04	
MQ/PÃO DE FORMA	6,0	43,98	0,04	0,02	4,86	1,20	—	—	39,12	
MQ/PÃO FRANCÊS	10,0	73,30	0,06	0,04	8,10	2,00	—	—	65,20	
PQ/CREAM CRACKER	1,0	7,33	0,01	0,00	0,81	0,20	—	—	6,52	
PQ/PÃO DE FORMA	5,0	36,65	0,03	0,02	4,05	1,00	—	—	32,60	
PQ/PÃO FRANCÊS	6,0	43,98	0,04	0,02	4,86	1,20	—	—	39,12	
MANTEIGA LIGHT										
ITAMBÉ®	100,0	385,00	0,00	0,00	42,80	8,60	—	—	0,00	I
COL CHÁ CH	8,0	30,80	0,00	0,00	3,42	0,69	—	—	0,00	
COL S CH	32,0	123,20	0,00	0,00	13,70	2,75	—	—	0,00	
COL SOB CH	23,0	88,55	0,00	0,00	9,84	1,98	—	—	0,00	
MARACUJÁ	100,0	100,00	2,20	21,20	0,70	13,00	1,60	30,00	70,00	IBGE
UND G	100,0	100,00	2,20	21,20	0,70	13,00	1,60	30,00	70,00	
UND M	45,0	45,00	0,99	9,54	0,31	5,85	0,72	13,50	31,50	
UND P	10,0	10,00	0,22	2,12	0,07	1,30	0,16	3,00	7,00	
MARGARINA COM										
E SEM SAL[38]	100,0	685,00	0,60	0,40	75,71	0,00	—	—	439,00	I
COL CHÁ CH	8,0	54,80	0,05	0,03	6,06	0,00	—	—	35,12	
COL CHÁ N	2,0	13,70	0,01	0,01	1,51	0,00	—	—	8,78	
COL CHÁ R	4,0	27,40	0,02	0,02	3,03	0,00	—	—	17,56	
COL S CH	32,0	219,20	0,19	0,13	24,23	0,00	—	—	140,48	
COL S N	7,0	47,95	0,04	0,03	5,30	0,00	—	—	30,73	
COL S R	19,0	130,15	0,11	0,08	14,38	0,00	—	—	83,41	
COL SOB CH	23,0	157,55	0,14	0,09	17,41	0,00	—	—	100,97	
COL SOB N	4,0	27,40	0,02	0,02	3,03	0,00	—	—	17,56	
COL SOB R	13,0	89,05	0,08	0,05	9,84	0,00	—	—	57,07	
GQ/CREAM CRACKER	4,0	27,40	0,02	0,02	3,03	0,00	—	—	17,56	
GQ/PÃO DE FORMA	10,0	68,50	0,06	0,04	7,57	0,00	—	—	43,90	
GQ/PÃO FRANCÊS	22,0	150,70	0,13	0,09	16,66	0,00	—	—	96,58	
MQ/CREAM CRACKER	2,0	13,70	0,01	0,01	1,51	0,00	—	—	8,78	
MQ/PÃO DE FORMA	6,0	41,10	0,04	0,02	4,54	0,00	—	—	26,34	
MQ/PÃO FRANCÊS	10,0	68,50	0,06	0,04	7,57	0,00	—	—	43,90	
PQ/CREAM CRACKER	1,0	6,85	0,01	0,00	0,76	0,00	—	—	4,39	
PQ/PÃO DE FORMA	5,0	34,25	0,03	0,02	3,79	0,00	—	—	21,95	
PQ/PÃO FRANCÊS	6,0	41,10	0,04	0,02	4,54	0,00	—	—	26,34	
MARGARINA FIBRA										
QUALY®	100,0	546,00	0,00	0,00	60,71	0,00	0,00			I
COL CHÁ CH	8,0	43,68	0,00	0,00	4,86	0,00	0,00			
COL S CH	32,0	174,72	0,00	0,00	19,43	0,00	0,00			
COL SOB CH	23,0	125,58	0,00	0,00	13,96	0,00	0,00			
MARGARINA LIGHT[39]	100,0	339,00	0,00	0,00	37,67	0,00	0,00	0,00	439,34	I
COL CHÁ CH	8,0	27,12	0,00	0,00	3,01	0,00	0,00	0,00	35,15	
COL S CH	32,0	108,48	0,00	0,00	12,05	0,00	0,00	0,00	140,59	
COL SOB CH	23,0	77,97	0,00	0,00	8,66	0,00	0,00	0,00	101,05	
MARMELADA CICA®	100,0	264,00	0,00	66,00	0,00	0,00	0,00			I
FT G	100,0	264,00	0,00	66,00	0,00	0,00	0,00			

ALIMENTO Medidas Caseiras	Quant. (g/ml)	Energia (kcal)	Ptn. (g)	Carb. (g)	Lip. (g)	Ca (mg)	Fe (mg)	Vit. C (mg)	Vit. A (µg RE)	Fonte
(Cont.)										
FT M	60,0	158,40	0,00	39,60	0,00	0,00	0,00			
FT P	40,0	105,60	0,00	26,40	0,00	0,00	0,00			
MARRON-GLACÊ CICA®	100,0	280,00	0,00	70,00	0,00	0,00	0,00			I
FT G	100,0	280,00	0,00	70,00	0,00	0,00	0,00			
FT M	60,0	168,00	0,00	42,00	0,00	0,00	0,00			
FT P	40,0	112,00	0,00	28,00	0,00	0,00	0,00			
MASSA DE PASTEL FRITA	100,0	320,00	6,00	29,70	19,70	30,00	0,70	—	38,00	*
UND	17,0	54,40	1,02	5,05	3,35	5,10	0,12	—	6,46	
MATE LEÃO® PREPARADO C/AÇ	100,0	108,00	0,00	27,00	0,00	0,00	0,00			I
COPO	300,0	324,00	0,00	81,00	0,00	0,00	0,00			
MATE LEÃO® PREPARADO DIETÉTICO	100,0	1,00	0,05	0,08	0,00	0,00	0,00	2,50	0,00	I
COPO	300,0	3,00	0,15	0,24	0,00	0,00	0,00	7,50	0,00	
MAXIXE COZIDO	100,0	6,00	0,16	1,15	0,07	5,98	0,05	5,75	0,00	*
COL A CH	75,0	4,50	0,12	0,86	0,05	4,49	0,04	4,31	0,00	
COL A R	55,0	3,30	0,09	0,63	0,04	3,29	0,03	3,16	0,00	
COL S CH	40,0	2,40	0,06	0,46	0,03	2,39	0,02	2,30	0,00	
COL S R	25,0	1,50	0,04	0,29	0,02	1,50	0,01	1,44	0,00	
ESC M CH	130,0	7,80	0,21	1,50	0,09	7,77	0,07	7,48	0,00	
ESC M R	80,0	4,80	0,13	0,92	0,06	4,78	0,04	4,60	0,00	
MAXIXE REFOGADO	100,0	53,00	0,23	1,63	5,08	7,48	0,10	6,25	0,10	*
COL A CH	75,0	39,75	0,17	1,22	3,81	5,61	0,08	4,69	0,08	
COL A R	55,0	29,15	0,13	0,90	2,79	4,11	0,06	3,44	0,06	
COL S CH	40,0	21,20	0,09	0,65	2,03	2,99	0,04	2,50	0,04	
COL S R	25,0	13,25	0,06	0,41	1,27	1,87	0,03	1,56	0,03	
ESC M CH	130,0	68,90	0,30	2,12	6,60	9,72	0,13	8,13	0,13	
ESC M R	80,0	42,40	0,18	1,30	4,06	5,98	0,08	5,00	0,08	
MC DONALD'S LANCHES/ SOBREMESAS[40]										I
BIG MAC	—	489,00	23,00	45,00	25,00	152,60	3,00	0,00	2,10	
BROWNIE C/SORVETE	—	377,00	8,00	51,00	17,00	26,20	1,20	0,00		
CALDO FREDDO MAÇÃ	—	509,00	8,00	82,00	17,00	32,00	0,60	0,00		
CHEDDAR MCMELT	—	459,00	28,00	36,00	23,00	37,20	3,10	0,00	3,00	
CHEESEBURGUER	—	280,00	14,00	31,00	12,00	111,70	1,60	0,00	0,90	
HAMBURGUER	—	219,00	11,00	30,00	7,00	14,30	1,60	0,00	0,90	
MCCHICKEN	—	342,00	16,00	40,00	14,00	18,40	1,90	0,00	0,06	
MCCOLOSSO	—	371,00	8,00	61,00	11,00	69,80	1,30	0,00	0,00	
MCCOOKIE	—	243,00	3,00	34,00	11,00	15,00	1,40	0,00	0,60	
MCDOG	—	384,00	10,00	62,00	12,00	38,40	1,40	0,00	0,00	
MCDUPLO	—	353,00	21,00	31,00	17,00	111,70	2,30	0,00	0,00	
MCFISH	—	430,00	19,00	41,00	22,00	116,40	2,00	0,00	0,00	
MCFRITAS G	—	320,00	3,00	41,00	16,00	8,20	1,20	0,00	0,30	

ALIMENTO	Quant.	Energia	Ptn.	Carb.	Lip.	Ca	Fe	Vit. C	Vit. A	Fonte
Medidas Caseiras	(g/ml)	(kcal)	(g)	(g)	(g)	(mg)	(mg)	(mg)	(µg RE)	
(Cont.)										
MCFRITAS M	—	310,00	3,00	39,00	15,00	7,80	1,20	0,00	0,00	
MCFRITAS P	—	220,00	2,00	28,00	11,00	5,60	0,80	0,00	0,30	
MCMAX	—	558,00	28,00	46,00	30,00	34,90	3,90	0,00	0,00	
MCMILLA	—	445,00	12,00	37,00	29,00	33,90	2,10	0,00	0,00	
MCMIX CRUNCH	—	326,00	7,00	43,00	14,00	46,90	0,40	0,00	0,00	
MCMIX M&M	—	371,00	9,00	50,00	15,00	50,50	1,10	0,00	0,00	
MCNUGGETS (COM 6)	—	230,00	18,00	15,00	11,00	0,30	1,20	0,00	0,60	
MCSALAD CHICKEN	—	75,00	11,00	3,00	3,00	151,70	0,60	0,00	0,00	
MCSALAD GREEN	—	34,00	3,00	3,00	2,00	148,00	0,30	0,00	0,00	
MCSUPREME	—	555,00	26,00	45,00	31,00	132,20	2,10	0,00	0,00	
MOLHO CESAR	—	128,00	1,00	4,00	12,00	0,00	0,00	0,00	0,00	
MOLHO VINAGRETE	—	24,00	0,00	6,00	0,00	0,00	0,00	0,00	0,00	
QUARTERÃO C/QUEIJO	—	498,00	30,00	37,00	26,00	231,70	2,80	0,00	2,40	
QUEIJO QUENTE	—	251,00	10,00	30,00	11,00	204,20	0,70	0,00	0,00	
SORVETE CASQUINHA	—	194,00	5,00	30,00	6,00	6,50	0,10	0,00	0,90	
SUNDAE CARAMELO	—	335,00	7,00	53,00	11,00	27,40	0,20	0,00	1,80	
SUNDAE CHOCOLATE	—	338,00	8,00	46,00	14,00	71,10	1,20	0,00	1,50	
SUNDAE MORANGO	—	298,00	6,00	47,00	10,00	12,50	0,40	0,00	0,00	
TORTA DE BANANA	—	200,00	2,00	32,00	8,00	22,70	0,90	0,00	0,90	
TORTA DE MAÇÃ	—	209,00	3,00	30,00	9,00	25,30	0,60	0,00	0,30	
MC DONALD'S MILK-SHAKE CHOCOLATE	100,0	85,00	2,33	13,66	2,33	79,93	0,40	0,00	0,80	I
UND P	300,0	255,00	6,99	40,98	6,99	239,79	1,20	0,00	2,40	
MC DONALD'S MILKSHAKE MORANGO/ BAUNILHA	100,0	85,00	2,33	13,66	2,33	79,23	0,00	0,00	0,90	I
UND P	300,0	255,00	6,99	40,98	6,99	237,69	0,00	0,00	2,70	
MC DONALD'S REFRESCO LARANJA	100,0	39,00	0,80	8,80	0,20	8,94	0,10	0,00	0,60	I
COPO G	700,0	273,00	5,60	61,60	1,40	62,58	0,70	0,00	4,20	
COPO M	500,0	195,00	4,00	44,00	1,00	44,70	0,50	0,00	3,00	
COPO P	300,0	117,00	2,40	26,40	0,60	26,82	0,30	0,00	1,80	
MC DONALD'S REFRESCO MARACUJÁ	100,0	85,00	0,33	21,00	0,00	2,06	0,27	0,00		I
COPO G	700,0	595,00	2,31	147,00	0,00	14,42	1,89	0,00		
COPO M	500,0	425,00	1,65	105,00	0,00	10,30	1,35	0,00		
COPO P	300,0	255,00	0,99	63,00	0,00	6,18	0,81	0,00		
MEL DE ABELHA	100,0	313,00	0,20	78,00	—	20,00	0,80	4,00	—	IBGE
COL CAFÉ	2,0	6,26	0,00	1,56	—	0,40	0,02	0,08	—	
COL CHÁ	3,0	9,39	0,01	2,34	—	0,60	0,02	0,12	—	
COL S	15,0	46,95	0,03	11,70	—	3,00	0,12	0,60	—	
COL SOB	9,0	28,17	0,02	7,02	—	1,80	0,07	0,36	—	
MELADO	100,0	294,00	0,50	72,60	0,20	70,00	1,20	3,00	—	IBGE
COL CAFÉ	2,0	5,88	0,01	1,45	0,00	1,40	0,02	0,06	—	
COL CHÁ	4,0	11,76	0,02	2,90	0,01	2,80	0,05	0,12	—	

ALIMENTO Medidas Caseiras	Quant. (g/ml)	Energia (kcal)	Ptn. (g)	Carb. (g)	Lip. (g)	Ca (mg)	Fe (mg)	Vit. C (mg)	Vit. A (µg RE)	Fonte
(Cont.) COL S	16,0	47,04	0,08	11,62	0,03	11,20	0,19	0,48	—	
COL SOB	10,0	29,40	0,05	7,26	0,02	7,00	0,12	0,30	—	
MELANCIA	100,0	24,00	0,50	5,30	0,10	6,00	0,20	5,00	23,00	IBGE
FT G	370,0	88,80	1,85	19,61	0,37	22,20	0,74	18,50	85,10	
FT M	200,0	48,00	1,00	10,60	0,20	12,00	0,40	10,00	46,00	
FT P	100,0	24,00	0,50	5,30	0,10	6,00	0,20	5,00	23,00	
MELÃO	100,0	28,00	0,50	6,20	0,10	15,00	1,20	29,00	116,00	IBGE
FT G	115,0	32,20	0,58	7,13	0,12	17,25	1,38	33,35	133,40	
FT M	90,0	25,20	0,45	5,58	0,09	13,50	1,08	26,10	104,40	
FT P	70,0	19,60	0,35	4,34	0,07	10,50	0,84	20,30	81,20	
UND M	660,0	184,80	3,30	40,92	0,66	99,00	7,92	191,40	765,60	
MERITENE® CHOCOLATE PÓ	100,0	368,00	30,00	53,00	4,00	800,00	14,00	60,00	2.666,00	I
COL S CH	13,0	47,84	3,90	6,89	0,52	104,00	1,82	7,80	346,58	
MILHO-VERDE	100,0	132,00	3,30	27,80	0,80	8,00	0,80	48,00	—	IBGE
ESPIGA G	100,0	132,00	3,30	27,80	0,80	8,00	0,80	48,00	—	
MILHO-VERDE ENLATADO	100,0	94,00	2,10	20,00	0,60	3,00	0,60	5,00	33,00	IBGE
COL S CH	24,0	22,56	0,50	4,80	0,14	0,72	0,14	1,20	7,92	
COL S R	14,0	13,16	0,29	2,80	0,08	0,42	0,08	0,70	4,62	
COL SOB CH	17,0	15,98	0,36	3,40	0,10	0,51	0,10	0,85	5,61	
COL SOB R	11,0	10,34	0,23	2,20	0,07	0,33	0,07	0,55	3,63	
LTA	200,0	188,00	4,20	40,00	1,20	6,00	1,20	10,00	66,00	
MILK-SHAKE DE CHOCOLATE	100,0	121,00	3,05	21,15	2,70	132,00	0,31	0,00	25,80	USDA
TAÇA	290,0	350,90	8,84	61,33	7,83	382,80	0,90	0,00	74,82	
MINGAU	100,0	136,00	3,60	22,70	3,40	116,00	0,40	1,00	31,00	IBGE
COL A	55,0	74,80	1,98	12,49	1,87	63,80	0,22	0,55	17,05	
COL S	37,0	50,32	1,33	8,40	1,26	42,92	0,15	0,37	11,47	
COL SOB	27,0	36,72	0,97	6,13	0,92	31,32	0,11	0,27	8,37	
COPO D CH	230,0	312,80	8,28	52,21	7,82	266,80	0,92	2,30	71,30	
PT FD CH	375,0	510,00	13,50	85,13	12,75	435,00	1,50	3,75	116,25	
PT FD R	200,0	272,00	7,20	45,40	6,80	232,00	0,80	2,00	62,00	
PT R	195,0	265,20	7,02	44,27	6,63	226,20	0,78	1,95	60,45	
PT SOB	105,0	142,80	3,78	23,84	3,57	121,80	0,42	1,05	32,55	
MISTO QUENTE	100,0	333,00	13,18	34,00	15,99	158,88	1,23	—	105,48	*
UND	85,0	283,05	11,20	28,90	13,59	135,05	1,05	—	89,66	
MOELA DE GALINHA	100,0	160,00	23,40	—	7,40	16,00	4,34			GF
UND G	27,0	43,20	6,32	—	2,00	4,32	1,17			
UND M	18,0	28,80	4,21	—	1,33	2,88	0,78			
UND P	14,0	22,40	3,28	—	1,04	2,24	0,61			
MOLHO À BOLONHESA	100,0	185,00	6,60	10,20	13,10	23,00	1,20	51,00	57,00	IBGE

ALIMENTO	Quant.	Energia	Ptn.	Carb.	Lip.	Ca	Fe	Vit. C	Vit. A	Fonte
Medidas Caseiras	(g/ml)	(kcal)	(g)	(g)	(g)	(mg)	(mg)	(mg)	(µg RE)	
(Cont.)										
CO P CH	63,0	116,55	4,16	6,43	8,25	14,49	0,76	32,13	35,91	
COL A	35,0	64,75	2,31	3,57	4,59	8,05	0,42	17,85	19,95	
COL S	22,0	40,70	1,45	2,24	2,88	5,06	0,26	11,22	12,54	
COL SOB	14,0	25,90	0,92	1,43	1,83	3,22	0,17	7,14	7,98	
MOLHO À										
CAMPANHA	100,0	286,00	0,41	3,40	30,11	21,49	0,37	12,34	23,29	*
CO P CH	80,0	228,80	0,33	2,72	24,09	17,19	0,30	9,87	18,63	
CO P R	45,0	128,70	0,18	1,53	13,55	9,67	0,17	5,55	10,48	
COL A CH	65,0	185,90	0,27	2,21	19,57	13,97	0,24	8,02	15,14	
COL A R	40,0	114,40	0,16	1,36	12,04	8,60	0,15	4,94	9,32	
COL S CH	30,0	85,80	0,12	1,02	9,03	6,45	0,11	3,70	6,99	
COL S R	16,0	45,76	0,07	0,54	4,82	3,44	0,06	1,97	3,73	
COL SOB CH	18,0	51,48	0,07	0,61	5,42	3,87	0,07	2,22	4,19	
COL SOB R	12,0	34,32	0,05	0,41	3,61	2,58	0,04	1,48	2,79	
MOLHO AGRIDOCE										
UNCLE BEN'S®	100,0	96,00	0,00	24,00	0,00	410,00	1,00			I
COL S	30,0	28,80	0,00	7,20	0,00	123,00	0,30			
MOLHO AO SUGO										
PARMALAT®	100,0	48,00	0,00	8,33	1,67	15,00	0,83			I
COL S	20,0	9,60	0,00	1,67	0,33	3,00	0,17			
MOLHO BRANCO	100,0	200,00	6,66	14,80	12,73	191,43	0,28	1,50	141,90	*
COL A	55,0	110,00	3,66	8,14	7,00	105,29	0,15	0,83	78,05	
COL S	35,0	70,00	2,33	5,18	4,46	67,00	0,10	0,53	49,67	
COL SOB	25,0	50,00	1,67	3,70	3,18	47,86	0,07	0,38	35,48	
MOLHO BRANCO										
PARMALAT®	100,0	165,00	3,33	11,67	11,67	90,00	0,00			I
COL S CH	20,0	33,00	0,67	2,33	2,33	18,00	0,00			
MOLHO DE TOMATE	100,0	66,00	0,71	4,16	5,19	10,33	0,57	15,80	46,20	*
COL A	45,0	29,70	0,32	1,87	2,34	4,65	0,26	7,11	20,79	
COL S	20,0	13,20	0,14	0,83	1,04	2,07	0,11	3,16	9,24	
COL SOB	17,0	11,22	0,12	0,71	0,88	1,76	0,10	2,69	7,85	
MOLHO INGLÊS	100,0	100,00	1,50	8,00	6,90	21,00	0,80	5,00	35,00	IBGE
COL CHÁ	1,0	1,00	0,02	0,08	0,07	0,21	0,01	0,05	0,35	
COL S	6,0	6,00	0,09	0,48	0,41	1,26	0,05	0,30	2,10	
COL SOB	3,0	3,00	0,05	0,24	0,21	0,63	0,02	0,15	1,05	
MOLHO ITALIANO										
UNCLE BEN'S®	100,0	58,00	1,00	9,00	2,00	270,00	1,50			I
COL S	30,0	17,40	0,30	2,70	0,60	81,00	0,45			
MOLHO MADEIRA										
PARMALAT®	100,0	43,00	0,00	3,33	3,33	35,00	0,00			I
COL S CH	20,0	8,60	0,00	0,67	0,67	7,00	0,00			
MOLHO MADEIRA										
UNCLE BEN'S®	100,0	44,00	0,00	11,00	0,00	240,00	1,00			I
COL S	30,0	13,20	0,00	3,30	0,00	72,00	0,30			
MOLHO MEXICANO										
UNCLE BEN'S®	100,0	35,00	1,75	7,00	0,00	360,00	2,00			I
COL S	30,0	10,50	0,53	2,10	0,00	108,00	0,60			

ALIMENTO Medidas Caseiras	Quant. (g/ml)	Energia (kcal)	Ptn. (g)	Carb. (g)	Lip. (g)	Ca (mg)	Fe (mg)	Vit. C (mg)	Vit. A (µg RE)	Fonte
MOLHO SHOYO	100,0	72,00	5,60	9,50	1,30	82,00	4,80	0,00	0,00	IBGE
COL CHÁ	1,0	0,72	0,06	0,10	0,01	0,82	0,05	0,00	0,00	
COL S	6,0	4,32	0,34	0,57	0,08	4,92	0,29	0,00	0,00	
COL SOB	3,0	2,16	0,17	0,29	0,04	2,46	0,14	0,00	0,00	
MOLHO STROGONOFF PARMALAT®	100,0	128,00	3,33	10,00	8,33	85,00	0,00			I
COL S CH	20,0	25,60	0,67	2,00	1,67	17,00	0,00			
MORANGO	100,0	40,00	0,80	8,50	0,30	29,00	1,00	70,00	3,00	IBGE
UND G	20,0	8,00	0,16	1,70	0,06	5,80	0,20	14,00	0,60	
UND M	12,0	4,80	0,10	1,02	0,04	3,48	0,12	8,40	0,36	
UND P	7,0	2,80	0,06	0,60	0,02	2,03	0,07	4,90	0,21	
MORTADELA	100,0	272,00	18,40	2,80	20,80	53,00	2,30	—	—	IBGE
FT G	25,0	68,00	4,60	0,70	5,20	13,25	0,58	—	—	
FT M	15,0	40,80	2,76	0,42	3,12	7,95	0,35	—	—	
MORTADELA CHESTER	100,0	260,00	14,00	6,00	20,00	50,00	2,00			I
FT G	15,0	39,00	2,10	0,90	3,00	7,50	0,30			
FT M	10,0	26,00	1,40	0,60	2,00	5,00	0,20			
FT P	5,0	13,00	0,70	0,30	1,00	2,50	0,10			
MORTADELA FRANGO	100,0	260,00	14,00	6,00	20,00	50,00	2,00			I
FT G	15,0	39,00	2,10	0,90	3,00	7,50	0,30			
FT M	10,0	26,00	1,40	0,60	2,00	5,00	0,20			
FT P	5,0	13,00	0,70	0,30	1,00	2,50	0,10			
MOSTARDA CONDIMENTO	100,0	84,00	4,70	6,40	4,40	84,00	2,00	—	15,00	IBGE
COL S CH	20,0	16,80	0,94	1,28	0,88	16,80	0,40	—	3,00	
COL S R	11,0	9,24	0,52	0,70	0,48	9,24	0,22	—	1,65	
COL SOB CH	15,0	12,60	0,71	0,96	0,66	12,60	0,30	—	2,25	
COL SOB R	9,0	7,56	0,42	0,58	0,40	7,56	0,18	—	1,35	
MOSTARDA FOLHA COZIDA	100,0	27,00	2,30	4,00	0,25	220,00	2,90	—	350,00	GF
COL A CH	75,0	20,25	1,73	3,00	0,19	165,00	2,18	—	262,50	
COL S CH	45,0	12,15	1,04	1,80	0,11	99,00	1,31	—	157,50	
COL SOB CH	20,0	5,40	0,46	0,80	0,05	44,00	0,58	—	70,00	
MOUSSE DE CHOCOLATE	100,0	318,00	8,87	29,22	18,35	34,47	1,82	0,00	299,45	*
COL S CH	25,0	79,50	2,22	7,31	4,59	8,62	0,46	0,00	74,86	
COL SOB CH	18,0	57,24	1,60	5,26	3,30	6,20	0,33	0,00	53,90	
PORÇÃO	70,0	222,60	6,21	20,45	12,85	24,13	1,27	0,00	209,62	
MOUSSE DE MARACUJÁ	100,0	285,00	5,17	32,05	15,07	151,55	0,52	9,80	168,65	*
COL A CH	75,0	213,75	3,88	24,04	11,30	113,66	0,39	7,35	126,49	
COL S CH	35,0	99,75	1,81	11,22	5,27	53,04	0,18	3,43	59,03	
COL SOB CH	25,0	71,25	1,29	8,01	3,77	37,89	0,13	2,45	42,16	
COPO P CH	140,0	399,00	7,24	44,87	21,10	212,17	0,73	13,72	236,11	
PORÇÃO	100,0	285,00	5,17	32,05	15,07	151,55	0,52	9,80	168,65	

ALIMENTO Medidas Caseiras	Quant. (g/ml)	Energia (kcal)	Ptn. (g)	Carb. (g)	Lip. (g)	Ca (mg)	Fe (mg)	Vit. C (mg)	Vit. A (µg RE)	Fonte
MOUSSE MORANGO/ MARACUJÁ DANONE®	100,0	168,00	4,00	20,00	8,00	110,67	0,00			I
UND	75,0	126,00	3,00	15,00	6,00	83,00	0,00	0,00	0,00	
MUCILON DE ARROZ®	100,0	380,00	7,50	87,50	0,00	247,50	3,25	67,50	0,00	I
COL CHÁ CH	3,0	11,40	0,23	2,63	0,00	7,43	0,10	2,03	0,00	
COL CHÁ R	2,0	7,60	0,15	1,75	0,00	4,95	0,07	1,35	0,00	
COL S CH	9,0	34,20	0,68	7,88	0,00	22,28	0,29	6,08	0,00	
COL S R	5,0	19,00	0,38	4,38	0,00	12,38	0,16	3,38	0,00	
COL SOB CH	5,0	19,00	0,38	4,38	0,00	12,38	0,16	3,38	0,00	
COL SOB R	3,0	11,40	0,23	2,63	0,00	7,43	0,10	2,03	0,00	
MUCILON DE MILHO®	100,0	370,00	7,50	85,00	0,00	102,00	1,36	27,00	0,00	I
COL CHÁ CH	3,0	11,10	0,23	2,55	0,00	3,06	0,04	0,81	0,00	
COL CHÁ R	2,0	7,40	0,15	1,70	0,00	2,04	0,03	0,54	0,00	
COL S CH	9,0	33,30	0,68	7,65	0,00	9,18	0,12	2,43	0,00	
COL S R	5,0	18,50	0,38	4,25	0,00	5,10	0,07	1,35	0,00	
COL SOB CH	5,0	18,50	0,38	4,25	0,00	5,10	0,07	1,35	0,00	
COL SOB R	3,0	11,10	0,23	2,55	0,00	3,06	0,04	0,81	0,00	
MUFFIM® CHOCOLATE/ BAUNILHA	100,0	403,00	6,67	56,67	16,67	96,67	1,67			I
UND	30,0	120,90	2,00	17,00	5,00	29,00	0,50			
MUFFS CHOCOLATE/ BAUNILHA PLUS VITA®	100,0	363,00	6,66	46,66	16,66	93,33	1,13			I
UND	30,0	108,90	2,00	14,00	5,00	28,00	0,34			
NABO COZIDO	100,0	25,00	1,70	4,20	0,10	20,00	1,50	26,00	0,00	IBGE
COL A CH	35,0	8,75	0,60	1,47	0,04	7,00	0,53	9,10	0,00	
COL A R	25,0	6,25	0,43	1,05	0,03	5,00	0,38	6,50	0,00	
COL S CH	18,0	4,50	0,31	0,76	0,02	3,60	0,27	4,68	0,00	
COL S R	15,0	3,75	0,26	0,63	0,02	3,00	0,23	3,90	0,00	
FT M	13,0	3,25	0,22	0,55	0,01	2,60	0,20	3,38	0,00	
UND G	80,0	20,00	1,36	3,36	0,08	16,00	1,20	20,80	0,00	
UND M	50,0	12,50	0,85	2,10	0,05	10,00	0,75	13,00	0,00	
UND P	30,0	7,50	0,51	1,26	0,03	6,00	0,45	7,80	0,00	
NAN 1® PÓ	100,0	509,00	11,40	57,90	25,80	320,00	6,10	51,00	530,00	I
MEDIDA	4,4	22,40	0,50	2,55	1,14	14,08	0,27	2,24	23,32	
NAN 1® RECONST	100,0	67,00	1,50	7,60	3,40	42,00	0,80	6,70	71,00	I
NAN 2® PROBIÓTICO PÓ	100,0	482,00	15,90	56,80	21,20	550,00	8,20	48,00	580,00	I
MEDIDA	4,6	22,17	0,73	2,61	0,98	25,30	0,38	2,21	26,68	
NAN 2® PROBIÓTICO RECONST	100,0	67,00	2,20	7,90	2,90	76,00	1,10	6,70	80,00	I
NAN AR® PÓ	100,0	494,00	12,80	57,90	23,50	455,00	5,90	49,00	520,00	I
MEDIDA	4,5	22,23	0,58	2,61	1,06	20,48	0,27	2,21	23,40	

ALIMENTO Medidas Caseiras	Quant. (g/ml)	Energia (kcal)	Ptn. (g)	Carb. (g)	Lip. (g)	Ca (mg)	Fe (mg)	Vit. C (mg)	Vit. A (µg RE)	Fonte
NAN AR® **RECONST**	100,0	67,00	1,70	7,90	3,20	62,00	0,80	6,70	71,00	I
NAN HA® PÓ	100,0	487,00	11,50	57,70	26,00	290,00	6,10	51,00	540,00	I
MEDIDA	4,4	21,43	0,51	2,54	1,14	12,76	0,27	2,24	23,76	
NAN HA® **RECONST**	100,0	67,00	1,50	7,60	3,40	38,00	0,80	6,70	70,00	I
NAN® SEM **LACTOSE PÓ**	100,0	503,00	12,60	56,80	25,00	420,00	3,00	50,00	530,00	I
MEDIDA	4,4	22,13	0,55	2,50	1,10	18,48	0,13	2,20	23,32	
NAN® SEM LACTOSE **RECONST**	100,0	67,00	1,70	7,60	3,30	56,00	0,40	6,70	70,00	I
NAN SOY® PÓ	100,0	503,00	14,00	55,40	25,00	450,00	6,00	80,00	530,00	I
MEDIDA	4,4	22,13	0,62	2,44	1,10	19,80	0,26	3,52	23,32	
NAN SOY® **RECONST**	100,0	24,00	1,90	7,40	0,00	60,00	0,80	11,00	70,00	I
NÊSPERA	100,0	49,00	0,20	10,70	0,60	18,00	0,80	10,00	43,00	IBGE
UND G	40,0	19,60	0,08	4,28	0,24	7,20	0,32	4,00	17,20	
UND M	27,0	13,23	0,05	2,89	0,16	4,86	0,22	2,70	11,61	
NESQUIK **MORANGO PÓ®**	100,0	397,00	1,50	95,90	0,80	0,00	0,00			I
COL CAFÉ CH	2,0	7,94	0,03	1,92	0,02	0,00	0,00			
COL CHÁ CH	4,0	15,88	0,06	3,84	0,03	0,00	0,00			
COL CHÁ R	2,0	7,94	0,03	1,92	0,02	0,00	0,00			
COL S CH	16,0	63,52	0,24	15,34	0,13	0,00	0,00			
COL S R	11,0	43,67	0,17	10,55	0,09	0,00	0,00			
COL SOB CH	11,0	43,67	0,17	10,55	0,09	0,00	0,00			
COL SOB R	7,0	27,79	0,11	6,71	0,06	0,00	0,00			
NESTOGENO 1® PÓ	100,0	504,00	13,00	55,50	25,50	475,00	6,00	50,00	530,00	I
MEDIDA	4,8	24,19	0,62	2,66	1,22	22,80	0,29	2,40	25,44	
NESTOGENO 1® **RECONST**	100,0	67,00	1,70	7,40	3,40	63,00	0,80	6,70	57,60	I
NESTOGENO COM **SOJA® PÓ**	100,0	468,00	16,60	58,50	18,60	575,00	8,00	94,00	560,00	I
MEDIDA	4,8	22,46	0,80	2,81	0,89	27,60	0,38	4,51	26,88	
NESTOGENO COM **SOJA® RECONST**	100,0	68,00	2,40	8,40	2,70	83,00	1,10	13,00	81,00	I
NESTOGENO **PLUS® PÓ**	100,0	483,00	14,00	57,30	22,00	510,00	5,80	48,00	540,00	I
MEDIDA	4,6	22,22	0,64	2,64	1,01	23,46	0,27	2,21	24,84	
NESTOGENO PLUS® **RECONST**	100,0	67,00	1,90	7,90	3,10	71,00	0,80	6,70	71,00	I

ALIMENTO Medidas Caseiras	Quant. (g/ml)	Energia (kcal)	Ptn. (g)	Carb. (g)	Lip. (g)	Ca (mg)	Fe (mg)	Vit. C (mg)	Vit. A (µg RE)	Fonte
NESTON	100,0	359,00	13,30	70,50	2,60	0,00	0,00			I
COL CHÁ CH	2,0	7,18	0,27	1,41	0,05	0,00	0,00			
COL CHÁ R	1,0	3,59	0,13	0,71	0,03	0,00	0,00			
COL S CH	8,0	28,72	1,06	5,64	0,21	0,00	0,00			
COL S R	6,0	21,54	0,80	4,23	0,16	0,00	0,00			
COL SOB CH	5,0	17,95	0,67	3,53	0,13	0,00	0,00			
COL SOB R	3,0	10,77	0,40	2,12	0,08	0,00	0,00			
NESTON® VITAMINA BANANA/PÊRA/ MELÃO PÓ	100,0	374,00	6,70	86,70	0,00	46,70	1,83			I
COL S CH	15,0	56,10	1,01	13,01	0,00	7,01	0,27			
NESTON® VITAMINA MAÇÃ/BANANA/ MAMÃO PÓ	100,0	364,00	6,70	86,70	0,00	33,30	1,40			I
COL S CH	15,0	54,60	1,01	13,01	0,00	4,99	0,21			
NESTON® VITAMINA MORANGO/PÊRA/ BANANA PÓ	100,0	379,00	6,70	90,00	0,00	30,00	1,40			I
COL S CH	15,0	56,85	1,01	13,50	0,00	4,50	0,21			
NHOQUE	100,0	141,00	3,62	25,36	2,84	17,53	0,94	11,79	39,55	*
COL A CH	70,0	98,70	2,53	17,75	1,99	12,27	0,66	8,25	27,69	
COL S CH	30,0	42,30	1,09	7,61	0,85	5,26	0,28	3,54	11,87	
COL S R	20,0	28,20	0,72	5,07	0,57	3,51	0,19	2,36	7,91	
ESC M CH	100,0	141,00	3,62	25,36	2,84	17,53	0,94	11,79	39,55	
ESC M R	60,0	84,60	2,17	15,22	1,70	10,52	0,56	7,07	23,73	
NIDEX®	100,0	380,00	0,10	95,00	0,00	0,00	0,00			I
COL CHÁ CH	3,0	11,40	0,00	2,85	0,00	0,00	0,00			
COL CHÁ R	1,0	3,80	0,00	0,95	0,00	0,00	0,00			
COL S CH	11,0	41,80	0,01	10,45	0,00	0,00	0,00			
COL S R	8,0	30,40	0,01	7,60	0,00	0,00	0,00			
COL SOB CH	10,0	38,00	0,01	9,50	0,00	0,00	0,00			
COL SOB R	5,0	19,00	0,01	4,75	0,00	0,00	0,00			
NOVOMILKE BANANA/ MORANGO PÓ®	100,0	385,00	7,80	85,00	1,50	462,00	5,77	25,97	404,00	I
COL CHÁ CH	3,0	11,55	0,23	2,55	0,05	13,86	0,17	0,78	12,12	
COL CHÁ R	1,5	5,77	0,12	1,28	0,02	6,93	0,09	0,39	6,06	
COL S CH	15,0	57,75	1,17	12,75	0,23	69,30	0,87	3,90	60,60	
COL S R	9,0	34,65	0,70	7,65	0,14	41,58	0,52	2,34	36,36	
COL SOB CH	12,0	46,20	0,94	10,20	0,18	55,44	0,69	3,12	48,48	
COL SOB R	6,0	23,10	0,47	5,10	0,09	27,72	0,35	1,56	24,24	
NOVOMILKE CHOCOLATE PÓ®	100,0	383,00	9,00	81,00	2,50	462,00	5,77	25,97	404,00	I
COL CHÁ CH	3,0	11,49	0,27	2,43	0,08	13,86	0,17	0,78	12,12	
COL CHÁ R	2,0	7,66	0,18	1,62	0,05	9,24	0,12	0,52	8,08	
COL S CH	15,0	57,45	1,35	12,15	0,38	69,30	0,87	3,90	60,60	
COL S R	9,0	34,47	0,81	7,29	0,23	41,58	0,52	2,34	36,36	

ALIMENTO Medidas Caseiras	Quant. (g/ml)	Energia (kcal)	Ptn. (g)	Carb. (g)	Lip. (g)	Ca (mg)	Fe (mg)	Vit. C (mg)	Vit. A (µg RE)	Fonte
(Cont.) COL SOB CH	12,0	45,96	1,08	9,72	0,30	55,44	0,69	3,12	48,48	
COL SOB R	6,0	22,98	0,54	4,86	0,15	27,72	0,35	1,56	24,24	
NOZ	100,0	698,00	14,80	15,80	64,00	99,00	3,10	2,00	3,00	IBGE
PUNHADO	30,0	209,40	4,44	4,74	19,20	29,70	0,93	0,60	0,90	
UND	5,0	34,90	0,74	0,79	3,20	4,95	0,16	0,10	0,15	
NUGGETS BATATA SADIA®41	100,0	220,00	4,55	25,00	11,36	0,00	0,00			I
UND	22,0	48,40	1,00	5,50	2,50	0,00	0,00			
NUGGETS BATATA/ QUEIJO SADIA®	100,0	220,00	4,55	25,00	11,36	29,09	0,00			I
UND	22,0	48,40	1,00	5,50	2,50	6,40	0,00			
NUGGETS FRANGO CROCANTE SADIA®	100,0	278,00	13,04	17,39	17,39	0,00	0,78			I
UND	23,0	63,94	3,00	4,00	4,00	0,00	0,18			
NUGGETS FRANGO SABOR PIZZA SADIA®	100,0	255,00	11,90	14,29	16,67	85,71	0,95			I
UND	21,0	53,55	2,50	3,00	3,50	18,00	0,20			
NUGGETS FRANGO SADIA®	100,0	212,00	14,00	12,00	12,00	0,00	0,72			I
UND	25,0	53,00	3,50	3,00	3,00	0,00	0,18			
NUGGETS FRANGO/ QUEIJO SADIA®	100,0	250,00	13,64	18,18	13,64	68,18	0,68			I
UND	22,0	55,00	3,00	4,00	3,00	15,00	0,15			
NUTREN ACTIVE BAUNILHA PÓ®	100,0	359,00	25,40	57,14	3,17	800,00	20,00	40,00	952,38	I
COL S CH	16,0	57,44	4,06	9,14	0,51	128,00	3,20	6,40	152,38	
ÓLEO VEGETAL	100,0	900,00	—	—	100,00	—	—	—	—	IBGE
COL CAFÉ	1,0	9,00	—	—	1,00	—	—	—	—	
COL CHÁ	2,0	18,00	—	—	2,00	—	—	—	—	
COL S	8,0	72,00	—	—	8,00	—	—	—	—	
COL SOB	5,0	45,00	—	—	5,00	—	—	—	—	
OMELETE	100,0	170,00	11,20	2,40	12,90	80,00	1,70	—	259,00	IBGE
UND P (COM 1 OVO)	65,0	110,50	7,28	1,56	8,39	52,00	1,11	—	168,35	
OVO DE CODORNA	100,0	156,00	13,10	1,00	11,10	62,00	3,70	—	80,00	IBGE
UND	10,0	15,60	1,31	0,10	1,11	6,20	0,37	—	8,00	
OVO DE GALINHA CLARA COZIDA	100,0	51,00	12,80	0,00	0,00	18,00	0,90	0,00	0,00	GF
UND	30,0	15,30	3,84	0,00	0,00	5,40	0,27	0,00	0,00	
UND M	30,0	15,30	3,84	0,00	0,00	5,40	0,27	0,00	0,00	
OVO DE GALINHA COZIDO	100,0	158,00	12,80	0,70	11,50	54,00	2,70	0,00	500,00	GF
FT M	10,0	15,80	1,28	0,07	1,15	5,40	0,27	0,00	50,00	
UND M	45,0	71,10	5,76	0,31	5,18	24,30	1,22	0,00	225,00	

ALIMENTO Medidas Caseiras	Quant. (g/ml)	Energia (kcal)	Ptn. (g)	Carb. (g)	Lip. (g)	Ca (mg)	Fe (mg)	Vit. C (mg)	Vit. A (µg RE)	Fonte
OVO DE GALINHA										
FRITO	100,0	210,00	13,80	0,00	17,20	65,00	2,67	0,00	341,00	GF
UND M	50,0	105,00	6,90	0,00	8,60	32,50	1,34	0,00	170,50	
OVO DE GALINHA										
GEMA CRUA	100,0	352,00	16,76	1,78	30,87	137,00	3,53	0,00	584,00	USDA
UND M	15,0	52,80	2,51	0,27	4,63	20,55	0,53	0,00	87,60	
OVO DE GALINHA										
MEXIDO	100,0	195,00	12,93	0,82	15,55	63,26	3,20	0,00	576,20	*
COL A CH	45,0	87,75	5,82	0,37	7,00	28,47	1,44	0,00	259,29	
COL A R	25,0	48,75	3,23	0,21	3,89	15,82	0,80	0,00	144,05	
COL S CH	15,0	29,25	1,94	0,12	2,33	9,49	0,48	0,00	86,43	
COL S R	10,0	19,50	1,29	0,08	1,56	6,33	0,32	0,00	57,62	
ESC M R	45,0	87,75	5,82	0,37	7,00	28,47	1,44	0,00	259,29	
OVOMALTINE										
CHOCOLATE®	100,0	376,00	5,00	86,00	1,30	480,00	7,50		800,60	I
COL CAFÉ CH	1,0	3,76	0,05	0,86	0,01	4,80	0,08		8,01	
COL S CH	14,0	52,64	0,70	12,04	0,18	67,20	1,05		112,08	
COL S R	9,0	33,84	0,45	7,74	0,12	43,20	0,68		72,05	
COL SOB CH	9,0	33,84	0,45	7,74	0,12	43,20	0,68		72,05	
COL SOB R	6,0	22,56	0,30	5,16	0,08	28,80	0,45		48,04	
OVOMALTINE SUÍÇO®	100,0	375,00	10,00	77,00	3,00	0,00	7,50		800,60	I
COL C CH	1,0	3,75	0,10	0,77	0,03	0,00	0,08		8,01	
COL S CH	14,0	52,50	1,40	10,78	0,42	0,00	1,05		112,08	
COL S R	9,0	33,75	0,90	6,93	0,27	0,00	0,68		72,05	
COL SOB CH	9,0	33,75	0,90	6,93	0,27	0,00	0,68		72,05	
COL SOB R	6,0	22,50	0,60	4,62	0,18	0,00	0,45		48,04	
PAÇOCA	100,0	382,00	19,33	67,96	3,70	63,74	2,56	5,32	—	*
UND	30,0	114,60	5,80	20,39	1,11	19,12	0,77	1,60	—	
PAIO	100,0	227,00	19,50	3,30	15,10	39,00	2,40	—	—	IBGE
UND	160,0	363,20	31,20	5,28	24,16	62,40	3,84	—	—	
PALMITO EM										
CONSERVA42	100,0	22,00	1,60	3,70	0,10	61,00	0,60	5,10	0,00	GF
COL S R PICADO	15,0	3,30	0,24	0,56	0,02	9,15	0,09	0,76	0,00	
UND M	100,0	22,00	1,60	3,70	0,10	61,00	0,60	5,10	0,00	
PAMONHA	100,0	258,00	4,40	42,90	7,60	18,00	0,90	55,00	25,00	IBGE
UND	160,0	412,80	7,04	68,64	12,16	28,80	1,44	88,00	40,00	
PANETTONE FRUTAS43	100,0	351,00	5,63	57,50	12,50	36,88	1,95	0,00	10,00	I
FT G	60,0	210,60	3,38	34,50	7,50	22,13	1,17	0,00	6,00	
FT M	45,0	157,95	2,53	25,88	5,63	16,60	0,88	0,00	4,50	
FT P	25,0	87,75	1,41	14,38	3,13	9,22	0,49	0,00	2,50	
UND	500,0	1.755,00	28,15	287,50	62,50	184,40	9,75	0,00	50,00	
PANQUECA										
DE CARNE	100,0	286,00	17,63	22,01	14,13	88,22	2,57	3,87	108,05	*
UND M	80,0	228,80	14,10	17,61	11,30	70,58	2,06	3,10	86,44	

ALIMENTO	Quant.	Energia	Ptn.	Carb.	Lip.	Ca	Fe	Vit. C	Vit. A	Fonte
Medidas Caseiras	(g/ml)	(kcal)	(g)	(g)	(g)	(mg)	(mg)	(mg)	(µg RE)	
PÃO CARECA DOCE	100,0	268,00	7,50	56,30	1,40	12,00	1,20	—	—	IBGE
COIO	38,0	101,84	2,85	21,39	0,53	4,56	0,46	—	—	
UND	50,0	134,00	3,75	28,15	0,70	6,00	0,60	—	—	
PÃO COM OVO	100,0	248,00	11,55	28,85	9,60	41,00	1,80	—	170,50	*
UND	100,0	248,00	11,55	28,85	9,60	41,00	1,80	—	170,50	
PÃO DE BATATA	100,0	274,00	8,20	58,20	0,90	25,00	1,10	9,00	84,00	IBGE
UND M	50,0	137,00	4,10	29,10	0,45	12,50	0,55	4,50	42,00	
PÃO DE BATATA FORNO DE MINAS®[44]	100,0	340,00	10,00	41,25	15,00	50,00	2,38			I
UND	40,0	136,00	4,00	16,50	6,00	20,00	0,95			
PÃO DE FORMA BRANCO	100,0	248,00	8,67	49,00	1,96	113,50	0,83			I
UND	25,0	62,00	2,17	12,25	0,49	28,38	0,21			
PÃO DE FORMA BRANCO LIGHT[45]	100,0	204,00	9,38	41,23	0,14	86,00	2,26			I
FATIA	23,0	46,92	2,16	9,48	0,03	19,78	0,52			
PÃO DE FORMA DE AVEIA[46]	100,0	236,00	11,56	43,80	1,60	108,00	2,00			I
UND	25,0	59,00	2,89	10,95	0,40	27,00	0,50			
PÃO DE FORMA DE CENTEIO[47]	100,0	278,00	8,10	47,20	6,30	114,00	2,18			I
FATIA	30,0	83,40	2,43	14,16	1,89	34,20	0,65			
UND	27,0	75,06	2,19	12,74	1,70	30,78	0,59			
PÃO DE FORMA DE MILHO PANCO®	100,0	300,00	8,00	58,00	4,00	54,00	1,00			I
FT	32,0	96,00	2,56	18,56	1,28	17,28	0,32			
PÃO DE HAMBÚRGUER	100,0	269,00	9,30	57,40	0,20	22,00	1,20	—	—	IBGE
UND	70,0	188,30	6,51	40,18	0,14	15,40	0,84	—	—	
PÃO DE MEL COM CHOCOLATE	100,0	440,00	6,67	73,33	13,34	71,67	1,24			I
UND	11,8	51,92	0,79	8,65	1,57	8,46	0,15			
PÃO DE MILHO	100,0	287,00	8,00	60,80	1,30	46,00	2,50	—	—	IBGE
UND M	70,0	200,90	5,60	42,56	0,91	32,20	1,75	—	—	
PÃO DE QUEIJO	100,0	434,00	6,63	45,53	25,05	174,30	0,60	0,40	91,60	*
UND G	40,0	173,60	2,65	18,21	10,02	69,72	0,24	0,16	36,64	
UND M	20,0	86,80	1,33	9,11	5,01	34,86	0,12	0,08	18,32	
UND P	10,0	43,40	0,66	4,55	2,51	17,43	0,06	0,04	9,16	
PÃO DE QUEIJO FORNO DE MINAS[48]	100,0	273,00	7,46	32,81	12,46	175,00	0,76			I
UND COQUETEL	13,3	36,31	0,99	4,36	1,66	23,28	0,10			
UND M	27,0	73,71	2,01	8,86	3,36	47,25	0,21			
UND P	13,0	35,49	0,97	4,27	1,62	22,75	0,10			

ALIMENTO Medidas Caseiras	Quant. (g/ml)	Energia (kcal)	Ptn. (g)	Carb. (g)	Lip. (g)	Ca (mg)	Fe (mg)	Vit. C (mg)	Vit. A (µg RE)	Fonte
PÃO DE QUEIJO										
LIGHT FORNO										
DE MINAS®	100,0	205,00	7,46	32,46	5,00	275,00	0,00			I
UND M	27,0	55,35	2,01	8,76	1,35	74,25	0,00			
UND P	13,0	26,65	0,97	4,22	0,65	35,75	0,00			
PÃO FRANCÊS[49]	100,0	269,00	9,30	57,40	0,20	22,00	1,20	—	—	IBGE
BISNAGA	200,0	538,00	18,60	114,80	0,40	44,00	2,40	—	—	
UND	50,0	134,50	4,65	28,70	0,10	11,00	0,60	—	—	
UND S/MIOLO	30,0	80,70	2,79	17,22	0,06	6,60	0,36	—	—	
PÃO SÍRIO										
PITA BREAD®	100,0	272,00	11,00	57,00	0,00	74,00	1,00			I
UND G	80,0	217,60	8,80	45,60	0,00	59,20	0,80			
UND M	58,0	157,76	6,38	33,06	0,00	42,92	0,58			
UND MINI	27,0	73,44	2,97	15,39	0,00	19,98	0,27			
UND P	37,0	100,64	4,07	21,09	0,00	27,38	0,37			
PÃO SÍRIO INTEGRAL										
PITA BREAD®	100,0	100,00	4,00	21,00	0,00	27,00	0,50			I
UND	53,0	53,00	2,12	11,13	0,00	14,31	0,27			
PAPINHA GERBER®										
1 AMEIXA	100,0	92,00	0,00	25,00	0,00	0,00	0,00			I
POTINHO	71,0	65,32	0,00	17,75	0,00	0,00	0,00			
PAPINHA GERBER®										
1 BANANA	100,0	84,00	1,00	21,00	0,00	0,00	0,00	22,05	0,00	I
POTINHO	71,0	59,64	0,71	14,91	0,00	0,00	0,00	15,66	0,00	
PAPINHA GERBER®										
1 MAÇÃ	100,0	68,00	0,00	19,00	0,00	0,00	0,00	22,05	0,00	I
POTINHO	71,0	48,28	0,00	13,49	0,00	0,00	0,00	15,66	0,00	
PAPINHA GERBER®										
1 PÊRA	100,0	64,00	0,00	18,00	0,00	0,00	0,00	22,05	0,00	I
POTINHO	71,0	45,44	0,00	12,78	0,00	0,00	0,00	15,66	0,00	
PAPINHA GERBER® 2										
AVEIA/BANANA/										
PÊSSEGO	100,0	84,00	1,00	21,00	0,00	0,00	0,00			I
POTINHO	113,0	94,92	1,13	23,73	0,00	0,00	0,00			
PAPINHA GERBER® 2										
IOGURTE/BANANA	100,0	85,00	1,00	18,00	1,00	0,00	0,00			I
POTINHO	113,0	96,05	1,13	20,34	1,13	0,00	0,00			
PAPINHA GERBER® 2										
IOGURTE/FRUTAS	100,0	81,00	1,00	17,00	1,00	0,00	0,00			I
POTINHO	113,0	91,53	1,13	19,21	1,13	0,00	0,00			
PAPINHA GERBER® 2										
MAÇÃ	100,0	56,00	0,00	14,00	0,00	0,00	0,00			I
POTINHO	113,0	63,28	0,00	15,82	0,00	0,00	0,00			

ALIMENTO Medidas Caseiras	Quant. (g/ml)	Energia (kcal)	Ptn. (g)	Carb. (g)	Lip. (g)	Ca (mg)	Fe (mg)	Vit. C (mg)	Vit. A (µg RE)	Fonte
PAPINHA GERBER® 2 PÊRA	100,0	56,00	0,00	15,00	0,00	0,00	0,00	14,00	0,00	I
POTINHO	113,0	63,28	0,00	16,95	0,00	0,00	0,00	15,82	0,00	
PAPINHA GERBER® 2 PESSEGO	100,0	68,00	1,00	17,00	0,00	0,00	0,00	14,00	0,00	I
POTINHO	113,0	76,84	1,13	19,21	0,00	0,00	0,00	15,82	0,00	
PAPINHA GERBER® 3 BANANA/MORANGO	100,0	96,00	1,00	24,00	0,00	0,00	0,00			I
POTINHO	170,0	163,20	1,70	40,80	0,00	0,00	0,00			
PAPINHA GERBER® 3 IOGURTE/AVEIA/ MAÇÃ	100,0	77,00	2,00	16,00	1,00	115,00	2,50			I
POTINHO	170,0	130,90	3,40	27,20	1,70	195,50	4,25			
PAPINHA GERBER® 3 IOGURTE/CEREAL/ PÊSSEGO	100,0	81,00	2,00	17,00	1,00	120,00	2,50	8,75	0,00	I
POTINHO	170,0	137,70	3,40	28,90	1,70	204,00	4,25	14,88	0,00	
PAPINHA NESTLÉ® BABY BANANA/AVEIA	100,0	87,00	0,83	20,00	0,42	6,67	0,23			I
POTINHO	120,0	104,40	1,00	24,00	0,50	8,00	0,28			
PAPINHA NESTLÉ® BABY DUO BANANA/ MAÇÃ/IOGURTE	100,0	109,00	1,14	22,86	1,43	30,86	0,14			I
POTINHO	175,0	190,75	2,00	40,01	2,50	54,01	0,25			
PAPINHA NESTLÉ® BABY DUO BANANA/ MAÇÃ/QUEIJO	100,0	99,00	0,57	22,86	0,57	13,14	0,15			I
POTINHO	175,0	173,25	1,00	40,01	1,00	23,00	0,26			
PAPINHA NESTLÉ® BABY FRUTAS SORTIDAS	100,0	83,00	0,00	20,83	0,00	5,00	0,15			I
POTINHO	120,0	99,60	0,00	25,00	0,00	6,00	0,18			
PAPINHA NESTLÉ® BABY FRUTAS SORTIDAS/MEL	100,0	80,00	0,83	19,17	0,00	6,67	0,16			I
POTINHO	120,0	96,00	1,00	23,00	0,00	8,00	0,19			
PAPINHA NESTLÉ® BABY MAÇÃ/MAMÃO/ MARACUJÁ/CEREAL	100,0	80,00	0,00	20,00	0,00	0,00	0,22			I
POTINHO	120,0	96,00	0,00	24,00	0,00	0,00	0,26			
PAPINHA NESTLÉ® BABY PEDAÇOS BANANA/AVEIA	100,0	94,00	1,14	21,71	0,29	0,00	0,24			I
POTINHO	175,0	164,50	2,00	37,99	0,51	0,00	0,42			

ALIMENTO Medidas Caseiras	Quant. (g/ml)	Energia (kcal)	Ptn. (g)	Carb. (g)	Lip. (g)	Ca (mg)	Fe (mg)	Vit. C (mg)	Vit. A (µg RE)	Fonte
PAPINHA NESTLÉ®										
BABY PEDAÇOS										
FRUTAS SORTIDAS	100,0	69,00	0,00	17,14	0,00	0,00	0,17			I
POTINHO	175,0	120,75	0,00	30,00	0,00	0,00	0,30			
PASTA DE ATUM	100,0	321,00	15,89	5,00	26,37	7,72	0,91	—	25,04	*
COL CHÁ CH	9,0	28,89	1,43	0,45	2,37	0,69	0,08	—	2,25	
COL S CH	35,0	112,35	5,56	1,75	9,23	2,70	0,32	—	8,76	
COL SOB CH	23,0	73,83	3,65	1,15	6,07	1,78	0,21	—	5,76	
GQ/CREAM CRACKER	13,0	41,73	2,07	0,65	3,43	1,00	0,12	—	3,26	
GQ/PÃO DE FORMA	58,0	186,18	9,22	2,90	15,29	4,48	0,53	—	14,52	
GQ/PÃO FRANCÊS	66,0	211,86	10,49	3,30	17,40	5,10	0,60	—	16,53	
MQ/CREAM CRACKER	8,0	25,68	1,27	0,40	2,11	0,62	0,07	—	2,00	
MQ/PÃO DE FORMA	30,0	96,30	4,77	1,50	7,91	2,32	0,27	—	7,51	
MQ/PÃO FRANCÊS	40,0	128,40	6,36	2,00	10,55	3,09	0,36	—	10,02	
PQ/CREAM CRACKER	4,0	12,84	0,64	0,20	1,05	0,31	0,04	—	1,00	
PQ/PÃO DE FORMA	15,0	48,15	2,38	0,75	3,96	1,16	0,14	—	3,76	
PQ/PÃO FRANCÊS	26,0	83,46	4,13	1,30	6,86	2,01	0,24	—	6,51	
PASTA DE TOFU	100,0	175,00	10,74	6,10	11,92	165,53	5,90	1,00	3,60	*
COL CHÁ CH	5,0	8,75	0,54	0,31	0,60	8,28	0,30	0,05	0,18	
COL CHÁ R	2,0	3,50	0,21	0,12	0,24	3,31	0,12	0,02	0,07	
COL S CH	26,0	45,50	2,79	1,59	3,10	43,04	1,53	0,26	0,94	
COL S R	13,0	22,75	1,40	0,79	1,55	21,52	0,77	0,13	0,47	
COL SOB CH	14,0	24,50	1,50	0,85	1,67	23,17	0,83	0,14	0,50	
COL SOB R	9,0	15,75	0,97	0,55	1,07	14,90	0,53	0,09	0,32	
PASTEL DE CARNE	100,0	263,00	13,43	16,60	15,92	24,40	1,99	3,17	31,47	*
UND M	32,0	84,16	4,30	5,31	5,09	7,81	0,64	1,01	10,07	
UND P	8,0	21,04	1,07	1,33	1,27	1,95	0,16	0,25	2,52	
PASTEL DE QUEIJO	100,0	301,00	10,87	20,34	19,62	222,00	0,62	—	83,44	*
UND G	40,0	120,40	4,35	8,14	7,85	88,80	0,25	—	33,38	
UND M	25,0	75,25	2,72	5,09	4,91	55,50	0,16	—	20,86	
UND P	10,0	30,10	1,09	2,03	1,96	22,20	0,06	—	8,34	
PASTEL DE QUEIJO										
DE FORNO	100,0	464,00	10,20	37,56	30,35	41,44	0,88	—	346,80	*
UND G	40,0	185,60	4,08	15,02	12,14	16,58	0,35	—	138,72	
UND M	25,0	116,00	2,55	9,39	7,59	10,36	0,22	—	86,70	
UND P	10,0	46,40	1,02	3,76	3,04	4,14	0,09	—	34,68	
PASTILHA HORTELÃ										
GAROTO®	100,0	397,00	1,00	96,00	1,00	0,00	0,00	0,00	0,00	I
UND	1,7	6,75	0,02	1,63	0,02	0,00	0,00	0,00	0,00	
PATÊ DE BACON										
SADIA®	100,0	210,00	11,67	3,33	16,67	0,00	0,00	0,00	0,00	I
PORÇÃO	30,0	63,00	3,50	1,00	5,00	0,00	0,00	0,00	0,00	
POTE	130,0	273,00	15,17	4,33	21,67	0,00	0,00	0,00	0,00	
PATÊ DE FÍGADO	100,0	396,00	15,86	0,00	36,94	25,00	7,60	0,00	0,00	GF
COL CAFÉ CH	3,5	13,86	0,56	0,00	1,29	0,88	0,27	0,00	0,00	
COL CAFÉ R	2,0	7,92	0,32	0,00	0,74	0,50	0,15	0,00	0,00	

ALIMENTO Medidas Caseiras	Quant. (g/ml)	Energia (kcal)	Ptn. (g)	Carb. (g)	Lip. (g)	Ca (mg)	Fe (mg)	Vit. C (mg)	Vit. A (µg RE)	Fonte
(Cont.) COL CHÁ CH	8,0	31,68	1,27	0,00	2,96	2,00	0,61	0,00	0,00	
COL CHÁ R	3,0	11,88	0,48	0,00	1,11	0,75	0,23	0,00	0,00	
COL S CH	22,0	87,12	3,49	0,00	8,13	5,50	1,67	0,00	0,00	
COL S R	17,0	67,32	2,70	0,00	6,28	4,25	1,29	0,00	0,00	
COL SOB CH	21,0	83,16	3,33	0,00	7,76	5,25	1,60	0,00	0,00	
COL SOB R	11,0	43,56	1,74	0,00	4,06	2,75	0,84	0,00	0,00	
GQ/CREAM CRACKER	7,0	27,72	1,11	0,00	2,59	1,75	0,53	0,00	0,00	
GQ/PÃO DE FORMA	20,0	79,20	3,17	0,00	7,39	5,00	1,52	0,00	0,00	
GQ/PÃO FRANCÊS	35,0	138,60	5,55	0,00	12,93	8,75	2,66	0,00	0,00	
MQ/CREAM CRACKER	3,0	11,88	0,48	0,00	1,11	0,75	0,23	0,00	0,00	
MQ/PÃO DE FORMA	10,0	39,60	1,59	0,00	3,69	2,50	0,76	0,00	0,00	
MQ/PÃO FRANCÊS	15,0	59,40	2,38	0,00	5,54	3,75	1,14	0,00	0,00	
PQ/CREAM CRACKER	1,0	3,96	0,16	0,00	0,37	0,25	0,08	0,00	0,00	
PQ/PÃO DE FORMA	5,0	19,80	0,79	0,00	1,85	1,25	0,38	0,00	0,00	
PQ/PÃO FRANCÊS	8,0	31,68	1,27	0,00	2,96	2,00	0,61	0,00	0,00	
PATÊ DE FÍGADO SADIA®	100,0	225,00	11,67	3,33	18,33	0,00	1,63	0,00	0,00	I
PORÇÃO	30,0	67,50	3,50	1,00	5,50	0,00	0,49	0,00	0,00	
POTE	130,0	292,50	15,17	4,33	23,83	0,00	2,12	0,00	0,00	
PATÊ DE PEITO DE PERU SADIA®	100,0	220,00	6,67	3,33	20,00	0,00	0,57	0,00	0,00	I
PORÇÃO	30,0	66,00	2,00	1,00	6,00	0,00	0,17	0,00	0,00	
POTE	130,0	286,00	8,67	4,33	26,00	0,00	0,74	0,00	0,00	
PATÊ DE PRESUNTO SADIA®	100,0	233,00	10,00	3,33	20,00	0,00	0,00	0,00	0,00	I
PORÇÃO	30,0	69,90	3,00	1,00	6,00	0,00	0,00	0,00	0,00	
POTE	130,0	302,90	13,00	4,33	26,00	0,00	0,00	0,00	0,00	
PATÊ DE QUEIJO E CEBOLA SADIA®	100,0	213,00	5,00	3,33	20,00	90,00	0,00	0,00	0,00	I
PORÇÃO	30,0	63,90	1,50	1,00	6,00	27,00	0,00	0,00	0,00	
POTE	130,0	276,90	6,50	4,33	26,00	117,00	0,00	0,00	0,00	
PAVÊ DE AMENDOIM	100,0	437,00	8,69	38,00	27,82	56,29	0,95	0,37	285,94	*
COL S CH	37,0	161,69	3,22	14,06	10,29	20,83	0,35	0,14	105,80	
COL SOB CH	22,0	96,14	1,91	8,36	6,12	12,38	0,21	0,08	62,91	
PED G	180,0	786,60	15,64	68,40	50,08	101,32	1,71	0,67	514,69	
PED M	110,0	480,70	9,56	41,80	30,60	61,92	1,05	0,41	314,53	
PED P	60,0	262,20	5,21	22,80	16,69	33,77	0,57	0,22	171,56	
PAVÊ DE CHOCOLATE	100,0	181,00	4,92	18,88	9,48	115,51	0,65	0,65	134,81	*
COL S CH	35,0	63,35	1,72	6,61	3,32	40,43	0,23	0,23	47,18	
COL SOB CH	20,0	36,20	0,98	3,78	1,90	23,10	0,13	0,13	26,96	
PED G	170,0	307,70	8,36	32,10	16,12	196,37	1,11	1,11	229,18	
PED M	85,0	153,85	4,18	16,05	8,06	98,18	0,55	0,55	114,59	
PED P	60,0	108,60	2,95	11,33	5,69	69,31	0,39	0,39	80,89	
PAVÊ DE FRUTA	100,0	327,00	3,72	30,08	21,26	38,36	0,70	12,46	254,72	*
COL S CH	25,0	81,75	0,93	7,52	5,32	9,59	0,18	3,12	63,68	

ALIMENTO Medidas Caseiras	Quant. (g/ml)	Energia (kcal)	Ptn. (g)	Carb. (g)	Lip. (g)	Ca (mg)	Fe (mg)	Vit. C (mg)	Vit. A (µg RE)	Fonte
(Cont.) COL S R	15,0	49,05	0,56	4,51	3,19	5,75	0,11	1,87	38,21	
COL SOB CH	15,0	49,05	0,56	4,51	3,19	5,75	0,11	1,87	38,21	
PED G	130,0	425,10	4,84	39,10	27,64	49,87	0,91	16,20	331,14	
PED M	80,0	261,60	2,98	24,06	17,01	30,69	0,56	9,97	203,78	
PED P	50,0	163,50	1,86	15,04	10,63	19,18	0,35	6,23	127,36	
PÉ-DE-MOLEQUE STA HELENA®	100,0	520,00	11,76	58,80	26,47	0,00	1,18	0,00	0,00	I
UND	17,0	88,40	2,00	10,00	4,50	0,00	0,20	0,00	0,00	
PEITO DE PERU SEM OSSO VITA LIGHT SADIA®	100,0	97,00	21,00	1,00	1,00	12,00	1,22	0,00	0,00	I
FT	17,0	16,49	3,57	0,17	0,17	2,04	0,21	0,00	0,00	
PEIXE À ESCABECHE	100,0	183,00	18,74	13,16	6,18	33,23	1,16	5,64	77,76	*
FILÉ G	155,0	283,65	29,05	20,40	9,58	51,51	1,80	8,74	120,53	
FILÉ M	120,0	219,60	22,49	15,79	7,42	39,88	1,39	6,77	93,31	
FILÉ P	100,0	183,00	18,74	13,16	6,18	33,23	1,16	5,64	77,76	
POSTA G	250,0	457,50	46,85	32,90	15,45	83,07	2,90	14,10	194,40	
POSTA M	200,0	366,00	37,48	26,32	12,36	66,46	2,32	11,28	155,52	
POSTA P	150,0	274,50	28,11	19,74	9,27	49,85	1,74	8,46	116,64	
PEIXE À MILANESA	100,0	266,00	21,83	14,80	13,24	39,43	1,47	1,20	88,20	*
FILÉ G	150,0	399,00	32,75	22,20	19,86	59,15	2,21	1,80	132,30	
FILÉ M	115,0	305,90	25,10	17,02	15,23	45,34	1,69	1,38	101,43	
FILÉ P	90,0	239,40	19,65	13,32	11,92	35,49	1,32	1,08	79,38	
PEIXE COZIDO	100,0	98,00	22,90	—	0,70	28,00	1,00	—	44,00	IBGE
COL S CH PICADO	20,0	19,60	4,58	—	0,14	5,60	0,20	—	8,80	
COL S R PICADO	10,0	9,80	2,29	—	0,07	2,80	0,10	—	4,40	
FILÉ G	155,0	151,90	35,50	—	1,09	43,40	1,55	—	68,20	
FILÉ M	120,0	117,60	27,48	—	0,84	33,60	1,20	—	52,80	
FILÉ P	100,0	98,00	22,90	—	0,70	28,00	1,00	—	44,00	
POSTA G	250,0	245,00	57,25	—	1,75	70,00	2,50	—	110,00	
POSTA M	200,0	196,00	45,80	—	1,40	56,00	2,00	—	88,00	
POSTA P	150,0	147,00	34,35	—	1,05	42,00	1,50	—	66,00	
PEIXE ENSOPADO	100,0	130,00	17,93	1,91	5,64	28,08	1,04	12,10	58,27	*
FILÉ G	155,0	201,50	27,79	2,96	8,74	43,52	1,61	18,76	90,32	
FILÉ M	120,0	156,00	21,52	2,29	6,77	33,70	1,25	14,52	69,92	
FILÉ P	100,0	130,00	17,93	1,91	5,64	28,08	1,04	12,10	58,27	
POSTA G	250,0	325,00	44,83	4,77	14,10	70,20	2,60	30,25	145,68	
POSTA M	200,0	260,00	35,86	3,82	11,28	56,16	2,08	24,20	116,54	
POSTA P	150,0	195,00	26,90	2,87	8,46	42,12	1,56	18,15	87,41	
PEIXE FRITO	100,0	364,00	28,90	3,40	26,10	33,00	1,30	—	—	IBGE
FILÉ G	155,0	564,20	44,80	5,27	40,46	51,15	2,02	—	—	
FILÉ M	120,0	436,80	34,68	4,08	31,32	39,60	1,56	—	—	
FILÉ P	100,0	364,00	28,90	3,40	26,10	33,00	1,30	—	—	
POSTA G	250,0	910,00	72,25	8,50	65,25	82,50	3,25	—	—	
POSTA M	200,0	728,00	57,80	6,80	52,20	66,00	2,60	—	—	
POSTA P	150,0	546,00	43,35	5,10	39,15	49,50	1,95	—	—	

ALIMENTO Medidas Caseiras	Quant. (g/ml)	Energia (kcal)	Ptn. (g)	Carb. (g)	Lip. (g)	Ca (mg)	Fe (mg)	Vit. C (mg)	Vit. A (μg RE)	Fonte
PEPINO	100,0	17,00	0,70	3,40	0,10	16,00	0,60	14,00	2,00	IBGE
COL S CH PICADO	18,0	3,06	0,13	0,61	0,02	2,88	0,11	2,52	0,36	
FT P	3,0	0,51	0,02	0,10	0,00	0,48	0,02	0,42	0,06	
UND M	100,0	17,00	0,70	3,40	0,10	16,00	0,60	14,00	2,00	
PÊRA	100,0	62,00	0,30	14,80	0,20	6,00	0,50	5,00	2,00	IBGE
UND G	225,0	139,50	0,68	33,30	0,45	13,50	1,13	11,25	4,50	
UND G S/CASCA	190,0	117,80	0,57	28,12	0,38	11,40	0,95	9,50	3,80	
UND M	130,0	80,60	0,39	19,24	0,26	7,80	0,65	6,50	2,60	
UND M S/CASCA	110,0	68,20	0,33	16,28	0,22	6,60	0,55	5,50	2,20	
PERU	100,0	155,00	24,00	—	6,60	8,00	1,50	—	—	IBGE
COXA M	80,0	124,00	19,20	—	5,28	6,40	1,20	—	—	
FT G	48,0	74,40	11,52	—	3,17	3,84	0,72	—	—	
FT M	32,0	49,60	7,68	—	2,11	2,56	0,48	—	—	
FT P	20,0	31,00	4,80	—	1,32	1,60	0,30	—	—	
PÊSSEGO	100,0	48,00	0,80	10,40	0,30	9,00	1,00	6,00	40,00	IBGE
UND G	110,0	52,80	0,88	11,44	0,33	9,90	1,10	6,60	44,00	
UND M	60,0	28,80	0,48	6,24	0,18	5,40	0,60	3,60	24,00	
UND P	32,0	15,36	0,26	3,33	0,10	2,88	0,32	1,92	12,80	
PÊSSEGO EM CALDA INDUSTR	100,0	168,00	0,62	40,99	0,17	26,00	0,78	4,00	175,00	GF
1/2 UND M	30,0	50,40	0,19	12,30	0,05	7,80	0,23	1,20	52,50	
PICOLÉ ABACAXI KIBON®	100,0	110,00	0,00	27,46	0,00	0,00	0,00			I
UND	59,0	64,90	0,00	16,20	0,00	0,00	0,00			
PICOLÉ ABRACADABRA NESTLÉ®	100,0	79,00	0,00	19,67	0,00	0,00	0,00			I
UND	61,0	48,19	0,00	12,00	0,00	0,00	0,00			
PICOLÉ CHAMBINHO NESTLÉ®	100,0	176,00	4,44	24,44	6,67	128,89	0,31			I
UND	45,0	79,20	2,00	11,00	3,00	58,00	0,14			
PICOLÉ CHICABON KIBON®	100,0	164,00	3,00	29,00	4,00	108,00	0,20			I
UND	65,0	106,60	1,95	18,85	2,60	70,20	0,13			
PICOLÉ CHOCOLATE NESTLÉ®	100,0	189,00	3,10	30,90	5,90	0,00	0,00			I
UND	67,0	126,63	2,08	20,70	3,95	0,00	0,00			
PICOLÉ COCO AO LEITE KIBON®	100,0	144,00	2,00	25,00	4,00	56,00	0,00			I
UND	63,0	90,72	1,26	15,75	2,52	35,28	0,00			
PICOLÉ ENIGMA KIBON®	100,0	92,00	0,00	23,00	0,00	0,00	0,00			I
UND	44,0	40,48	0,00	10,12	0,00	0,00	0,00			

ALIMENTO Medidas Caseiras	Quant. (g/ml)	Energia (kcal)	Ptn. (g)	Carb. (g)	Lip. (g)	Ca (mg)	Fe (mg)	Vit. C (mg)	Vit. A (µg RE)	Fonte
PICOLÉ EXAGELADO **LIMÃO/FRAMBOESA** **NESTLÉ®**	100,0	83,00	0,00	20,87	0,00	0,00	0,00			I
UND	115,0	95,45	0,00	24,00	0,00	0,00	0,00			
PICOLÉ EXAGELADO **MORANGO/** **CHOCOLATE NESTLÉ®**	100,0	296,00	4,00	28,00	18,67	96,00	0,47			I
UND	75,0	222,00	3,00	21,00	14,00	72,00	0,35			
PICOLÉ FRUTILLY **FLOCK** **CHOCOLATE KIBON®**	100,0	275,00	2,00	33,00	15,00	47,00	0,30			I
UND	54,0	148,50	1,08	17,82	8,10	25,38	0,16			
PICOLÉ FRUTILLY **MORANGO KIBON®**	100,0	127,00	1,00	24,00	3,00	23,00	0,00			I
UND	54,0	68,58	0,54	12,96	1,62	12,42	0,00			
PICOLÉ FRUTTARE **CAJÁ KIBON®**	100,0	100,00	0,00	25,00	0,00	0,00	0,00			I
UND	80,0	80,00	0,00	20,00	0,00	0,00	0,00			
PICOLÉ FRUTTARE **CUPUAÇU KIBON®**	100,0	129,00	1,00	29,00	1,00	0,00	0,00			I
UND	80,0	103,20	0,80	23,20	0,80	0,00	0,00			
PICOLÉ FRUTTARE **GRAVIOLA KIBON®**	100,0	117,00	1,00	26,00	1,00	11,00	0,00			I
UND	63,0	73,71	0,63	16,38	0,63	6,93	0,00			
PICOLÉ FRUTTARE **LIMÃO KIBON®**	100,0	88,00	0,00	22,00	0,00	0,00	0,00			I
UND	58,0	51,04	0,00	12,76	0,00	0,00	0,00			
PICOLÉ FRUTTARE **SOFT MANGA KIBON®**	100,0	100,00	0,00	25,00	0,00	0,00	0,00			I
UND	63,0	63,00	0,00	15,75	0,00	0,00	0,00			
PICOLÉ FRUTTARE **SOFT MORANGO** **KIBON®**	100,0	108,00	0,00	27,00	0,00	0,00	0,00			I
UND	62,0	66,96	0,00	16,74	0,00	0,00	0,00			
PICOLÉ FRUTTARE **TANGERINA KIBON®**	100,0	100,00	0,00	25,00	0,00	0,00	0,00			I
UND	59,0	59,00	0,00	14,75	0,00	0,00	0,00			
PICOLÉ FRUTTARE **UVA KIBON®**	100,0	104,00	0,00	26,00	0,00	0,00	0,00			I
UND	59,0	61,36	0,00	15,34	0,00	0,00	0,00			
PICOLÉ GALACTEA **7 NESTLÉ®**	100,0	188,00	3,64	29,09	6,36	100,00	0,00			I
UND	55,0	103,40	2,00	16,00	3,50	55,00	0,00			

ALIMENTO Medidas Caseiras	Quant. (g/ml)	Energia (kcal)	Ptn. (g)	Carb. (g)	Lip. (g)	Ca (mg)	Fe (mg)	Vit. C (mg)	Vit. A (µg RE)	Fonte
PICOLÉ GALAK NESTLÉ®	100,0	315,00	5,00	25,70	21,30	0,00	0,00			I
UND	100,0	315,00	5,00	25,70	21,30	0,00	0,00			
PICOLÉ GIROLE KIBON®	100,0	230,00	3,00	23,00	14,00	94,00	0,40			I
UND	60,0	138,00	1,80	13,80	8,40	56,40	0,24			
PICOLÉ KIBOMBOM BRIGADEIRO®	100,0	333,00	3,00	33,00	21,00	63,00	0,40			I
UND	54,0	179,82	1,62	17,82	11,34	34,02	0,22			
PICOLÉ KIBOMBOM CHOKANT KIBON®	100,0	309,00	4,00	26,00	21,00	250,00	1,50			I
UND	54,0	166,86	2,16	14,04	11,34	135,00	0,81			
PICOLÉ KIBOMBOM TABLITO KIBON®	100,0	371,00	3,88	25,54	28,15	0,00	0,00			I
UND	65,0	241,15	2,52	16,60	18,30	0,00	0,00			
PICOLÉ KRIPTON KIBON®	100,0	92,00	0,00	23,00	0,00	0,00	0,00			I
UND	68,0	62,56	0,00	15,64	0,00	0,00	0,00			
PICOLÉ MAGNUM BRANCO KIBON®	100,0	316,00	5,00	29,00	20,00	115,00	1,50			I
UND	83,0	262,28	4,15	24,07	16,60	95,45	1,25			
PICOLÉ MAGNUM BRANCO MINI KIBON®	100,0	300,00	3,70	29,63	18,52	140,74	1,48			I
UND	27,0	81,00	1,00	8,00	5,00	38,00	0,40			
PICOLÉ MAGNUM CHOCOLATE KIBON®	100,0	324,00	4,00	32,00	20,00	114,00	0,80			I
UND	87,0	281,88	3,48	27,84	17,40	99,18	0,70			
PICOLÉ MAGNUM CHOCOLATE MINI KIBON®	100,0	1497,00	3,45	324,14	20,69	117,24	0,69			I
UND	29,0	434,13	1,00	94,00	6,00	34,00	0,20			
PICOLÉ MAGNUM CLÁSSICO KIBON®	100,0	303,00	4,00	29,00	19,00	93,00	0,60			I
UND	84,0	254,52	3,36	24,36	15,96	78,12	0,50			
PICOLÉ MAGNUM CLÁSSICO MINI KIBON®	100,0	310,00	3,45	27,59	20,69	93,10	0,69			I
UND	29,0	89,90	1,00	8,00	6,00	27,00	0,20			
PICOLÉ MAGNUM MORANGO MINI KIBON®	100,0	320,00	5,00	30,00	20,00	142,00	1,50			I
UND	27,0	86,40	1,35	8,10	5,40	38,34	0,41			

ALIMENTO Medidas Caseiras	Quant. (g/ml)	Energia (kcal)	Ptn. (g)	Carb. (g)	Lip. (g)	Ca (mg)	Fe (mg)	Vit. C (mg)	Vit. A (μg RE)	Fonte
PICOLÉ MAGNUM SPECIAL KIBON®	100,0	355,00	4,00	33,00	23,00	105,00	0,60			I
UND	85,0	301,75	3,40	28,05	19,55	89,25	0,51			
PICOLÉ MEGA AMÊNDOAS NESTLÉ®	100,0	346,00	6,17	35,80	19,75	134,57	0,60			I
UND	81,0	280,26	5,00	29,00	16,00	109,00	0,49			
PICOLÉ MEGA CLÁSSICO NESTLÉ®	100,0	310,00	5,19	28,57	19,48	132,47	0,81			I
UND	77,0	238,70	4,00	22,00	15,00	102,00	0,62			
PICOLÉ MEGA TRUFA BRANCO NESTLÉ®	100,0	343,00	5,19	33,77	20,78	164,94	0,30			I
UND	77,0	264,11	4,00	26,00	16,00	127,00	0,23			
PICOLÉ MEGA TRUFA NESTLÉ®	100,0	336,00	5,19	35,06	19,48	137,66	1,00			I
UND	77,0	258,72	4,00	27,00	15,00	106,00	0,77			
PICOLÉ MICKEY NESTLÉ®	100,0	111,00	0,00	27,63	0,00	0,00	0,00			I
UND	76,0	84,36	0,00	21,00	0,00	0,00	0,00			
PICOLÉ MIVVI FRUTAS AMARELAS NESTLÉ®	100,0	176,00	2,74	27,40	6,16	72,60	0,00			I
UND	73,0	128,48	2,00	20,00	4,50	53,00	0,00			
PICOLÉ MOÇA FIESTA BRIGADEIRO NESTLÉ®	100,0	325,00	3,30	37,80	17,80	0,00	0,00			I
UND	100,0	325,00	3,30	37,80	17,80	0,00	0,00			
PICOLÉ NAPOLITANO KIBON®	100,0	220,00	3,00	25,00	12,00	121,00	0,00			I
UND	61,0	134,20	1,83	15,25	7,32	73,81	0,00			
PICOLÉ PALILOCO NESTLÉ®	100,0	85,00	21,31	0,00	0,00	0,00	0,00			I
UND	61,0	51,85	13,00	0,00	0,00	0,00	0,00			
PICOLÉ PRESTÍGIO NESTLÉ®	100,0	318,00	3,90	32,30	19,20	0,00	0,00			I
UND	100,0	318,00	3,90	32,30	19,20	0,00	0,00			
PICOLÉ SHOW DE BOLA NESTLÉ®	100,0	196,00	4,26	25,53	8,51	106,38	0,00			I
UND	47,0	92,12	2,00	12,00	4,00	50,00	0,00			
PICOLÉ SPLOD KIBON®	100,0	279,00	3,00	24,00	19,00	87,00	0,30			I
UND	49,0	136,71	1,47	11,76	9,31	42,63	0,15			
PICOLÉ WOPPO NESTLÉ®	100,0	306,00	3,13	31,25	18,75	123,44	0,34			I
UND	64,0	195,84	2,00	20,00	12,00	79,00	0,22			

ALIMENTO Medidas Caseiras	Quant. (g/ml)	Energia (kcal)	Ptn. (g)	Carb. (g)	Lip. (g)	Ca (mg)	Fe (mg)	Vit. C (mg)	Vit. A (µg RE)	Fonte
PIMENTÃO	100,0	56,00	2,00	10,30	0,80	29,00	2,60	140,00	245,00	IBGE
COL S CH PICADO	13,0	7,28	0,26	1,34	0,10	3,77	0,34	18,20	31,85	
COL S R PICADO	8,0	4,48	0,16	0,82	0,06	2,32	0,21	11,20	19,60	
FT G	8,0	4,48	0,16	0,82	0,06	2,32	0,21	11,20	19,60	
FT M	6,0	3,36	0,12	0,62	0,05	1,74	0,16	8,40	14,70	
FT P	4,0	2,24	0,08	0,41	0,03	1,16	0,10	5,60	9,80	
UND G	87,0	48,72	1,74	8,96	0,70	25,23	2,26	121,80	213,15	
UND M	55,0	30,80	1,10	5,67	0,44	15,95	1,43	77,00	134,75	
UND P	38,0	21,28	0,76	3,91	0,30	11,02	0,99	53,20	93,10	
PIPOCA COM SAL	100,0	448,00	9,90	69,40	14,50	5,00	2,80	—	—	IBGE
COL S CH	2,0	8,96	0,20	1,39	0,29	0,10	0,06	—	—	
SACO G	25,0	112,00	2,48	17,35	3,63	1,25	0,70	—	—	
SACO M	20,0	89,60	1,98	13,88	2,90	1,00	0,56	—	—	
SACO MICROONDAS	100,0	448,0	9,90	69,40	14,50	5,00	2,80	—	—	
SACO P	15,0	67,20	1,49	10,41	2,18	0,75	0,42	—	—	
PIPOCA DOCE	100,0	473,00	9,40	99,27	4,30	9,00	2,52	—	23,00	*
COL S CH	2,0	9,46	0,19	1,99	0,09	0,18	0,05	—	0,46	
SACO G	25,0	118,25	2,35	24,82	1,08	2,25	0,63	—	5,75	
SACO M	20,0	94,60	1,88	19,85	0,86	1,80	0,50	—	4,60	
SACO P	15,0	70,95	1,41	14,89	0,64	1,35	0,38	—	3,45	
PIRÃO	100,0	121,00	0,60	29,50	0,10	21,00	1,10	5,00	—	IBGE
CO M CH	165,0	199,65	0,99	48,68	0,17	34,65	1,82	8,25	—	
CO M R	140,0	169,40	0,84	41,30	0,14	29,40	1,54	7,00	—	
COL A CH	40,0	48,40	0,24	11,80	0,04	8,40	0,44	2,00	—	
COL A R	20,0	24,20	0,12	5,90	0,02	4,20	0,22	1,00	—	
COL S CH	30,0	36,30	0,18	8,85	0,03	6,30	0,33	1,50	—	
PRATO FD	500,0	605,00	3,00	147,50	0,50	105,00	5,50	25,00	—	
PRATO R	300,0	363,00	1,80	88,50	0,30	63,00	3,30	15,00	—	
PISTACHE	100,0	640,00	22,30	16,30	54,00	140,00	1,40	0,00	0,00	GF
UND	0,6	3,84	0,13	0,10	0,32	0,84	0,01	0,00	0,00	
XIC CHÁ	128,0	819,20	28,54	20,86	69,12	179,20	1,79	0,00	0,00	
PIZZA 4 QUEIJOS **PERDIGÃO®**	100,0	253,00	12,98	24,02	11,68	545,45	0,45			I
FT M	77,0	194,81	9,99	18,50	8,99	420,00	0,35			
PIZZA BANANA/ **CANELA PERDIGÃO®**	100,0	207,00	5,00	40,00	3,00	40,00	2,00			I
FT M	60,0	124,20	3,00	24,00	1,80	24,00	1,20			
UND	240,0	496,80	12,00	96,00	7,20	96,00	4,80			
PIZZA CALABREZA	100,0	266,00	11,09	23,25	14,24	13,12	0,92	6,79	26,35	*
FT G	120,0	319,20	13,31	27,90	17,09	15,74	1,10	8,15	31,62	
FT M	90,0	239,40	9,98	20,93	12,82	11,81	0,83	6,11	23,72	
FT P	45,0	119,70	4,99	10,46	6,41	5,90	0,41	3,06	11,86	
PIZZA CHESTER/ **MUSSARELA** **PERDIGÃO®**	100,0	198,00	12,00	24,00	6,00	105,00	2,00			I
FT M	77,0	152,46	9,24	18,48	4,62	80,85	1,54			
UND	460,0	910,80	55,20	110,40	27,60	483,00	9,20			

ALIMENTO Medidas Caseiras	Quant. (g/ml)	Energia (kcal)	Ptn. (g)	Carb. (g)	Lip. (g)	Ca (mg)	Fe (mg)	Vit. C (mg)	Vit. A (μg RE)	Fonte
PIZZA MUSSARELA	100,0	278,00	14,72	21,94	14,59	11,41	0,49	6,32	24,72	*
FT G	130,0	361,40	19,14	28,52	18,97	14,83	0,64	8,22	32,14	
FT M	100,0	278,00	14,72	21,94	14,59	11,41	0,49	6,32	24,72	
FT P	50,0	139,00	7,36	10,97	7,30	5,71	0,25	3,16	12,36	
PIZZA PRESUNTO	100,0	222,00	10,11	19,23	11,68	11,42	0,88	5,69	22,03	*
FT G	145,0	321,90	14,66	27,88	16,94	16,56	1,28	8,25	31,94	
FT M	110,0	244,20	11,12	21,15	12,85	12,56	0,97	6,26	24,23	
FT P	60,0	133,20	6,07	11,54	7,01	6,85	0,53	3,41	13,22	
PIZZA FRANGO/ CATUPIRY/ MUSSARELA PERDIGÃO®	100,0	762,00	11,68	18,18	71,42	101,29	0,80			I
FT M	77,0	586,74	8,99	14,00	54,99	77,99	0,62			
PIZZA LOMBO/ CATUPIRY/ MUSSARELA PERDIGÃO®	100,0	208,00	11,68	21,42	8,44	118,18	0,70			I
FT M	77,0	160,16	8,99	16,49	6,50	91,00	0,54			
PIZZA PORTUGUESA	100,0	197,00	8,77	18,95	9,58	19,99	1,06	9,51	73,18	*
FT G	160,0	315,20	14,03	30,32	15,33	31,98	1,70	15,22	117,09	
FT M	125,0	246,25	10,96	23,69	11,98	24,99	1,33	11,89	91,48	
FT P	65,0	128,05	5,70	12,32	6,23	12,99	0,69	6,18	47,57	
PIZZA ROMEU JULIETA PERDIGÃO®	100,0	267,00	6,00	45,00	7,00	60,00	2,00			I
FT M	60,0	160,20	3,60	27,00	4,20	36,00	1,20			
UND	240,0	640,80	14,40	108,00	16,80	144,00	4,80			
POLVO REFOGADO	100,0	82,00	6,54	0,92	5,81	18,51	0,58	2,08	9,60	*
COL A CH	40,0	32,80	2,62	0,37	2,32	7,40	0,23	0,83	3,84	
COL S CH	22,0	18,04	1,44	0,20	1,28	4,07	0,13	0,46	2,11	
ESC M CH	60,0	49,20	3,92	0,55	3,49	11,11	0,35	1,25	5,76	
PRESUNTO COM CAPA GORDURA SADIA®	100,0	145,00	15,00	1,00	9,00	0,00	0,82			I
FT M	15,0	21,75	2,25	0,15	1,35	0,00	0,12			
PRESUNTO SEM CAPA GORDURA SADIA®	100,0	86,00	16,00	1,00	2,00	0,00	0,70			I
FT M	15,0	12,90	2,40	0,15	0,30	0,00	0,11			
PUDIM BAUNILHA FASE 2 GERBER®	100,0	97,00	2,00	20,00	1,00	0,00	0,00			I
POTINHO	113,0	109,61	2,26	22,60	1,13	0,00	0,00			
PUDIM DE LEITE	100,0	182,00	6,70	24,34	6,39	170,51	0,54	0,91	123,67	*
COL S CH	50,0	91,00	3,35	12,17	3,20	85,26	0,27	0,46	61,84	
COL SOB CH	40,0	72,80	2,68	9,74	2,56	68,20	0,22	0,36	49,47	
FT G	260,0	473,20	17,42	63,28	16,61	443,33	1,40	2,37	321,54	
FT M	130,0	236,60	8,71	31,64	8,31	221,66	0,70	1,18	160,77	
FT P	90,0	163,80	6,03	21,91	5,75	153,46	0,49	0,82	111,30	

ALIMENTO	Quant.	Energia	Ptn.	Carb.	Lip.	Ca	Fe	Vit. C	Vit. A	Fonte
Medidas Caseiras	(g/ml)	(kcal)	(g)	(g)	(g)	(mg)	(mg)	(mg)	(µg RE)	
PUDIM MUUU!										
CHOCOLATE NESTLÉ®	100,0	115,00	3,64	20,00	2,27	122,73	0,59			I
UND	110,0	126,50	4,00	22,00	2,50	135,00	0,65			
PURÊ DE BATATA	100,0	124,00	2,52	18,80	4,33	34,70	0,68	12,48	40,30	*
CO M R	140,0	173,60	3,53	26,32	6,06	48,58	0,95	17,47	56,42	
COL A CH	80,0	99,20	2,02	15,04	3,46	27,76	0,54	9,98	32,24	
COL S CH	45,0	55,80	1,13	8,46	1,95	15,62	0,31	5,62	18,14	
COL S R	25,0	31,00	0,63	4,70	1,08	8,68	0,17	3,12	10,08	
PURÊ DE INHAME	100,0	123,00	1,97	18,38	4,59	60,68	0,95	6,75	51,35	*
COL A CH	65,0	79,95	1,28	11,95	2,98	39,44	0,62	4,39	33,38	
COL S CH	40,0	49,20	0,79	7,35	1,84	24,27	0,38	2,70	20,54	
COL S R	20,0	24,60	0,39	3,68	0,92	12,14	0,19	1,35	10,27	
QUEIJADINHA	100,0	588,00	5,54	73,82	30,01	23,69	4,44	—	245,30	*
UND G	40,0	235,20	2,22	29,53	12,00	9,48	1,78	—	98,12	
UND M	35,0	205,80	1,94	25,84	10,50	8,29	1,55	—	85,86	
UND P	20,0	117,60	1,11	14,76	6,00	4,74	0,89	—	49,06	
QUEIJO ALOUETTE										
ERVAS FINAS										
POLENGHI®	100,0	366,00	6,66	9,99	33,30	89,91	3,33			I
COL CHÁ CH	6,5	23,79	0,43	0,65	2,16	5,84	0,22			
QUEIJO ALOUETTE										
POLENGHI®										
TRADICIONAL	100,0	396,00	6,66	9,99	36,63	53,28	0,00	I		
COL CHÁ CH	6,5	25,74	0,43	0,65	2,38	3,46	0,00			
QUEIJO ALOUETTE										
TOMATE SECO										
POLENGHI®	100,0	280,00	6,66	3,33	26,64	86,58	0,59	I		
COL CHÁ CH	6,5	18,20	0,43	0,22	1,73	5,63	0,04			
QUEIJO BRIE	100,0	290,00	20,00	0,00	23,33	366,67	0,00			I
FT MD	30,0	87,00	6,00	0,00	7,00	110,00	0,00			
QUEIJO CAMEMBERT	100,0	290,00	19,99	0,00	23,32	599,40	0,00			I
FT MD	30,0	87,00	6,00	0,00	7,00	179,82	0,00			
QUEIJO CHEDDAR										
CREMOSO	100,0	163,00	9,99	23,30	3,30	503,00	0,00			I
COL S CH	30,0	48,90	3,00	6,99	0,99	150,90	0,00			
QUEIJO COALHO	100,0	337,00	27,00	1,00	25,00					I
PED G	100,0	337,00	27,00	1,00	25,00					
QUEIJO COTTAGE	100,0	126,00	13,09	3,32	6,66	109,94	0,00			I
COL S CH	44,0	55,44	5,76	1,46	2,93	48,37	0,00			
COL S R	22,0	27,72	2,88	0,73	1,47	24,19	0,00			
QUEIJO										
GORGONZOLA	100,0	355,00	20,64	0,00	30,30	488,00	0,00			I
FT G	55,0	195,25	11,35	0,00	16,67	268,40	0,00			
FT M	38,0	134,90	7,84	0,00	11,51	185,44	0,00			
FT P	15,0	53,25	3,10	0,00	4,55	73,20	0,00			
PEÇA TRIANGULAR	235,0	834,25	48,50	0,00	71,21	1.146,80	0,00			

ALIMENTO Medidas Caseiras	Quant. (g/ml)	Energia (kcal)	Ptn. (g)	Carb. (g)	Lip. (g)	Ca (mg)	Fe (mg)	Vit. C (mg)	Vit. A (µg RE)	Fonte
QUEIJO GOUDA **DA MATTA®**	100,0	333,00	23,31	0,00	26,64	832,50	0,00			I
FT G	20,0	66,60	4,66	0,00	5,33	166,50	0,00			
FT M	15,0	49,95	3,50	0,00	4,00	124,88	0,00			
FT P	10,0	33,30	2,33	0,00	2,66	83,25	0,00			
QUEIJO GRUYERE **FUNDIDO CAMPO** **LINDO®**	100,0	261,00	16,65	0,00	21,64	389,60	0,00			I
PCT	200,0	522,00	33,30	0,00	43,28	779,20	0,00			
QUEIJO MINAS **FRESCAL®**	100,0	230,00	16,65	3,33	16,65	569,00	0,00			I
FT G	40,0	92,00	6,66	1,33	6,66	227,60	0,00			
FT M	30,0	69,00	4,99	1,00	4,99	170,70	0,00			
FT P	20,0	46,00	3,33	0,67	3,33	113,80	0,00			
QUEIJO MINAS **FRESCAL®** **ZERO DANÚBIO**	100,0	80,00	16,65	3,33	0,00	549,45	0,00	17,98	239,76	I
FT G	40,0	32,00	6,66	1,33	0,00	219,78	0,00	7,19	95,90	
FT M	30,0	24,00	4,99	1,00	0,00	164,84	0,00	5,39	71,93	
FT P	20,0	16,00	3,33	0,67	0,00	109,89	0,00	3,60	47,95	
QUEIJO MINAS **PADRÃO®**	100,0	353,00	24,97	3,33	26,64	691,00	0,00			I
FT G	80,0	282,40	19,98	2,66	21,31	552,80	0,00			
FT M	45,0	158,85	11,24	1,50	11,99	310,95	0,00			
FT P	25,0	88,25	6,24	0,83	6,66	172,75	0,00			
QUEIJO MINAS **PADRÃO LIGHT** **MARÍLIA®**	100,0	265,00	30,00	2,50	15,00	0,00	0,00			I
FT G	40,0	106,00	12,00	1,00	6,00	0,00	0,00			
FT M	19,0	50,35	5,70	0,48	2,85	0,00	0,00			
FT P	11,0	29,15	3,30	0,28	1,65	0,00	0,00			
QUEIJO MUSSARELA	100,0	325,00	27,20	0,00	24,00					GF
FT M	20,0	65,00	5,44	0,00	4,80					
QUEIJO PARMESÃO	100,0	358,00	32,18	0,00	25,52	1165,00	0,00			I
COL CHÁ CH RALADO	4,0	14,32	1,29	0,00	1,02	46,60	0,00			
COL CHÁ R RALADO	2,0	7,16	0,64	0,00	0,51	23,30	0,00			
COL S CH RALADO	15,0	53,70	4,83	0,00	3,83	174,75	0,00			
COL S N RALADO	5,0	17,90	1,61	0,00	1,28	58,25	0,00			
COL S R RALADO	7,0	25,06	2,25	0,00	1,79	81,55	0,00			
COL SOB CH RALADO	8,0	28,64	2,57	0,00	2,04	93,20	0,00			
COL SOB R RALADO	4,0	14,32	1,29	0,00	1,02	46,60	0,00			
QUEIJO POLENGHI® **CHEDDAR**	100,0	283,00	15,00	5,00	22,50	730,00	0,00			I
PORÇÃO	20,0	56,60	3,00	1,00	4,50	146,00	0,00			
QUEIJO POLENGHI® **CHEDDAR LIGHT**	100,0	210,00	20,00	10,00	10,00	480,00	0,00			I
PORÇÃO	20,0	42,00	4,00	2,00	2,00	96,00	0,00			

ALIMENTO Medidas Caseiras	Quant. (g/ml)	Energia (kcal)	Ptn. (g)	Carb. (g)	Lip. (g)	Ca (mg)	Fe (mg)	Vit. C (mg)	Vit. A (µg RE)	Fonte
QUEIJO										
POLENGUINHO®	100,0	285,00	10,00	5,00	25,00	295,00	0,00			I
UND	20,0	57,00	2,00	1,00	5,00	59,00	0,00			
QUEIJO										
POLENGUINHO®										
GORGONZOLA	100,0	285,00	10,00	5,00	25,00	330,00	0,00			I
UND	20,0	57,00	2,00	1,00	5,00	66,00	0,00			
QUEIJO										
POLENGUINHO®										
LIGHT	100,0	193,00	15,00	5,00	12,50	395,00	0,00			I
UND	20,0	38,60	3,00	1,00	2,50	79,00	0,00			
QUEIJO PRATO	100,0	347,00	24,41	0,00	27,74	891,32	0,00			I
FT G	20,0	69,40	4,88	0,00	5,55	178,26	0,00			
FT M	15,0	52,05	3,66	0,00	4,16	133,70	0,00			
FT P	10,0	34,70	2,44	0,00	2,77	89,13	0,00			
QUEIJO PRATO										
LIGHT	100,0	280,00	24,97	0,00	19,98	649,35	0,00			I
FT G	20,0	56,00	4,99	0,00	4,00	129,87	0,00			
FT M	15,0	42,00	3,75	0,00	3,00	97,40	0,00			
FT P	10,0	28,00	2,50	0,00	2,00	64,94	0,00			
QUEIJO PROVOLONE										
MARÍLIA®	100,0	376,00	23,31	3,33	29,97	599,40	0,00			I
FT M	25,0	94,00	5,83	0,83	7,49	149,85	0,00			
QUEIJO QUENTE										
(SANDUÍCHE)	100,0	353,00	15,33	33,53	15,54	308,16	0,91	0,00	148,68	*
UND	85,0	300,05	13,03	28,50	13,21	261,94	0,77	0,00	126,38	
QUEIJO TOFU										
DEFUMADO ECOBRAS®	100,0	239,00	31,00	4,00	11,00	385,00	5,70			I
PED G	35,0	83,65	10,85	1,40	3,85	134,75	2,00			
PED M	20,0	47,80	6,20	0,80	2,20	77,00	1,14			
PED P	10,0	23,90	3,10	0,40	1,10	38,50	0,57			
QUEIJO TOFU										
ECOBRAS®	100,0	72,00	8,00	2,00	3,50	111,00	0,00			I
PCT	100,0	72,00	8,00	2,00	3,50	111,00	0,00			
PED G	35,0	25,20	2,80	0,70	1,23	38,85	0,00			
PED M	20,0	14,40	1,60	0,40	0,70	22,20	0,00			
PED P	10,0	7,20	0,80	0,20	0,35	11,10	0,00			
QUEIJO TOFU TIPO										
COTTAGE ECOBRAS®	100,0	65,00	6,80	2,50	3,10	137,70	1,23			I
POTE	200,0	130,00	13,60	5,00	6,20	275,40	2,46			
QUIABO REFOGADO	100,0	90,00	2,17	8,68	5,21	88,03	1,25	47,50	31,10	*
COL S CH	40,0	36,00	0,87	3,47	2,08	35,21	0,50	19,00	12,44	
COL S R	20,0	18,00	0,43	1,74	1,04	17,61	0,25	9,50	6,22	

ALIMENTO Medidas Caseiras	Quant. (g/ml)	Energia (kcal)	Ptn. (g)	Carb. (g)	Lip. (g)	Ca (mg)	Fe (mg)	Vit. C (mg)	Vit. A (µg RE)	Fonte
QUIBE FRITO	100,0	207,00	10,40	22,50	8,39	27,13	3,34	1,00	1,40	*
UND G	85,0	175,95	8,84	19,13	7,13	23,06	2,84	0,85	1,19	
UND M	50,0	103,50	5,20	11,25	4,20	13,57	1,67	0,50	0,70	
UND P	12,0	24,84	1,25	2,70	1,01	3,26	0,40	0,12	0,17	
QUIBE MINI PERDIGÃO®	100,0	168,00	12,00	12,00	8,00	56,00	4,00			I
UND	25,0	42,00	3,00	3,00	2,00	14,00	1,00			
QUIBE MINI SADIA®	100,0	196,00	10,00	12,00	12,00	0,00	1,36			I
UND	25,0	49,00	2,50	3,00	3,00	0,00	0,34			
QUIBEBE	100,0	102,00	1,57	12,75	5,01	18,53	0,91	54,60	473,48	*
COL S CH	35,0	35,70	0,55	4,46	1,75	6,49	0,32	19,11	165,72	
COL S R	20,0	20,40	0,31	2,55	1,00	3,71	0,18	10,92	94,70	
COL SOB CH	24,0	24,48	0,38	3,06	1,20	4,45	0,22	13,10	113,64	
COL SOB R	15,0	15,30	0,24	1,91	0,75	2,78	0,14	8,19	71,02	
ESC M CH	100,0	102,00	1,57	12,75	5,01	18,53	0,91	54,60	473,48	
ESC M R	75,0	76,50	1,18	9,56	3,76	13,90	0,68	40,95	355,11	
QUICHE DE BACON/PRESUNTO	100,0	346,00	7,52	17,25	27,43	69,02	0,75			I
FT M	113,0	390,98	8,50	19,49	31,00	77,99	0,85			
QUICHE DE QUEIJO	100,0	351,00	11,06	15,92	26,99	167,25	0,59			I
FT M	113,0	396,63	12,50	17,99	30,50	188,99	0,67			
QUINDIM	100,0	318,00	4,51	41,56	14,82	25,73	1,42	—	200,08	*
UND M	35,0	111,30	1,58	14,55	5,19	9,01	0,50	—	70,03	
UND P	20,0	63,60	0,90	8,31	2,96	5,15	0,28	—	40,02	
RABADA	100,0	351,00	14,21	2,20	31,69	15,59	1,96	7,91	12,52	*
PED G	90,0	315,90	12,79	1,98	28,52	14,03	1,76	7,12	11,27	
PED M	40,0	140,40	5,68	0,88	12,68	6,24	0,78	3,16	5,01	
PED P	15,0	52,65	2,13	0,33	4,75	2,34	0,29	1,19	1,88	
RABANADA	100,0	311,00	6,32	35,69	15,92	96,46	0,77	0,68	86,04	*
UND G	100,0	311,00	6,32	35,69	15,92	96,46	0,77	0,68	86,04	
UND M	60,0	186,60	3,79	21,41	9,55	57,88	0,46	0,41	51,62	
UND P	30,0	93,30	1,90	10,71	4,78	28,94	0,23	0,20	25,81	
RABANETE	100,0	25,00	0,90	5,00	0,10	26,00	1,20	28,00	0,00	IBGE
FT M	4,0	1,00	0,04	0,20	0,00	1,04	0,05	1,12	0,00	
UND G	34,0	8,50	0,31	1,70	0,03	8,84	0,41	9,52	0,00	
UND M	25,0	6,25	0,23	1,25	0,03	6,50	0,30	7,00	0,00	
UND P	14,0	3,50	0,13	0,70	0,01	3,64	0,17	3,92	0,00	
RAPADURA	100,0	370,00	0,60	92,00	—	174,00	4,20	—	—	IBGE
PED G	100,0	370,00	0,60	92,00	—	174,00	4,20	—	—	
PED M	55,0	203,50	0,33	50,60	—	95,70	2,31	—	—	
PED P	30,0	111,00	0,18	27,60	—	52,20	1,26	—	—	
RED BULL®	100,0	45,00	0,00	11,20	0,00	0,00	0,00			I
LTA	250,0	112,50	0,00	28,00	0,00	0,00	0,00			

ALIMENTO Medidas Caseiras	Quant. (g/ml)	Energia (kcal)	Ptn. (g)	Carb. (g)	Lip. (g)	Ca (mg)	Fe (mg)	Vit. C (mg)	Vit. A (µg RE)	Fonte
REFRESCO AÇAÍ **COM GUARANÁ**	100,0	38,00	0,00	9,47	0,00			4,50		I
COPO	285,0	108,30	0,00	26,99	0,00			12,83		
REFRESCO CAJU **INDUSTR C/AÇ**	100,0	48,00	0,42	11,49	0,00	0,00	0,10	7,27	4,50	*
COPO D CH	240,0	115,20	1,01	27,58	0,00	0,00	0,24	17,45	10,80	
COPO P CH	165,0	79,20	0,69	18,96	0,00	0,00	0,17	12,00	7,43	
REFRESCO CLIGHT® **SABORES**	100,0	3,00	0,00	0,00	0,00	4,16				I
COPO D CH	240,0	7,20	0,00	0,00	0,00	9,98				
COPO P CH	165,0	4,95	0,00	0,00	0,00	6,86				
REFRESCO FRESH® **SABORES**	100,0	6,00	0,00	1,50	0,00					I
COPO D CH	240,0	14,40	0,00	3,60	0,00					
COPO P CH	165,0	9,90	0,00	2,48	0,00					
REFRESCO FRISCO® **SABORES**	100,0	14,00	0,00	3,50	0,00			41,20		I
COPO D CH	240,0	33,60	0,00	8,40	0,00			98,88		
COPO P CH	165,0	23,10	0,00	5,77	0,00			67,98		
REFRESCO **GROSELHA C/AÇ**	100,0	49,00	0,00	12,22	0,00	0,90	2,25			*
COPO D CH	240,0	117,60	0,00	29,33	0,00	2,16	5,40			
COPO P CH	165,0	80,85	0,00	20,16	0,00	1,49	3,71			
REFRESCO KAPO® **SABORES**	100,0	44,00	0,00	11,00				9,00		I
UND	200,0	88,00	0,00	22,00				18,00		
REFRESCO **LARANJA C/AÇ**	100,0	37,00	0,21	8,75	0,11	11,55	0,14	14,98	7,07	*
COPO D CH	240,0	88,80	0,50	21,00	0,26	27,72	0,34	35,95	16,97	
COPO P CH	165,0	61,05	0,35	14,44	0,18	19,06	0,23	24,72	11,67	
REFRESCO LARANJA **COM ACEROLA CAMP®**	100,0	45,00	0,00	11,22	0,00			5,96		I
COPO	285,0	128,25	0,00	31,98	0,00			16,99		
REFRESCO MARACUJÁ **INDUSTR C/AÇ**	100,0	54,00	0,33	12,83	0,10	5,10	0,16	2,67	4,80	*
COPO D CH	240,0	129,60	0,79	30,79	0,24	12,24	0,38	6,41	11,52	
COPO P CH	165,0	89,10	0,54	21,17	0,17	8,41	0,26	4,41	7,92	
REFRESCO **TANG® SABORES**	100,0	30,00	0,00	7,40	0,00			40,00	19,20	I
COPO D CH	240,0	72,00	0,00	17,76	0,00			96,00	46,08	
COPO P CH	165,0	49,50	0,00	12,21	0,00			66,00	31,68	
REFRIGERANTE **COLA[50]**	100,0	43,00	0,00	10,71						I
COPO D CH	240,0	103,20	0,00	25,70						

ALIMENTO Medidas Caseiras	Quant. (g/ml)	Energia (kcal)	Ptn. (g)	Carb. (g)	Lip. (g)	Ca (mg)	Fe (mg)	Vit. C (mg)	Vit. A (μg RE)	Fonte
(Cont.) COPO P CH	165,0	70,95	0,00	17,67						
GFA M	290,0	124,70	0,00	31,06						
GFA PET P	600,0	258,00	0,00	64,26						
LTA	350,0	150,50	0,00	37,49						
REFRIGERANTE **COLA LIGHT**[51]	100,0	1,00	0,00	0,15						I
COPO D CH	240,0	2,40	0,00	0,36						
COPO P CH	165,0	1,65	0,00	0,25						
GFA M	290,0	2,90	0,00	0,43						
GFA PET P	600,0	6,00	0,00	0,90						
LTA	350,0	3,50	0,00	0,53						
REFRIGERANTE **GUARANÁ**[52]	100,0	81,00	0,00	20,28						I
COPO D CH	240,0	194,40	0,00	48,67						
COPO P CH	165,0	133,65	0,00	33,46						
GFA M	290,0	234,90	0,00	58,81						
GFA PET P	600,0	486,00	0,00	121,68						
LTA	350,0	283,50	0,00	70,98						
REFRIGERANTE **GUARANÁ LIGHT**[53]	100,0	0,00	0,00	0,05						I
COPO D CH	240,0	0,00	0,00	0,12						
COPO P CH	165,0	0,00	0,00	0,08						
GFA M	290,0	0,00	0,00	0,15						
GFA PET P	600,0	0,00	0,00	0,30						
LTA	350,0	0,00	0,00	0,18						
REFRIGERANTE **LARANJA**[54]	100,0	46,00	0,00	11,50						I
COPO D CH	240,0	110,40	0,00	27,60						
COPO P CH	165,0	75,90	0,00	18,98						
GFA M	290,0	133,40	0,00	33,35						
LTA	350,0	161,00	0,00	40,25						
REFRIGERANTE **LIMÃO**[55]	100,0	41,00	0,00	10,28						I
COPO D CH	240,0	98,40	0,00	24,67						
COPO P CH	165,0	67,65	0,00	16,96						
GFA M	290,0	118,90	0,00	29,81						
GFA PET M	600,0	246,00	0,00	61,68						
LTA	350,0	143,50	0,00	35,98						
REFRIGERANTE **TÔNICA**[56]	100,0	34,00	0,00	8,57						I
COPO D CH	240,0	81,60	0,00	20,57						
COPO P CH	165,0	56,10	0,00	14,14						
GFA M	290,0	98,60	0,00	24,85						
LTA	350,0	119,00	0,00	30,00						
REFRIGERANTE **UVA**[57]	100,0	54,00	0,00	13,42						I
COPO D CH	240,0	129,60	0,00	32,21						

ALIMENTO Medidas Caseiras	Quant. (g/ml)	Energia (kcal)	Ptn. (g)	Carb. (g)	Lip. (g)	Ca (mg)	Fe (mg)	Vit. C (mg)	Vit. A (µg RE)	Fonte
(Cont.) COPO P CH	165,0	89,10	0,00	22,14						
GFA M	290,0	156,60	0,00	38,92						
LTA	350,0	189,00	0,00	46,97						
REPOLHO CRU	100,0	33,00	1,70	6,10	0,20	43,00	0,70	43,00	10,00	IBGE
COL A CH PICADO	25,0	8,25	0,43	1,53	0,05	10,75	0,18	10,75	2,50	
COL A R PICADO	20,0	6,60	0,34	1,22	0,04	8,60	0,14	8,60	2,00	
COL S CH PICADO	10,0	3,30	0,17	0,61	0,02	4,30	0,07	4,30	1,00	
COL S R PICADO	5,0	1,65	0,08	0,31	0,01	2,15	0,04	2,15	0,50	
ESC M CH PICADO	25,0	8,25	0,43	1,53	0,05	10,75	0,18	10,75	2,50	
ESC M R PICADO	15,0	4,95	0,26	0,91	0,03	6,45	0,11	6,45	1,50	
FOLHA G	40,0	13,20	0,68	2,44	0,08	17,20	0,28	17,20	4,00	
FOLHA M	30,0	9,90	0,51	1,83	0,06	12,90	0,21	12,90	3,00	
FOLHA P	20,0	6,60	0,34	1,22	0,04	8,60	0,14	8,60	2,00	
REPOLHO COZIDO	100,0	13,00	2,20	1,00	0,00	47,00	0,34	17,60	8,00	GF
COL A CH PICADO	45,0	5,85	0,99	0,45	0,00	21,15	0,15	7,92	3,60	
COL A R PICADO	35,0	4,55	0,77	0,35	0,00	16,45	0,12	6,16	2,80	
COL S CH PICADO	20,0	2,60	0,44	0,20	0,00	9,40	0,07	3,52	1,60	
COL S R PICADO	12,0	1,56	0,26	0,12	0,00	5,64	0,04	2,11	0,96	
ESC M CH PICADO	45,0	5,85	0,99	0,45	0,00	21,15	0,15	7,92	3,60	
FOLHA G	34,0	4,42	0,75	0,34	0,00	15,98	0,12	5,98	2,72	
FOLHA M	26,0	3,38	0,57	0,26	0,00	12,22	0,09	4,58	2,08	
FOLHA P	18,0	2,34	0,40	0,18	0,00	8,46	0,06	3,17	1,44	
REPOLHO REFOGADO	100,0	60,00	2,27	1,48	5,01	48,50	0,39	18,10	8,10	*
COL A CH PICADO	45,0	27,00	1,02	0,67	2,25	21,83	0,18	8,15	3,65	
COL A R PICADO	35,0	21,00	0,79	0,52	1,75	16,98	0,14	6,34	2,84	
COL S CH PICADO	18,0	10,80	0,41	0,27	0,90	8,73	0,07	3,26	1,46	
COL S R PICADO	14,0	8,40	0,32	0,21	0,70	6,79	0,05	2,53	1,13	
ESC M CH PICADO	45,0	27,00	1,02	0,67	2,25	21,83	0,18	8,15	3,65	
FOLHA G	34,0	20,40	0,77	0,50	1,70	16,49	0,13	6,15	2,75	
FOLHA M	26,0	15,60	0,59	0,38	1,30	12,61	0,10	4,71	2,11	
FOLHA P	18,0	10,80	0,41	0,27	0,90	8,73	0,07	3,26	1,46	
REQUEIJÃO CREMOSO[58]	100,0	267,00	11,00	3,33	23,31	256,41				I
COL S CH	30,0	80,10	3,30	1,00	6,99	76,92				
COL S R	15,0	40,05	1,65	0,50	3,50	38,46				
GQ/CREAM CRACKER	12,0	32,04	1,32	0,40	2,80	30,77				
GQ/PÃO DE FORMA	13,0	34,71	1,43	0,43	3,03	33,33				
GQ/PÃO FRANCÊS	35,0	93,45	3,85	1,17	8,16	89,74				
GQ/TORRADA COMERCIAL	13,0	34,71	1,43	0,43	3,03	33,33				
MQ/CREAM CRACKER	7,0	18,69	0,77	0,23	1,63	17,95				
MQ/PÃO DE FORMA	8,0	21,36	0,88	0,27	1,86	20,51				
MQ/PÃO FRANCÊS	22,0	58,74	2,42	0,73	5,13	56,41				
MQ/TORRADA COMERCIAL	8,0	21,36	0,88	0,27	1,86	20,51				
PQ/CREAM CRACKER	3,0	8,01	0,33	0,10	0,70	7,69				
PQ/PÃO DE FORMA	5,0	13,35	0,55	0,17	1,17	12,82				
PQ/PÃO FRANCÊS	14,0	37,38	1,54	0,47	3,26	35,90				
PQ/TORRADA COMERCIAL	5,0	13,35	0,55	0,17	1,17	12,82				

ALIMENTO Medidas Caseiras	Quant. (g/ml)	Energia (kcal)	Ptn. (g)	Carb. (g)	Lip. (g)	Ca (mg)	Fe (mg)	Vit. C (mg)	Vit. A (µg RE)	Fonte
REQUEIJÃO CREMOSO ERVAS FINAS[59]	100,0	278,00	9,85	2,55	25,40	0,00				I
COL S CH	30,0	83,40	2,96	0,76	7,62	0,00				
COL S R	15,0	41,70	1,48	0,38	3,81	0,00				
REQUEIJÃO CREMOSO LIGHT[60]	100,0	180,00	11,65	3,33	13,32	226,44				I
COL S CH	30,0	54,00	3,50	1,00	4,00	67,93				
COL S R	15,0	27,00	1,75	0,50	2,00	33,97				
RICOTA MARÍLIA®	100,0	190,00	14,00	2,00	14,00	620,00				I
FT G	50,0	95,00	7,00	1,00	7,00	310,00				
FT M	35,0	66,50	4,90	0,70	4,90	217,00				
RISOLE DE CARNE	100,0	425,00	15,37	29,16	27,40	87,11	2,10	3,20	163,52	*
UND G	70,0	297,50	10,76	20,41	19,18	60,98	1,47	2,24	114,46	
UND M	35,0	148,75	5,38	10,21	9,59	30,49	0,74	1,12	57,23	
UND P	12,0	51,00	1,84	3,50	3,29	10,45	0,25	0,38	19,62	
RISOTO DE FRANGO	100,0	180,00	8,28	25,22	5,06	9,37	1,19	2,50	14,60	*
COL S CH	25,0	45,00	2,07	6,31	1,27	2,34	0,30	0,63	3,65	
COL S R	15,0	27,00	1,24	3,78	0,76	1,41	0,18	0,38	2,19	
ESC M CH	85,0	153,00	7,04	21,44	4,30	7,96	1,01	2,13	12,41	
SAGU DE MANDIOCA COM LEITE	100,0	126,00	1,30	27,50	1,20	38,00	0,10	0,00	0,00	IBGE
COL S CH	30,0	37,80	0,39	8,25	0,36	11,40	0,03	0,00	0,00	
COL SOB CH	20,0	25,20	0,26	5,50	0,24	7,60	0,02	0,00	0,00	
SAGU DE MANDIOCA COM SUCO DE UVA	100,0	90,00	0,00	22,46	0,00	4,60	0,13			*
COL A CH	65,0	58,50	0,00	14,60	0,00	2,99	0,08			
COL S CH	30,0	27,00	0,00	6,74	0,00	1,38	0,04			
COL SOB CH	20,0	18,00	0,00	4,49	0,00	0,92	0,03			
SAGU DE MANDIOCA COM VINHO	100,0	116,00	0,10	28,90	0,00	5,00	0,30	0,00	0,00	IBGE
COL S CH	30,0	34,80	0,03	8,67	0,00	1,50	0,09	0,00	0,00	
COL SOB CH	20,0	23,20	0,02	5,78	0,00	1,00	0,06	0,00	0,00	
SAGU DE MANDIOCA CRU	100,0	344,00	0,00	86,00	0,00	10,00	0,40			I
COL S	15,0	51,60	0,00	12,90	0,00	1,50	0,06			
XIC	135,0	464,40	0,00	116,10	0,00	13,50	0,54			
SALADA DE BATATA COM MAIONESE	100,0	152,00	2,41	18,27	7,71	15,38	1,00	13,70	26,36	*
COL S CH	38,0	57,76	0,92	6,94	2,93	5,84	0,38	5,21	10,02	
SALADA DE FEIJÃO FRADINHO	100,0	158,00	9,19	24,05	2,73	36,03	2,93	11,93	23,71	*
COL A CH	57,0	90,06	5,24	13,71	1,56	20,54	1,67	6,80	13,51	
COL A R	30,0	47,40	2,76	7,22	0,82	10,81	0,88	3,58	7,11	
COL S CH	32,0	50,56	2,94	7,70	0,87	11,53	0,94	3,82	7,59	
COL S R	20,0	31,60	1,84	4,81	0,55	7,21	0,59	2,39	4,74	
ESC M CH	90,0	142,20	8,27	21,65	2,46	32,43	2,64	10,74	21,34	
ESC M R	50,0	79,00	4,60	12,03	1,37	18,02	1,47	5,97	11,86	

ALIMENTO Medidas Caseiras	Quant. (g/ml)	Energia (kcal)	Ptn. (g)	Carb. (g)	Lip. (g)	Ca (mg)	Fe (mg)	Vit. C (mg)	Vit. A (µg RE)	Fonte
SALADA DE FRUTAS	100,0	99,00	0,73	23,55	0,24	18,75	0,84	33,28	17,80	*
COL S CH	38,0	37,62	0,28	8,95	0,09	7,12	0,32	12,65	6,76	
COPO D CH	210,0	207,90	1,53	49,46	0,50	39,38	1,76	69,89	37,38	
COPO P CH	150,0	148,50	1,10	35,33	0,36	28,13	1,26	49,92	26,70	
SALADA DE LEGUMES	100,0	83,00	1,32	12,34	3,16	21,78	0,73	15,40	385,70	*
COL A CH	55,0	45,65	0,73	6,79	1,74	11,98	0,40	8,47	212,14	
COL A R	40,0	33,20	0,53	4,94	1,26	8,71	0,29	6,16	154,28	
COL S CH	30,0	24,90	0,40	3,70	0,95	6,53	0,22	4,62	115,71	
ESC M CH	90,0	74,70	1,19	11,11	2,84	19,60	0,66	13,86	347,13	
ESC M R	60,0	49,80	0,79	7,40	1,90	13,07	0,44	9,24	231,42	
SALADA DE LEGUMES COM MAIONESE	100,0	134,00	1,80	15,00	7,40	28,30	0,91	10,50	561,36	*
COL A CH	70,0	93,80	1,26	10,50	5,18	19,81	0,64	7,35	392,95	
COL A R	45,0	60,30	0,81	6,75	3,33	12,74	0,41	4,73	252,61	
COL S CH	38,0	50,92	0,68	5,70	2,81	10,75	0,35	3,99	213,32	
ESC M CH	90,0	120,60	1,62	13,50	6,66	25,47	0,82	9,45	505,22	
ESC M R	65,0	87,10	1,17	9,75	4,81	18,40	0,59	6,82	364,88	
SALAME	100,0	272,00	18,40	2,80	20,80	53,00	2,30	—	—	IBGE
FT M	20,0	54,40	3,68	0,56	4,16	10,60	0,46	—	—	
SALAME HAMBURGUÊS[61]	100,0	397,00	28,50	2,00	30,50	80,00	3,00			I
FT P	5,0	19,85	1,43	0,10	1,53	4,00	0,15			
SALAMINHO	100,0	272,00	18,40	2,80	20,80	53,00	2,30	—	—	IBGE
FT M	5,0	13,60	0,92	0,14	1,04	2,65	0,12	—	—	
SALPICÃO DE FRANGO	100,0	187,00	13,09	8,81	11,07	15,98	1,15	10,44	32,90	*
COL A CH	40,0	74,80	5,24	3,52	4,43	6,39	0,46	4,18	13,16	
COL A R	25,0	46,75	3,27	2,20	2,77	4,00	0,29	2,61	8,23	
COL S CH	25,0	46,75	3,27	2,20	2,77	4,00	0,29	2,61	8,23	
COL S R	20,0	37,40	2,62	1,76	2,21	3,20	0,23	2,09	6,58	
ESC M CH	50,0	93,50	6,55	4,41	5,54	7,99	0,58	5,22	16,45	
ESC M R	30,0	56,10	3,93	2,64	3,32	4,79	0,35	3,13	9,87	
PT SOB	140,0	261,80	18,33	12,33	15,50	22,37	1,61	14,62	46,06	
SALSICHA COQUETEL PERDIGÃO®	100,0	234,00	16,00	3,00	17,50	150,00	5,00			I
UND	21,0	49,14	3,36	0,63	3,68	31,50	1,05			
SALSICHA DE FRANGO[62]	100,0	311,00	14,80	2,62	26,85	91,00	1,82			I
UND	42,0	130,62	6,22	1,10	11,28	38,22	0,76			
SALSICHA DE PERU LIGHT PERDIGÃO®	100,0	162,00	16,66	2,38	9,52	154,00	0,00			I
UND	42,0	68,04	7,00	1,00	4,00	64,68	0,00			
SALSICHA EM LATA	100,0	292,00	13,10	2,50	25,50	7,00	1,90	—	—	IBGE
UND M	35,0	102,20	4,59	0,88	8,92	2,45	0,66	—	—	

ALIMENTO Medidas Caseiras	Quant. (g/ml)	Energia (kcal)	Ptn. (g)	Carb. (g)	Lip. (g)	Ca (mg)	Fe (mg)	Vit. C (mg)	Vit. A (μg RE)	Fonte
SALSICHA HOT DOG[63]	100,0	251,00	14,50	3,15	20,00	104,50	1,90			I
UND G	50,0	125,50	7,25	1,58	10,00	52,25	0,95			
UND M	31,0	77,81	4,50	0,98	6,20	32,40	0,59			
SALSICHÃO	100,0	445,00	19,00	0,00	41,00	9,00	2,36			GF
UND M	100,0	445,00	19,00	0,00	41,00	9,00	2,36			
SANDUÍCHE **DE ATUM**	100,0	310,00	13,10	27,17	16,52	13,81	1,03	—	14,88	*
UND M	120,0	372,00	15,72	32,60	19,82	16,57	1,24	—	17,86	
SANDUÍCHE **DE FRANGO**	100,0	249,00	12,29	27,17	10,16	15,66	1,07	—	16,73	*
UND M	120,0	298,80	14,75	32,60	12,19	18,79	1,28	—	20,08	
SARDINHA EM **CONSERVA**[64]	100,0	257,00	21,82	0,12	18,84	385,10	3,45			I
LTA P	83,0	213,31	18,11	0,10	15,64	319,63	2,86			
UND M	41,5	106,66	9,06	0,05	7,82	159,82	1,43			
SARDINHA FRITA[65]	100,0	364,00	28,90	3,40	26,10	33,00	1,30	—	—	IBGE
UND G	40,0	145,60	11,56	1,36	10,44	13,20	0,52	—	—	
UND M	25,0	91,00	7,23	0,85	6,53	8,25	0,33	—	—	
UND P	13,0	47,32	3,76	0,44	3,39	4,29	0,17	—	—	
SIRI	100,0	95,00	17,90	1,30	2,00	107,00	1,80	1,00	36,00	IBGE
POÃ P	3,0	2,85	0,54	0,04	0,06	3,21	0,05	0,03	1,08	
UND P	16,0	15,20	2,86	0,21	0,32	17,12	0,29	0,16	5,76	
SOJA COM AÇÚCAR **MASCAVO VITAL**	100,0	469,00	28,20	55,80	15,40	178,00	5,20			I
1/2 X CHÁ CH	50,0	234,50	14,10	27,90	7,70	89,00	2,60			
PCT	100,0	469,00	28,20	55,80	15,40	178,00	5,20			
SOJA PROTEÍNA **TEXTURIZADA** **FINA DESIDRATADA**[66]	100,0	322,00	50,00	30,00	2,00	84,00	4,00			I
COL S CH	9,0	28,98	4,50	2,70	0,18	7,56	0,36			
COL S R	6,0	19,32	3,00	1,80	0,12	5,04	0,24			
XIC CHÁ CH	62,0	199,64	31,00	18,60	1,24	52,08	2,48			
SOJA PROTEÍNA **TEXTURIZADA** **FINA REIDRATADA**	100,0	81,00	12,50	7,50	0,50	21,00	1,00			I
COL S CH	24,0	19,44	3,00	1,80	0,12	5,04	0,24			
COL S R	16,0	12,96	2,00	1,20	0,08	3,36	0,16			
SOPA CARNE **E LEGUMES**	100,0	77,00	6,12	6,13	3,10	18,43	1,17	9,10	222,00	*
CO M CH	130,0	100,10	7,96	7,97	4,03	23,96	1,52	11,83	288,60	
CO P CH	60,0	46,20	3,67	3,68	1,86	11,06	0,70	5,46	133,20	
PT FD	520,0	400,40	31,82	31,88	16,12	95,84	6,08	47,32	1154,40	
PT R	325,0	250,25	19,89	19,92	10,08	59,90	3,80	29,58	721,50	

ALIMENTO Medidas Caseiras	Quant. (g/ml)	Energia (kcal)	Ptn. (g)	Carb. (g)	Lip. (g)	Ca (mg)	Fe (mg)	Vit. C (mg)	Vit. A (µg RE)	Fonte
SOPA ERVILHA	100,0	97,00	5,62	15,25	1,50	22,53	1,45	0,25	2,00	*
CO M CH	130,0	126,10	7,31	19,83	1,95	29,29	1,89	0,33	2,60	
CO P CH	60,0	58,20	3,37	9,15	0,90	13,52	0,87	0,15	1,20	
PT FD	520,0	504,40	29,22	79,30	7,80	117,16	7,54	1,30	10,40	
PT R	325,0	315,25	18,27	49,56	4,88	73,22	4,71	0,81	6,50	
SOPA ERVILHA E BACON	100,0	130,00	6,04	15,30	4,96	23,18	1,51	0,25	2,00	*
CO M CH	130,0	169,00	7,85	19,89	6,45	30,13	1,96	0,33	2,60	
CO P CH	60,0	78,00	3,62	9,18	2,98	13,91	0,91	0,15	1,20	
PT FD CH	520,0	676,00	31,41	79,56	25,79	120,54	7,85	1,30	10,40	
PT R	325,0	422,50	19,63	49,73	16,12	75,33	4,91	0,81	6,50	
SOPA ERVILHA E BACON CREMOSA SADIA®	100,0	63,00	3,60	7,20	2,20	23,20	0,31			I
CO M CH	130,0	81,90	4,68	9,36	2,86	30,16	0,40			
PT FD CH	520,0	327,60	18,72	37,44	11,44	120,64	1,61			
SOPA FEIJÃO E MACARRÃO®	100,0	132,00	5,18	19,12	3,82	20,16	1,58	0,80	2,86	*
CO M CH	160,0	211,20	8,29	30,59	6,11	32,26	2,53	1,28	4,58	
COL S CH	20,0	26,40	1,04	3,82	0,76	4,03	0,32	0,16	0,57	
PT FD CH	520,0	686,40	26,94	99,42	19,86	104,83	8,22	4,16	14,87	
SOPA GERBER® 2 ARROZ/CARNE/ VEGETAIS	100,0	70,00	4,00	9,00	2,00					I
POTINHO	113,0	79,10	4,52	10,17	2,26					
SOPA GERBER® 2 ARROZ/FRANGO/ VEGETAIS	100,0	71,00	3,00	8,00	3,00					I
POTINHO	113,0	80,23	3,39	9,04	3,39					
SOPA GERBER® 2 MACARRÃO/ FRANGO/VEGETAIS	100,0	71,00	3,00	9,00	3,00					I
POTINHO	113,0	80,23	3,39	10,17	3,39					
SOPA GERBER® 2 VEGETAIS	100,0	24,00	1,00	6,00	0,00					I
POTINHO	113,0	27,12	1,13	6,78	0,00					
SOPA GERBER® 3 ARROZ/CARNE/ VEGETAIS	100,0	74,00	4,00	12,00	2,00					I
POTINHO	170,0	125,80	6,80	20,40	3,40					
SOPA GERBER® 3 ARROZ/PERU/ VEGETAIS	100,0	75,00	3,00	9,00	3,00					I
POTINHO	170,0	127,50	5,10	15,30	5,10					

ALIMENTO Medidas Caseiras	Quant. (g/ml)	Energia (kcal)	Ptn. (g)	Carb. (g)	Lip. (g)	Ca (mg)	Fe (mg)	Vit. C (mg)	Vit. A (μg RE)	Fonte
SOPA GERBER® 3 MACARRÃO/ CARNE/VEGETAIS	100,0	70,00	4,00	9,00	2,00					I
POTINHO	170,0	119,00	6,80	15,30	3,40					
SOPA GERBER® 3 MACARRÃO/ CARNE/VEGETAIS	100,0	81,00	4,00	14,00	1,00	0,50				I
POTINHO	170,0	137,70	6,80	23,80	1,70	0,85				
SOPA GERBER® 3 MACARRÃO/ FRANGO/VEGETAIS	100,0	83,00	3,00	11,00	3,00					I
POTINHO	170,0	141,10	5,10	18,70	5,10					
SOPA GERBER® 3 VEGETAIS	100,0	48,00	1,00	12,00	0,00					I
POTINHO	170,0	81,60	1,70	20,40	0,00					
SOPA INDUSTR CREMOSA[67]	100,0	31,00	0,93	5,06	0,81	5,28	0,22			I
CO M CH	130,0	40,30	1,21	6,58	1,05	6,86	0,29			
PT FD CH	520,0	161,20	4,84	26,31	4,21	27,46	1,14			
SOPA INDUSTR PEDAÇOS[68]	100,0	39,00	1,50	7,10	0,54	4,69	0,23			I
CO M CH	130,0	50,70	1,95	9,23	0,70	6,10	0,30			
PT FD CH	520,0	202,80	7,80	36,92	2,81	24,39	1,20			
SOPA LEGUMES	100,0	56,00	1,12	9,19	1,62	21,88	0,55	13,65	331,50	*
CO M CH	130,0	72,80	1,46	11,95	2,11	28,44	0,72	17,75	430,95	
CO P CH	60,0	33,60	0,67	5,51	0,97	13,13	0,33	8,19	198,90	
PR FD	520,0	291,20	5,82	47,79	8,42	113,78	2,86	70,98	1.723,80	
PT R	325,0	182,00	3,64	29,87	5,27	71,11	1,79	44,36	1.077,38	
SOPA NESTLÉ® BABY CREMOSA BATATA/CEREAL/ HORTALIÇA	100,0	75,00	4,60	5,30	3,91					I
POTE	115,0	86,25	5,29	6,10	4,50					
SOPA NESTLÉ® BABY CREMOSA CARNE/ESPINAFRE	100,0	75,00	3,13	7,82	3,47					I
POTE	115,0	86,25	3,60	8,99	3,99					
SOPA NESTLÉ® BABY CREMOSA CENOURA/BATATA	100,0	72,00	1,04	7,73	4,08					I
POTE	115,0	82,80	1,20	8,89	4,69					
SOPA NESTLÉ® BABY CREMOSA ERVILHA/CENOURA	100,0	81,00	1,56	8,17	4,69					I
POTE	115,0	93,15	1,79	9,40	5,39					

ALIMENTO Medidas Caseiras	Quant. (g/ml)	Energia (kcal)	Ptn. (g)	Carb. (g)	Lip. (g)	Ca (mg)	Fe (mg)	Vit. C (mg)	Vit. A Fonte (µg RE)
SOPA NESTLÉ® **BABY CREMOSA** **GALINHA/CREME** **DE MILHO**	100,0	86,00	3,30	6,86	5,04				I
POTE	115,0	98,90	3,80	7,89	5,80				
SOPA NESTLÉ® **BABY PEDAÇOS** **CARNE/MACARRÃO**	100,0	77,00	3,17	9,70	2,88				I
POTE	170,0	130,90	5,39	16,49	4,90				
SOPA NESTLÉ® BABY **PEDAÇOS FEIJÃO/** **MACARRÃO/LEGUMES**	100,0	77,00	1,88	10,41	3,11				I
POTE	170,0	130,90	3,20	17,70	5,29				
SOPA NESTLÉ® **BABY PEDAÇOS** **GALINHA/BATATA**	100,0	84,00	3,41	9,00	3,82				I
POTE	170,0	142,80	5,80	15,30	6,49				
SOPA NESTLÉ® **JUNIOR ESPAGUETE** **BOLONHESA**	100,0	84,00	3,60	9,60	3,60	8,00	3,00		I
POTE	250,0	210,00	9,00	24,00	9,00	20,00	7,50		
SOPA NESTLÉ® **JUNIOR JARDINEIRA** **LEGUMES**	100,0	72,00	0,80	5,20	6,00	10,00	3,00		I
POTE	250,0	180,00	2,00	13,00	15,00	25,00	7,50		
SOPA NESTLÉ® **JUNIOR PICADINHO** **DE CARNE**	100,0	77,00	3,60	8,00	3,60	8,00	3,00		I
POTE	250,0	192,50	9,00	20,00	9,00	20,00	7,50		
SOPA NESTLÉ® **JUNIOR RISOTINHO** **DE FRANGO**	100,0	87,00	3,20	6,80	5,60	16,00	3,00		I
POTE	250,0	217,50	8,00	17,00	14,00	40,00	7,50		
SOPA NESTLÉ® **JUNIOR** **STROGONOFINHO/** **ARROZ**	100,0	104,00	4,40	10,80	5,20	67,20	3,00		I
POTE	250,0	260,00	11,00	27,00	13,00	168,00	7,50		
SOPA QUEIJO **CREMOSA SADIA®**	100,0	80,00	3,80	8,20	3,60	90,40	0,10		I
CO M CH	140,0	112,00	5,32	11,48	5,04	126,56	0,14		
PT FD CH	520,0	416,00	19,76	42,64	18,72	470,08	0,52		
SORVETE ABACAXI **NESTLÉ®**	100,0	201,00	2,00	33,40	6,60				I
BOLA G	100,0	201,00	2,00	33,40	6,60				
BOLA M	80,0	160,80	1,60	26,72	5,28				
COL S CH	50,0	100,50	1,00	16,70	3,30				
X CHÁ CH	100,0	201,00	2,00	33,40	6,60				

ALIMENTO Medidas Caseiras	Quant. (g/ml)	Energia (kcal)	Ptn. (g)	Carb. (g)	Lip. (g)	Ca (mg)	Fe (mg)	Vit. C (mg)	Vit. A Fonte (µg RE)
SORVETE CHICLETE									
NESTLÉ®	100,0	195,00	4,00	25,40	8,60				I
BOLA G	100,0	195,00	4,00	25,40	8,60				
SORVETE CHOCOLATE									
NESTLÉ®	100,0	194,00	4,00	29,30	6,70				I
BOLA G	100,0	194,00	4,00	29,30	6,70				
BOLA M	80,0	155,20	3,20	23,44	5,36				
COL S CH	50,0	97,00	2,00	14,65	3,35				
X CHÁ CH	100,0	194,00	4,00	29,30	6,70				
SORVETE COPO									
LIGHT KIBON®	100,0	62,00	4,00	7,00	2,00	158,00			I
UND	63,0	39,06	2,52	4,41	1,26	99,54			
SORVETE COPO									
SUNDAE MORANGO									
KIBON®	100,0	195,00	3,00	30,00	7,00	93,00			I
UND	84,0	163,80	2,52	25,20	5,88	78,12			
SORVETE CORNETTO									
BRIGADEIRO KIBON®	100,0	303,00	4,00	29,00	19,00	60,00	0,60		I
UND	79,0	239,37	3,16	22,91	15,01	47,40	0,47		
SORVETE CORNETTO									
CARAMELO KIBON®	100,0	299,00	4,00	37,00	15,00	92,00	0,50		I
UND	75,0	224,25	3,00	27,75	11,25	69,00	0,38		
SORVETE CORNETTO									
CROCANTE KIBON®	100,0	343,00	5,00	38,00	19,00	60,00	0,40		I
UND	72,0	246,96	3,60	27,36	13,68	43,20	0,29		
SORVETE CREME									
NESTLÉ®	100,0	180,00	3,80	24,70	7,30				I
BOLA G	100,0	180,00	3,80	24,70	7,30				
BOLA M	80,0	144,00	3,04	19,76	5,84				
COL S CH	50,0	90,00	1,90	12,35	3,65				
X CHÁ CH	100,0	180,00	3,80	24,70	7,30				
SORVETE									
CROCANTE/									
CRUNCH NESTLÉ®	100,0	187,00	3,50	36,00	3,20				I
BOLA G	100,0	187,00	3,50	36,00	3,20				
COL S CH	50,0	93,50	1,75	18,00	1,60				
SORVETE DELICE									
COOKIES									
CREAM KIBON®	100,0	188,00	3,00	29,00	8,00	85,00	0,40		I
POTE	585,0	1099,80	17,55	169,65	46,80	497,25	2,34		
SORVETE ESKI-BON									
CROCANTE KIBON®	100,0	331,00	4,00	27,00	23,00	106,00	0,50		I
UND	49,0	162,19	1,96	13,23	11,27	51,94	0,25		

ALIMENTO Medidas Caseiras	Quant. (g/ml)	Energia (kcal)	Ptn. (g)	Carb. (g)	Lip. (g)	Ca (mg)	Fe (mg)	Vit. C (mg)	Vit. A (µg RE)	Fonte
SORVETE **ESKI-BON KIBON®**	100,0	332,00	4,00	25,00	24,00	105,00	0,40			I
UND	48,0	159,36	1,92	12,00	11,52	50,40	0,19			
SORVETE FLOCOS/ **GALAK NESTLÉ®**	100,0	201,00	3,70	24,70	9,70					I
BOLA G	100,0	201,00	3,70	24,70	9,70					
BOLA M	80,0	160,80	2,96	19,76	7,76					
COL S CH	50,0	100,50	1,85	12,35	4,85					
X CHÁ CH	100,0	201,00	3,70	24,70	9,70					
SORVETE LA **FRUTTA NESTLÉ®**	100,0	108,00	0,00	27,00	0,00					I
BOLA G	100,0	108,00	0,00	27,00	0,00					
SORVETE MOÇA **DOCE DE** **LEITE NESTLÉ®**	100,0	181,00	3,30	27,10	6,60					I
BOLA G	100,0	181,00	3,30	27,10	6,60					
SORVETE MOÇA **FIESTA BRIGADEIRO** **NESTLÉ®**	100,0	221,00	4,10	31,20	8,90					I
BOLA G	100,0	221,00	4,10	31,20	8,90					
SORVETE MOLICO **LIGHT BAUNILHA/** **CHOCOLATE NESTLÉ®**	100,0	135,00	4,40	24,40	2,20	184,40				I
BOLA G	100,0	135,00	4,40	24,40	2,20	184,40				
SORVETE MOLICO **LIGHT COPO NESTLÉ®**	100,0	151,00	5,33	28,00	2,00	137,33	1,27			I
UND	75,0	113,25	4,00	21,00	1,50	103,00	0,95			
SORVETE MOLICO **LIGHT NAPOLITANO** **NESTLÉ®**	100,0	155,00	4,40	24,40	4,40	155,50	0,31			I
BOLA G	100,0	155,00	4,40	24,40	4,40	155,50	0,31			
SORVETE MORANGO/ **CREME NESTLÉ®**	100,0	186,00	2,80	27,60	7,10					I
BOLA G	100,0	186,00	2,80	27,60	7,10					
SORVETE **NAPOLITANO** **LIGHT KIBON®**	100,0	89,00	5,40	10,80	2,70					I
BOLA G	100,0	89,00	5,40	10,80	2,70					
BOLA M	80,0	71,20	4,32	8,64	2,16					
COL S CH	50,0	44,50	2,70	5,40	1,35					
X CHÁ CH	100,0	89,00	5,40	10,80	2,70					
SORVETE **NAPOLITANO NESTLÉ®**	100,0	195,00	3,20	29,00	7,40					I
BOLA G	100,0	195,00	3,20	29,00	7,40					

ALIMENTO Medidas Caseiras	Quant. (g/ml)	Energia (kcal)	Ptn. (g)	Carb. (g)	Lip. (g)	Ca (mg)	Fe (mg)	Vit. C (mg)	Vit. A (µg RE)	Fonte
SORVETE PRESTÍGIO **NESTLÉ®**	100,0	229,00	3,60	24,10	13,10					I
BOLA G	100,0	229,00	3,60	24,10	13,10					
SORVETE RUM COM **PASSAS NESTLÉ®**	100,0	200,00	4,00	31,70	6,30					I
BOLA G	100,0	200,00	4,00	31,70	6,30					
SORVETE SEDUÇÃO **MANJAR BRANCO** **NESTLÉ®**	100,0	195,00	4,40	26,70	7,80	120,00				I
BOLA G	100,0	195,00	4,40	26,70	7,80	120,00				
SORVETE SEDUÇÃO **MOUSSE CHOCOLATE** **NESTLÉ®**	100,0	230,00	4,40	35,50	7,80	82,20	1,40			I
BOLA G	100,0	230,00	4,40	35,50	7,80	82,20	1,40			
SORVETE SEDUÇÃO **ROMEU E JULIETA** **NESTLÉ®**	100,0	185,00	2,20	28,90	6,70	88,90				I
BOLA G	100,0	185,00	2,20	28,90	6,70	88,90				
SORVETE SEM **PARAR NESTLÉ®**	100,0	197,00	3,64	35,45	4,55	102,73				I
UND COPO	110,0	216,70	4,00	39,00	5,01	113,00				
SORVETE TROPPO **CHOCOLATE NESTLÉ®**	100,0	284,00	5,06	31,65	15,19	92,41	1,32			I
UND	79,0	224,36	4,00	25,00	12,00	73,00	1,04			
SORVETE TROPPO **CROCANTE NESTLÉ®**	100,0	301,00	3,95	38,64	14,47	106,58	0,62			I
UND	76,0	228,76	3,00	29,37	11,00	81,00	0,47			
SORVETE TROPPO **FLOCOS NESTLÉ®**	100,0	282,00	3,95	36,84	13,16	106,58	0,53			I
UND	76,0	214,32	3,00	28,00	10,00	81,00	0,40			
SORVETE TROPPO **MORANGO NESTLÉ®**	100,0	1192,00	3,79	37,97	113,92	88,60	0,45			I
UND	79,0	941,68	2,99	30,00	90,00	69,99	0,36			
SOYMILK® BANANA/ **MORANGO PÓ**	100,0	526,00	20,00	66,60	20,00	1073,00	15,00	31,30	387,60	I
COL S CH	12,0	63,12	2,40	7,99	2,40	128,76	1,80	3,76	46,51	
SOYMILK® BANANA/ **MORANGO RECONST**	100,0	79,00	3,00	10,00	3,00	161,00	2,20	4,70	58,10	I
SOYMILK ÔMEGA® PÓ	100,0	445,00	30,70	46,10	15,30	923,00	0,00	69,20	923,00	I
COL S CH	12,0	53,40	3,68	5,53	1,84	110,76	0,00	8,30	110,76	

ALIMENTO Medidas Caseiras	Quant. (g/ml)	Energia (kcal)	Ptn. (g)	Carb. (g)	Lip. (g)	Ca (mg)	Fe (mg)	Vit. C (mg)	Vit. A (µg RE)	Fonte
SOYMILK **ÔMEGA® RECONST**	100,0	58,00	4,00	6,00	2,00	120,00	0,00	9,00	120,00	I
SOYMILK® PÓ	100,0	476,00	23,30	43,30	23,30	923,00	12,60	26,30	332,30	I
COL S CH	12,0	57,12	2,80	5,20	2,80	110,76	1,51	3,16	39,88	
COL S R	7,0	33,32	1,63	3,03	1,63	64,61	0,88	1,84	23,26	
COL SOB CH	7,0	33,32	1,63	3,03	1,63	64,61	0,88	1,84	23,26	
COL SOB R	4,0	19,04	0,93	1,73	0,93	36,92	0,50	1,05	13,29	
COL SOB CH	7,0	33,32	1,63	3,03	1,63	64,61	0,88	1,84	23,26	
COL SOB R	4,0	19,04	0,93	1,73	0,93	36,92	0,50	1,05	13,29	
LTA	300,0	1428,00	69,90	129,90	69,90	2769,00	37,80	78,90	996,90	
SOYMILK® RECONST	100,0	72,00	3,50	6,50	3,50	138,50	1,90	4,00	49,80	I
STICKS DE FRANGO **PERDIGÃO®**	100,0	240,00	13,33	16,66	13,33	10,00				I
UND	30,0	72,00	4,00	5,00	4,00	3,00				
STICKS DE PRESUNTO **E QUEIJO PERDIGÃO®**	100,0	268,00	8,00	32,00	12,00	92,00	4,00			I
UND	25,0	67,00	2,00	8,00	3,00	23,00	1,00			
STROGONOFF **DE CARNE**	100,0	173,00	15,95	2,13	11,19	29,47	2,44	3,74	79,76	*
1/2 CO M	60,0	103,80	9,57	1,28	6,71	17,68	1,46	2,24	47,86	
CO M CH	170,0	294,10	27,12	3,62	19,02	50,10	4,15	6,36	135,59	
COL A CH	40,0	69,20	6,38	0,85	4,48	11,79	0,98	1,50	31,90	
COL S CH	25,0	43,25	3,99	0,53	2,80	7,37	0,61	0,94	19,94	
STROGONOFF **DE FRANGO**	100,0	199,00	17,41	2,48	13,31	38,49	1,23	6,48	142,49	*
1/2 CO M	60,0	119,40	10,45	1,49	7,99	23,09	0,74	3,89	85,49	
CO M CH	170,0	338,30	29,60	4,22	22,63	65,43	2,09	11,02	242,23	
COL A CH	40,0	79,60	6,96	0,99	5,32	15,40	0,49	2,59	57,00	
COL S CH	25,0	49,75	4,35	0,62	3,33	9,62	0,31	1,62	35,62	
STROGONOFF **CARNE SADIA®**	100,0	136,00	8,33	5,50	9,00	28,66	0,69			I
PORÇÃO	300,0	408,00	24,99	16,50	27,00	85,98	2,07			
STROGONOFF **FRANGO SADIA®**	100,0	114,00	9,50	3,66	6,80	77,00	0,55			I
PORÇÃO	300,0	342,00	28,50	10,98	20,40	231,00	1,65			
SUCO ABACAXI C/AÇ	100,0	43,00	0,16	10,45	0,08	7,20	0,20	24,40	2,00	*
COPO D CH	240,0	103,20	0,38	25,08	0,19	17,28	0,48	58,56	4,80	
COPO P CH	165,0	70,95	0,26	17,24	0,13	11,88	0,33	40,26	3,30	
SUCO ABACAXI **DEL VALLE®**	100,0	53,00	0,00	14,30	0,00	0,00	0,00	35,00	0,00	I
EMB MINI	200,0	106,00	0,00	28,60	0,00	0,00	0,00	70,00	0,00	
LTA	335,0	177,55	0,00	47,91	0,00	0,00	0,00	117,25	0,00	

ALIMENTO Medidas Caseiras	Quant. (g/ml)	Energia (kcal)	Ptn. (g)	Carb. (g)	Lip. (g)	Ca (mg)	Fe (mg)	Vit. C (mg)	Vit. A (µg RE)	Fonte
SUCO ABACAXI/										
HORTELÃ DEL VALLE®	100,0	38,00	0,00	10,00	0,00	0,00	0,00	20,00	0,00	I
LTA	335,0	127,30	0,00	33,50	0,00	0,00	0,00	67,00	0,00	
SUCO ABACAXI										
SANTAL®	100,0	48,00	0,00	12,00	0,00	10,00	0,40			I
COPO D CH	200,0	96,00	0,00	24,00	0,00	20,00	0,80			
COPO P CH	165,0	79,20	0,00	19,80	0,00	16,50	0,66			
SUCO ACEROLA C/AÇ	100,0	26,00	0,03	6,44	0,04	1,90	0,04	273,80	—	*
COPO D CH	240,0	62,40	0,07	15,46	0,10	4,56	0,10	657,12	—	
COPO P CH	165,0	42,90	0,05	10,63	0,07	3,14	0,07	451,77	—	
SUCO BETERRABA										
C/AÇ	100,0	34,00	0,51	7,82	0,03	4,20	0,24	1,50	0,60	*
COPO D CH	240,0	81,60	1,22	18,77	0,07	10,08	0,58	3,60	1,44	
COPO P CH	165,0	56,10	0,84	12,90	0,05	6,93	0,40	2,48	0,99	
SUCO CUPUAÇU										
C/AÇ	100,0	36,00	0,34	7,91	0,32	4,60	0,52	5,30	6,00	*
COPO D CH	240,0	86,40	0,82	18,98	0,77	11,04	1,25	12,72	14,40	
SUCO DAMASCO										
SUMOL®	100,0	56,00	0,00	14,00	0,00	5,00				I
COPO D CH	240,0	134,40	0,00	33,60	0,00	12,00				
COPO P CH	135,0	75,60	0,00	18,90	0,00	6,75				
SUCO FRUTAS										
CÍTRICAS TAMPICO®	100,0	43,00	0,00	10,40	0,10	0,00	0,00	9,00	0,00	I
LTA	350,0	150,50	0,00	36,40	0,35	0,00	0,00	31,50	0,00	
SUCO GERBER® 2										
FRUTAS	100,0	44,00	0,00	11,00	0,00	0,00	1,00	9,00	0,00	I
POTINHO	237,0	104,28	0,00	26,07	0,00	0,00	2,37	21,33	0,00	
SUCO GERBER® 3										
LARANJA/CENOURA	100,0	40,00	0,00	10,00	0,00	0,00	1,00	9,00	0,00	I
POTINHO	237,0	94,80	0,00	23,70	0,00	0,00	2,37	21,33	0,00	
SUCO GOIABA C/AÇ	100,0	43,00	0,27	10,16	0,12	6,60	0,21	65,40	7,80	*
COPO D CH	240,0	103,20	0,65	24,38	0,29	15,84	0,50	156,96	18,72	
COPO P CH	165,0	70,95	0,45	16,76	0,20	10,89	0,35	107,91	12,87	
SUCO GOIABA										
DEL VALLE®	100,0	52,00	0,00	15,00	0,00	0,00	0,00	32,00	0,00	I
EMB MINI	200,0	104,00	0,00	30,00	0,00	0,00	0,00	64,00	0,00	
LTA	335,0	174,20	0,00	50,25	0,00	0,00	0,00	107,20	0,00	
SUCO GOIABA										
LIGHT DEL VALLE®	100,0	6,00	0,00	2,50	0,00	0,00	0,00	42,00	0,00	I
LTA	335,0	20,10	0,00	8,38	0,00	0,00	0,00	140,70	0,00	
SUCO LARANJA C/AÇ	100,0	76,00	0,57	17,41	0,38	17,10	0,33	38,85	23,75	*
COPO D CH	240,0	182,40	1,37	41,78	0,91	41,04	0,79	93,24	57,00	

ALIMENTO Medidas Caseiras	Quant. (g/ml)	Energia (kcal)	Ptn. (g)	Carb. (g)	Lip. (g)	Ca (mg)	Fe (mg)	Vit. C (mg)	Vit. A (µg RE)	Fonte
SUCO LARANJA										
DEL VALLE®	100,0	44,00	0,00	13,00	0,00	0,00	0,00	34,00	0,00	I
EMB MINI	200,0	88,00	0,00	26,00	0,00	0,00	0,00	68,00	0,00	
SUCO LARANJA	100,0	58,00	0,60	13,10	0,40	18,00	0,35	47,50	20,00	GF
COPO P CH	165,0	95,70	0,99	21,62	0,66	29,70	0,58	78,38	33,00	
SUCO LARANJA/										
BANANA C/AÇ	100,0	64,00	0,76	14,81	0,23	21,90	0,50	23,00	15,50	*
COPO D CH	240,0	153,60	1,82	35,54	0,55	52,56	1,20	55,20	37,20	
COPO P CH	165,0	105,60	1,25	24,44	0,38	36,14	0,83	37,95	25,58	
SUCO LARANJA/										
BETERRABA C/AÇ	100,0	77,00	0,96	17,64	0,33	17,70	0,50	32,17	19,35	*
COPO D CH	240,0	184,80	2,30	42,34	0,79	42,48	1,20	77,21	46,44	
COPO P CH	165,0	127,05	1,58	29,11	0,54	29,21	0,83	53,08	31,93	
SUCO LARANJA/										
CENOURA C/AÇ	100,0	77,00	0,78	17,70	0,36	24,60	0,48	33,07	348,75	*
COPO D CH	240,0	184,80	1,87	42,48	0,86	59,04	1,15	79,37	837,00	
COPO P CH	165,0	127,05	1,29	29,21	0,59	40,59	0,79	54,57	575,44	
SUCO LARANJA/										
CENOURA	100,0	57,00	0,78	12,73	0,36	24,60	0,48	33,07	348,75	*
COPO D CH	240,0	136,80	1,87	30,55	0,86	59,04	1,15	79,37	837,00	
COPO P CH	165,0	94,05	1,29	21,00	0,59	40,59	0,79	54,57	575,44	
SUCO LARANJA/										
CENOURA/ACEROLA										
DEL VALLE®	100,0	48,00	0,00	12,50	0,00	0,00	0,00	33,50	0,00	I
LTA	335,0	160,80	0,00	41,88	0,00	0,00	0,00	112,23	0,00	
SUCO LARANJA/										
CENOURA/										
BETERRABA C/AÇ	100,0	77,00	0,86	17,66	0,34	21,15	0,48	32,62	184,05	*
COPO D CH	240,0	184,80	2,06	42,38	0,82	50,76	1,15	78,29	441,72	
COPO P CH	165,0	127,05	1,42	29,14	0,56	34,90	0,79	53,82	303,68	
SUCO LARANJA/										
CENOURA/										
BETERRABA	100,0	57,00	0,86	12,69	0,34	21,15	0,48	32,62	184,05	*
COPO D CH	240,0	136,80	2,06	30,46	0,82	50,76	1,15	78,29	441,72	
COPO P CH	165,0	94,05	1,42	20,94	0,56	34,90	0,79	53,82	303,68	
SUCO LARANJA										
INDUSTR[69]	100,0	45,00	0,53	10,58	0,10	23,00	0,95	76,00	0,00	I
COPO D CH	240,0	108,00	1,27	25,39	0,24	55,20	2,28	182,40	0,00	
COPO P CH	165,0	74,25	0,87	17,46	0,17	37,95	1,57	125,40	0,00	
SUCO LARANJA/										
MAMÃO DEL VALLE®	100,0	44,00	0,00	12,50	0,00	0,00	0,00	31,50	0,00	I
LTA	335,0	147,40	0,00	41,88	0,00	0,00	0,00	105,53	0,00	

ALIMENTO Medidas Caseiras	Quant. (g/ml)	Energia (kcal)	Ptn. (g)	Carb. (g)	Lip. (g)	Ca (mg)	Fe (mg)	Vit. C (mg)	Vit. A (µg RE)	Fonte
SUCO MAÇÃ										
DEL VALLE®	100,0	56,00	0,00	15,00	0,00	14,70	0,00	34,00	0,00	I
EMB MINI	200,0	112,00	0,00	30,00	0,00	29,40	0,00	68,00	0,00	
LTA	335,0	187,60	0,00	50,25	0,00	49,25	0,00	113,90	0,00	
SUCO MAÇÃ LIGHT										
DEL VALLE®	100,0	4,00	0,00	0,92	0,00	2,06	0,21	5,84	0,00	I
LTA	335,0	13,40	0,00	3,08	0,00	6,90	0,70	19,56	0,00	
SUCO MAMÃO C/AÇ	100,0	38,00	0,25	9,12	0,05	10,00	0,20	23,00	18,50	*
COPO D CH	240,0	91,20	0,60	21,89	0,12	24,00	0,48	55,20	44,40	
COPO P CH	165,0	62,70	0,41	15,05	0,08	16,50	0,33	37,95	30,53	
SUCO MANGA C/AÇ	100,0	40,00	0,15	9,59	0,06	3,60	0,24	15,90	63,00	*
COPO D CH	240,0	96,00	0,36	23,02	0,14	8,64	0,58	38,16	151,20	
COPO P CH	165,0	66,00	0,25	15,82	0,10	5,94	0,40	26,24	103,95	
SUCO MANGA										
DEL VALLE®	100,0	52,00	0,00	14,00	0,00	0,00	0,00	15,00	60,00	I
EMB MINI	200,0	104,00	0,00	28,00	0,00	0,00	0,00	30,00	120,00	
LTA	335,0	174,20	0,00	46,90	0,00	0,00	0,00	50,25	201,00	
SUCO MANGA										
LIGHT DEL VALLE®	100,0	10,00	0,00	3,50	0,00	0,00	0,00	23,00	96,00	I
EMB MINI	200,0	20,00	0,00	7,00	0,00	0,00	0,00	46,00	192,00	
LTA	335,0	33,50	0,00	11,73	0,00	0,00	0,00	77,05	321,60	
SUCO MARACUJÁ										
C/AÇ	100,0	29,00	0,20	6,88	0,06	1,17	0,14	0,38	6,30	*
COPO D CH	240,0	69,60	0,48	16,51	0,14	2,81	0,34	0,91	15,12	
COPO P CH	165,0	47,85	0,33	11,35	0,10	1,93	0,23	0,63	10,40	
SUCO MARACUJÁ	100,0	10,00	0,20	2,10	0,10	1,30	0,16	0,42	7,00	*
COPO D CH	240,0	24,00	0,48	5,04	0,24	3,12	0,38	1,01	16,80	
COPO P CH	165,0	16,50	0,33	3,47	0,17	2,15	0,26	0,69	11,55	
SUCO MARACUJÁ										
DEL VALLE®	100,0	52,00	0,00	13,00	0,00	0,00	0,00	15,00	0,00	I
EMB MINI	200,0	104,00	0,00	26,00	0,00	0,00	0,00	30,00	0,00	
LTA	335,0	174,20	0,00	43,55	0,00	0,00	0,00	50,25	0,00	
SUCO MARACUJÁ										
LIGHT DEL VALLE®	100,0	8,00	0,00	2,00	0,00	0,00	0,00	15,00	0,00	I
EMB MINI	200,0	16,00	0,00	4,00	0,00	0,00	0,00	30,00	0,00	
LTA	335,0	26,80	0,00	6,70	0,00	0,00	0,00	50,25	0,00	
SUCO MARACUJÁ										
MAGUARY® INTEGRAL	100,0	46,00	0,00	11,70	0,00	0,00	0,00			I
GFA	500,0	230,00	0,00	58,50	0,00	0,00	0,00			
SUCO MELÃO C/AÇ	100,0	34,00	0,26	8,19	0,05	7,80	0,62	15,08	60,32	*
COPO D CH	240,0	81,60	0,62	19,66	0,12	18,72	1,49	36,19	144,77	
SUCO MORANGO										
C/AÇ	100,0	40,00	0,40	9,22	0,15	14,50	0,50	35,00	1,50	*
COPO D CH	240,0	96,00	0,96	22,13	0,36	34,80	1,20	84,00	3,60	

ALIMENTO Medidas Caseiras	Quant. (g/ml)	Energia (kcal)	Ptn. (g)	Carb. (g)	Lip. (g)	Ca (mg)	Fe (mg)	Vit. C (mg)	Vit. A (µg RE)	Fonte
SUCO MORANGO										
DEL VALLE®	100,0	60,00	0,00	16,00	0,00	0,00	0,00	12,50	0,00	I
EMB MINI	200,0	120,00	0,00	32,00	0,00	0,00	0,00	25,00	0,00	
LTA	335,0	201,00	0,00	53,60	0,00	0,00	0,00	41,88	0,00	
SUCO PÊRA SUMOL®	100,0	58,00	0,10	14,44	0,00					I
COPO D CH	240,0	139,20	0,24	34,66	0,00					
COPO P CH	165,0	95,70	0,17	23,83	0,00					
SUCO PÊSSEGO										
DEL VALLE®	100,0	56,00	0,00	15,00	0,00	0,00	0,00	28,00	0,00	I
EMB MINI	200,0	112,00	0,00	30,00	0,00	0,00	0,00	56,00	0,00	
LTA	335,0	187,60	0,00	50,25	0,00	0,00	0,00	93,80	0,00	
SUCO PÊSSEGO										
EM CALDA	100,0	104,00	0,31	25,46	0,08	13,00	0,39	2,00	87,50	*
COPO D CH	240,0	249,60	0,74	61,10	0,19	31,20	0,94	4,80	210,00	
COPO P CH	165,0	171,60	0,51	42,01	0,13	21,45	0,64	3,30	144,38	
SUCO PÊSSEGO										
LIGHT DEL VALLE®	100,0	6,00	0,00	2,50	0,00	0,00	0,00	28,00	47,00	I
EMB MINI	200,0	12,00	0,00	5,00	0,00	0,00	0,00	56,00	94,00	
LTA	335,0	20,10	0,00	8,38	0,00	0,00	0,00	93,80	157,45	
SUCO UVA										
DEL VALLE®	100,0	56,00	0,00	15,00	0,00	0,00	0,00	3,00	0,00	I
EMB MINI	200,0	112,00	0,00	30,00	0,00	0,00	0,00	6,00	0,00	
LTA	335,0	187,60	0,00	50,25	0,00	0,00	0,00	10,05	0,00	
SUCO UVA INTEGRAL										
PARMALAT®	100,0	64,00	0,00	16,00	0,00	9,00	0,20			I
SUCO UVA LIGHT										
DEL VALLE®	100,0	18,00	0,00	4,50	0,00	0,00	0,00	3,00	0,00	I
EMB MINI	200,0	36,00	0,00	9,00	0,00	0,00	0,00	6,00	0,00	
LTA	335,0	60,30	0,00	15,08	0,00	0,00	0,00	10,05	0,00	
SUFLÊ DE LEGUMES	100,0	127,00	5,61	9,98	7,16	79,46	1,23	50,06	139,48	*
COL A CH	85,0	107,95	4,77	8,48	6,09	67,54	1,05	42,55	118,56	
COL S CH	55,0	69,85	3,09	5,49	3,94	43,70	0,68	27,53	76,71	
ESC M CH	100,0	127,00	5,61	9,98	7,16	79,46	1,23	50,06	139,48	
PED G	120,0	152,40	6,73	11,98	8,59	95,35	1,48	60,07	167,38	
PED M	90,0	114,30	5,05	8,98	6,44	71,51	1,11	45,05	125,53	
PED P	70,0	88,90	3,93	6,99	5,01	55,62	0,86	35,04	97,64	
SUFLÊ DE QUEIJO	100,0	114,00	4,85	6,30	7,71	84,86	0,62	0,50	150,04	*
PED G	120,0	136,80	5,82	7,56	9,25	101,83	0,74	0,60	180,05	
PED M	90,0	102,60	4,36	5,67	6,94	76,37	0,56	0,45	135,04	
PED P	70,0	79,80	3,40	4,41	5,40	59,40	0,43	0,35	105,03	
SUPRA SOY®										
INTEGRAL PÓ	100,0	504,00	26,90	38,46	26,90	900,00	8,46	8,60	930,77	I
COL S CH	13,0	65,52	3,50	5,00	3,50	117,00	1,10	1,12	121,00	

ALIMENTO Medidas Caseiras	Quant. (g/ml)	Energia (kcal)	Ptn. (g)	Carb. (g)	Lip. (g)	Ca (mg)	Fe (mg)	Vit. C (mg)	Vit. A (µg RE)	Fonte
SUPRA SOY®										
INTEGRAL RECONST	100,0	66,00	3,50	5,00	3,50	117,00	1,10	1,12	121,00	I
COPO D CH	240,0	158,40	8,40	12,00	8,40	280,80	2,64	2,69	290,40	
COPO P CH	165,0	108,90	5,77	8,25	5,77	193,05	1,82	1,85	199,65	
SUPRA SOY®										
LIGHT PÓ	100,0	430,00	35,00	50,00	10,00	1300,00	5,00	0,00	720,00	I
COL S CH	10,0	43,00	3,50	5,00	1,00	130,00	0,50	0,00	72,00	
SUPRA SOY®										
LIGHT RECONST	100,0	36,00	3,50	5,00	0,25	130,00	0,50	0,00	72,00	I
COPO D CH	240,0	86,40	8,40	12,00	0,60	312,00	1,20	0,00	172,80	
COPO P CH	165,0	59,40	5,77	8,25	0,41	214,50	0,83	0,00	118,80	
SUPRA SOY® SEM										
LACTOSE PÓ	100,0	504,00	26,90	38,46	26,90	842,31	7,69	0,00	896,15	I
COL S CH	13,0	65,52	3,50	5,00	3,50	109,50	1,00	0,00	116,50	
SUPRA SOY® SEM										
LACTOSE RECONST	100,0	504,00	26,90	38,46	26,90	109,50	1,00	0,00	116,50	I
COPO D CH	240,0	1209,60	64,56	92,30	64,56	262,80	2,40	0,00	279,60	
COPO P CH	165,0	831,60	44,39	63,46	44,39	180,68	1,65	0,00	192,23	
SUSPIRO	100,0	378,00	1,70	92,60	0,10	2,00	0,10	—	—	IBGE
UND G	60,0	226,80	1,02	55,56	0,06	1,20	0,06	—	—	
UND M	10,0	37,80	0,17	9,26	0,01	0,20	0,01	—	—	
UND P	6,0	22,68	0,10	5,56	0,01	0,12	0,01	—	—	
SUSTAGEN®										
BANANA/BAUNILHA	100,0	387,00	24,00	66,00	3,00	670,00	15,00	70,00	2600,00	I
COL S CH	15,0	58,05	3,60	9,90	0,45	100,50	2,25	10,50	390,00	
SUSTAGEN®										
CHOCOLATE	100,0	388,00	24,00	64,00	4,00	670,00	45,00	70,00	2600,00	I
COL S CH	15,0	58,20	3,60	9,60	0,60	100,50	6,75	10,50	390,00	
SUSTAIN®	100,0	375,00	15,90	77,00	0,40	550,00	6,50	45,00	600,00	I
COL S CH	13,0	48,75	2,07	10,01	0,05	71,50	0,85	5,85	78,00	
TANGERINA	100,0	48,00	0,70	10,90	0,20	30,00	0,40	33,00	12,00	IBGE
GOMO M	10,0	4,80	0,07	1,09	0,02	3,00	0,04	3,30	1,20	
UND G	270,0	129,60	1,89	29,43	0,54	81,00	1,08	89,10	32,40	
UND M	135,0	64,80	0,95	14,72	0,27	40,50	0,54	44,55	16,20	
UND P	100,0	48,00	0,70	10,90	0,20	30,00	0,40	33,00	12,00	
TEKITOS SADIA®	100,0	210,00	13,30	16,60	10,00	0,00	0,00			I
PCT	300,0	630,00	39,90	49,80	30,00	0,00	0,00			
UND	15,0	31,50	2,00	2,49	1,50	0,00	0,00			
TODDYNHO®	100,0	92,00	2,00	16,00	2,25	53,50	1,10	6,75	75,00	I
UND	200,0	184,00	4,00	32,00	4,50	107,00	2,20	13,50	150,00	
TODDYNHO®										
CHOCOLATE BRANCO	100,0	70,00	1,50	11,50	2,00	43,50	6,70	0,00	75,00	I
UND	200,0	140,00	3,00	23,00	4,00	87,00	13,40	0,00	150,00	

ALIMENTO Medidas Caseiras	Quant. (g/ml)	Energia (kcal)	Ptn. (g)	Carb. (g)	Lip. (g)	Ca (mg)	Fe (mg)	Vit. C (mg)	Vit. A (µg RE)	Fonte
TOMATE	100,0	24,00	0,80	4,60	0,30	7,00	0,60	23,00	60,00	IBGE
COL S CH CUBOS	15,0	3,60	0,12	0,69	0,05	1,05	0,09	3,45	9,00	
COL S CH TIRAS	30,0	7,20	0,24	1,38	0,09	2,10	0,18	6,90	18,00	
COL S R TIRAS	20,0	4,80	0,16	0,92	0,06	1,40	0,12	4,60	12,00	
FT G	30,0	7,20	0,24	1,38	0,09	2,10	0,18	6,90	18,00	
FT M	15,0	3,60	0,12	0,69	0,05	1,05	0,09	3,45	9,00	
FT P	10,0	2,40	0,08	0,46	0,03	0,70	0,06	2,30	6,00	
UND G	150,0	36,00	1,20	6,90	0,45	10,50	0,90	34,50	90,00	
UND M	100,0	24,00	0,80	4,60	0,30	7,00	0,60	23,00	60,00	
UND P	50,0	12,00	0,40	2,30	0,15	3,50	0,30	11,50	30,00	
TORRADA CASEIRA	100,0	313,00	11,00	63,60	1,60	—	—	0,00	0,00	GF
UND	6,0	18,78	0,66	3,82	0,10	—	—	0,00	0,00	
TORRADA INDUSTR DOCE[70]	100,0	363,00	13,30	70,00	3,30	0,00	0,00			I
UND	8,0	29,04	1,06	5,60	0,26	0,00	0,00			
UND CANAPÉ	2,0	7,26	0,27	1,40	0,07	0,00	0,00			
TORRADA INDUSTR INTEGRAL[71]	100,0	373,00	13,30	70,00	4,40	0,00	2,80			I
UND	8,0	29,84	1,06	5,60	0,35	0,00	0,22			
TORRADA INDUSTRIALIZADA TRADICIONAL[72]	100,0	344,00	12,50	73,40	0,00	5,00	0,00			I
UND	8,0	27,52	1,00	5,87	0,00	0,40	0,00			
TORTA DE LIMÃO	100,0	395,00	5,69	50,05	19,10	28,44	1,12	7,14	301,68	*
FT G	120,0	474,00	6,83	60,06	22,92	34,13	1,34	8,57	362,02	
FT M	85,0	335,75	4,84	42,54	16,24	24,17	0,95	6,07	256,43	
FT P	60,0	237,00	3,41	30,03	11,46	17,06	0,67	4,28	181,01	
TORTA MOUSSE DE MARACUJÁ SADIA®	100,0	312,00	3,33	0,00	35,00	41,66	0,00			I
UND	470,0	1.466,40	15,65	0,00	164,50	195,80	0,00			
TORTA QUICHE BACON E PRESUNTO SADIA®	100,0	346,00	7,52	17,25	27,43	69,00	0,75			I
UND	450,0	1.557,00	33,84	77,63	123,44	310,50	3,38			
TORTA SORVETE NOBLESSE CHOCOLATE NESTLÉ®	100,0	212,00	4,20	25,50	10,40	0,00	0,00			I
COL S CH	50,0	106,00	2,10	12,75	5,20	0,00	0,00			
TORTA SORVETE NOBLESSE NESTLÉ®	100,0	230,00	4,10	23,30	13,40	0,00	0,00			I
COL S CH	50,0	115,00	2,05	11,65	6,70	0,00	0,00			
TREMOÇOS CONSERVA	100,0	290,00	35,00	15,00	10,00	25,00	20,00			I
COL SOPA	20,0	58,00	7,00	3,00	2,00	5,00	4,00			

ALIMENTO Medidas Caseiras	Quant. (g/ml)	Energia (kcal)	Ptn. (g)	Carb. (g)	Lip. (g)	Ca (mg)	Fe (mg)	Vit. C (mg)	Vit. A (µg RE)	Fonte
TUTU	100,0	114,00	3,59	13,22	5,25	18,57	1,32	1,36	—	*
CO M CH	190,0	216,60	6,82	25,12	9,98	35,28	2,51	2,58	—	
COL A CH	85,0	96,90	3,05	11,24	4,46	15,78	1,12	1,16	—	
COL A R	50,0	57,00	1,80	6,61	2,63	9,29	0,66	0,68	—	
COL S CH	35,0	39,90	1,26	4,63	1,84	6,50	0,46	0,48	—	
COL S R	20,0	22,80	0,72	2,64	1,05	3,71	0,26	0,27	—	
ESC M CH	140,0	159,60	5,03	18,51	7,35	26,00	1,85	1,90	—	
PT R	280,0	319,20	10,05	37,02	14,70	52,00	3,70	3,81	—	
UÍSQUE	100,0	240,00								IBGE
DOSE	50,0	120,00								
UVA	100,0	76,00	0,60	16,70	0,70	12,00	0,90	3,00	—	IBGE
CACHO G	560,0	425,60	3,36	93,52	3,92	67,20	5,04	16,80	—	
CACHO GG	950,0	722,00	5,70	158,65	6,65	114,00	8,55	28,50	—	
CACHO M	350,0	266,00	2,10	58,45	2,45	42,00	3,15	10,50	—	
CACHO P	170,0	129,20	1,02	28,39	1,19	20,40	1,53	5,10	—	
UND G	12,0	9,12	0,07	2,00	0,08	1,44	0,11	0,36	—	
UND M	8,0	6,08	0,05	1,34	0,06	0,96	0,07	0,24	—	
UND P	4,0	3,04	0,02	0,67	0,03	0,48	0,04	0,12	—	
UVA PASSA	100,0	301,00	2,35	77,60	0,00	60,00	2,99	0,00	8,00	I
1/2 COPO P	60,0	180,60	1,41	46,56	0,00	36,00	1,79	0,00	4,80	
CAIXINHA	42,5	127,93	1,00	32,98	0,00	25,50	1,27	0,00	3,40	
COL S CH	18,0	54,18	0,42	13,97	0,00	10,80	0,54	0,00	1,44	
COL S R	10,0	30,10	0,24	7,76	0,00	6,00	0,30	0,00	0,80	
COPO P CH	125,0	376,25	2,94	97,00	0,00	75,00	3,74	0,00	10,00	
PUNHADO	24,0	72,24	0,56	18,62	0,00	14,40	0,72	0,00	1,92	
UND	0,3	0,90	0,01	0,23	0,00	0,18	0,01	0,00	0,02	
VAGEM COZIDA	100,0	52,00	3,00	9,48	0,24	54,13	1,68	32,40	150,00	*
COL S CH	20,0	10,40	0,60	1,90	0,05	10,83	0,34	6,48	30,00	
COL S R	15,0	7,80	0,45	1,42	0,04	8,12	0,25	4,86	22,50	
VAGEM REFOGADA	100,0	99,00	3,07	9,96	5,25	55,63	1,73	32,90	150,10	*
COL A CH	73,0	72,27	2,24	7,27	3,83	40,61	1,26	24,02	109,57	
COL A R	45,0	44,55	1,38	4,48	2,36	25,03	0,78	14,81	67,54	
COL S CH	35,0	34,65	1,07	3,49	1,84	19,47	0,61	11,52	52,54	
COL S R	15,0	14,85	0,46	1,49	0,79	8,34	0,26	4,94	22,52	
VIGORZINHO® MORANGO/ VITAMINA	100,0	140,00	6,70	15,60	5,60	256,00	0,00	13,60	211,00	I
UND	45,0	63,00	3,02	7,02	2,52	115,20	0,00	6,12	94,95	
VINHO	100,0	85,00	0,10	4,20	—	9,00	0,40	—	—	IBGE
CANECA	300,0	255,00	0,30	12,60	—	27,00	1,20	—	—	
COPO D CH	240,0	204,00	0,24	10,08	—	21,60	0,96	—	—	
COPO P CH	165,0	140,25	0,17	6,93	—	14,85	0,66	—	—	
TAÇA	150,0	127,50	0,15	6,30	—	13,50	0,60	—	—	
XAROPE DE GUARANÁ	100,0	41,00	0,00	10,34	0,00	0,00	0,00	5,78	0,00	I

Notas

As marcas mencionadas na tabela não caracterizam preferência dos autores nem patrocínio de indústrias de alimentos, sendo incluídas aquelas disponíveis nos estabelecimentos no período da pesquisa de campo.

1. Achocolatado em pó – média da análise nutricional dos produtos Toddy, Chocomix, Garotada e Nesquik sabor chocolate.

2. Ades sabores – todos os sabores de fruta apresentam a mesma composição

3. Bala – análise como sendo 100% açúcar refinado e peso médio de diversas marcas.

4. Bebida láctea de iogurte e frutas – média da análise nutricional dos produtos Danone Agita, Dan Up, Bliss, Goody Frutty Itambé, Chamy e Ninho Soleil.

5. Bebida láctea sabor chocolate – média da análise nutricional dos produtos Toddynho, Paulista e Elegê.

6. Bebida láctea sabor morango – média da análise nutricional dos produtos Itambézinho, Parmalat, Nesquik e Elegê.

7. Biscoito água – média da análise nutricional das marcas Piraquê, Triunfo e Aymoré.

8. Biscoito *cream cracker* – média da análise nutricional das marcas São Luiz, Triunfo e Piraquê.

9. Biscoito Maizena – média da análise nutricional das marcas Aymoré, São Luiz e Triunfo.

10. Biscoito Maria – média da análise nutricional das marcas Piraquê e São Luiz.

11. Biscoito recheado chocolate – média da análise nutricional das marcas Danone, Parmalat, Piraquê, São Luiz e Triunfo.

12. Biscoito recheado morango – média da análise nutricional das marcas Aymoré, Danone e São Luiz.

13. Biscoito *wafer* chocolate – média da análise nutricional das marcas Aymoré, Parmalat e Piraquê.

14. Biscoito *wafer* morango – média da análise nutricional das marcas Aymoré, Parmalat e Piraquê.

15. Canja industrializada – média da análise nutricional das marcas Arisco, Knorr e Maggi.

16. Castanha européia cozida – foi utilizada a análise da *castanha européia crua* (GF) para vitamina A, por não existir esta informação para *castanha européia cozida*.

17. Cerveja – média entre Antarctica, Brahma, Skol, Bohemia e Muller.

18. Cerveja Malzbier – média entre Antarctica e Brahma.

19. Chocolate barra Talento Garoto – média da análise nutricional de todos os sabores do chocolate Talento.

20. Chopp claro – média entre Antarctica, Brahma e Skol.

21. Chopp escuro – média entre Antarctica, Skol e Brahma.

22. Doce de banana em calda – foi utilizada a análise do *doce de fruta em calda caseiro* (GF).

23. Gatorade – a composição nutricional é idêntica para todos os sabores.

24. Guaraná natural – média da análise nutricional das marcas Guaracamp, Guaralife e Guaraplus.

25. Iced Tea Leão – média da análise nutricional de todos os sabores.

26. Iced Tea *light* Leão – média da análise nutricional de todos os sabores.

27. Iogurte com mel – média da análise nutricional dos produtos Danone, Nestlé e Paulista. Somente o iogurte da marca Danone contém 185g.

28. Iogurte com mel/cenoura/laranja – média da análise nutricional dos produtos Danone, Nestlé e Paulista. Somente o iogurte da marca Danone contém 185g.

29. Iogurte desnatado – média da análise nutricional dos produtos Danone, Nestlé e Paulista. Somente o iogurte da marca Paulista contém 200 g.

30. Iogurte morango – média da análise nutricional dos produtos Danone, Paulista, Parmalat e Nestlé.

31. Iogurte natural – média da análise nutricional dos produtos Danone, Nestlé e Paulista. Somente o iogurte da marca Danone contém 185g.

32. Iogurte Ninho Soleil – média da análise nutricional dos produtos sabores maçã, banana e cereal; morango e cereal; salada de frutas e cereal.

33. Laranja – média da análise nutricional de *laranja-pêra*, *laranja-seleta* e *laranja-da-baía* (GF).

34. Leite de vaca desnatado pó – média da análise nutricional das marcas Glória, Itambé e Nestlé (Molico).

35. Leite de vaca integral pó – média da análise nutricional das marcas Glória, Itambé e Nestlé.

36. Leite de vaca semidesnatado pó – média da análise nutricional das marcas Glória e Itambé.

37. Maionese sabores Gourmet – média da análise nutricional dos produtos sabor atum, ervas finas e azeitona.

38. Margarina com e sem sal – no grupo das margarinas foram incluídas halvarina e creme vegetal. Média da análise nutricional das marcas Becel mesa e cozinha, Doriana cremosa, Piraquê cremosa e Qualy cremosa.

39. Margarina *light* – média da análise nutricional das marcas Becel, Becel Pro activ, Doriana, Piraquê, Piraquê alva, Qualy e Yofresh Doriana.

40. *McDonald's* Lanches / Sobremesas – os produtos listados neste item apresentam a composição por unidade conforme informação da indústria.

41. *Nuggets* de batata Sadia – média da análise nutricional dos produtos com recheio de calabresa e peru.

42. Palmito em conserva – foi utilizada a análise do *palmito cozido* (GF) para vitamina A e C por não existirem estes dados no item *palmito em conserva*.

43. Panettone frutas – média da análise nutricional das marcas Bauducco e Visconti.

44. Pão de batata Forno de Minas – média da análise nutricional dos produtos com recheio de requeijão e frango com requeijão.

45. Pão de forma branco *light* – média da análise nutricional das marcas Firenze e Seven Boys.

46. Pão de forma de aveia – média da análise nutricional das marcas Firenze, Seven Boys e Wickbold.

47. Pão de forma de centeio – média da análise nutricional das marcas Seven Boys e Wickbold.

48. Pão de queijo Forno de Minas – média da análise nutricional dos tipos tradicional e sabor de ervas finas.

49. Pão francês – análise nutricional referente ao pão de sal.

50. Refrigerante cola – média da análise nutricional das marcas Coca-Cola e Pepsi.

51. Refrigerante cola *light* – média da análise nutricional das marcas Coca-Cola *light*, Pepsi *light* e Pepsi *twister light*.

52. Refrigerante guaraná – média da análise nutricional das marcas Antártica e Kuat.

53. Refrigerante guaraná *light* – média da análise nutricional das marcas Antártica *light* e Kuat *light*.

54. Refrigerante laranja – média da análise nutricional das marcas Fanta e Sukita.

55. Refrigerante limão – média da análise nutricional das marcas Sprite e Limão Brahma.

56. Refrigerante tônica – média da análise nutricional das marcas Schweppes e Brahma.

57. Refrigerante uva – análise nutricional da marca Fanta Uva.

58. Requeijão cremoso – média da análise nutricional das marcas Danúbio, Poços de Caldas e Nestlé.

59. Requeijão cremoso ervas finas – média da análise nutricional das marcas Danúbio e Itambé.

60. Requeijão cremoso *light* – média da análise nutricional das marcas Nestlé e Itambé.

61. Salame hamburguês – média da análise nutricional das marcas Perdigão e Sadia.

62. Salsicha de frango – média da análise nutricional das marcas Perdigão e Sadia.

63. Salsicha *hot dog* – média da análise nutricional das marcas Perdigão e Sadia.

64. Sardinha em conserva – média da análise nutricional das marcas Gomes da Costa e Coqueiro.

65. Sardinha frita – foi utilizada a análise de peixe do mar frito (IBGE).

66. Soja proteína texturizada fina desidratada – média da análise nutricional das marcas Jasmine e Vitao.

67. Sopa industr cremosa – média da análise nutricional das marcas Arisco, Knorr e Maggi reconstituídas.

68. Sopa industr pedaços – média da análise nutricional das marcas Arisco, Knorr e Maggi reconstituídas.

69. Suco laranja industr – média da análise nutricional das marcas Danone, Dellis, Leco e Santal.

70. Torrada industr doce – média da análise nutricional das marcas Bauducco e Visconti.

71. Torrada industr integral – média da análise nutricional das marcas Bauducco, Visconti e Wickbold.

72. Torrada industr tradicional – média da análise nutricional das marcas Bauducco, Visconti e Wickbold.

Quantidades dos Alimentos Constituintes das Preparações Elaboradas

Quantidades expressas para 100g de preparação. As quantidades dos alimentos foram estabelecidas pela equipe. Os seguintes gêneros não foram considerados, para efeito de análise, quando suas quantidades eram inferiores a 5g: cebola, tomate, pimentão, alho, cheiro-verde, extrato de tomate, limão, vinagre e *ketchup*.

Abóbora cozida
abóbora – 150g
sal – 1g

Abóbora refogada
abóbora – 150g
cebola – 5g
óleo vegetal – 5ml
sal – 1g

Abobrinha cozida
abobrinha – 200g
sal – lg

Abobrinha refogada
abobrinha – 200g
cebola – 5g
óleo vegetal – 5ml
sal – 1g

Agrião refogado
agrião – 100g
sal – lg
óleo vegetal – 5ml
cebola – 5g

Almôndega
carne de boi magra – 60g

cebola – 9g
farinha de trigo – 3g
ovo de galinha – 8g
pão francês – 6g
tomate – 10g
óleo vegetal – 8ml
sal – 1g

Arroz à grega
arroz cozido – 60g
cenoura cozida – 25g
pimentão – 5g
passas – 5g
óleo vegetal – 1ml
petit-pois – 5g

Arroz-doce
arroz – 23g
leite de vaca pasteurizado – 58ml
açúcar – 12g

Arroz integral cozido
arroz integral – 60g
óleo – 5ml
sal – lg

Baba-de-moça
açúcar – 87g
gema de ovo de galinha – 20g
leite de coco – 33g

Bacalhau cozido
bacalhau – 120g

Banana-da-terra frita
banana-da-terra – 119g
óleo vegetal – 9ml

Banana à milanesa
banana d'água – 108g
farinha de rosca – 8g
óleo vegetal – 12ml
ovo de galinha – 4g

Banana-da-terra frita com açúcar
banana-da-terra – 105g
óleo vegetal – 8ml
açúcar – 12g

Barquete de legumes
margarina com sal – 13g
farinha de trigo – 26g
salada de legumes c/maionese – 68g

Batata-baroa cozida
batata-baroa – 105g
sal – 1g

Batata-inglesa corada
batata-inglesa – 125g
sal – 1g
óleo vegetal – 8ml

Batata-inglesa *sauté*

batata-inglesa cozida – 90g

margarina com sal – 10g

Beiju com coco

beiju de tapioca – 60g

coco ralado – 40g

Berinjela ensopada

berinjela – 70g

tomate – 8g

óleo vegetal – 5ml

sal – 1g

Berinjela frita

berinjela – 120g

sal – 1g

óleo vegetal – 20ml

Bertalha refogada

bertalha – 200g

cebola – 5g

óleo vegetal – 5ml

sal – 1g

Bife bovino

carne de boi magra – 130g

óleo vegetal – 5ml

sal – 1g

Bife de coração bovino

coração bovino – 120g

sal – 1g

óleo vegetal – 5 ml

Bife de fígado bovino

fígado bovino – 130g

óleo vegetal – 5ml

sal – 1g

Bife bovino à milanesa

carne de boi magra – 110g

ovo de galinha – 12g

farinha de rosca – 10g

óleo vegetal – 8ml

sal – 1g

Biscoito amanteigado

farinha de trigo – 70g

margarina com sal – 40g

açúcar – 25g

Bife bovino à parmegiana

carne de boi magra – 75g

ovo de galinha – 12g

farinha de rosca – 10g

tomate – 10g

cebola – 5g

óleo vegetal – 10ml

sal – 1g

queijo prato – 10g

presunto – 10g

Bife bovino rolê

carne de boi magra – 100g

cenoura – 25g

óleo vegetal – 3ml

sal – 1g

Bobó de camarão

aipim – 50g

camarão – 35g

azeite de dendê – 2,5ml

azeite de oliva – 1,5ml

cebola – 10g

tomate – 30g

leite de coco – 5g

Bolinha de queijo

queijo-de-minas – 50g

queijo parmezão – 5g

ovo de galinha – 4,5g

Maizena® – 6g

farinha de trigo – 6g

óleo vegetal – 5ml

Bolinho de aipim com carne

aipim – 70g

cebola – 5g

sal – 1g

óleo vegetal – 7ml

carne moída pronta – 10g

Bolinho de bacalhau

batata-inglesa – 67g

bacalhau – 42g

tomate – 5g

ovo de galinha – 10g

farinha de trigo – 13g

óleo vegetal – 12ml

sal – 1g

Bolinho de vagem

vagem cozida – 67g

ovo de galinha – 33g

farinha de trigo – 13g

sal – 1g

óleo vegetal – 10ml

Bolo de aipim

aipim – 73g

açúcar – 18g

margarina com sal – 8g

coco ralado – 6g

ovo de galinha – 6g

leite de vaca pasteurizado – 20ml

Bolo de banana

ovo de galinha – 15g

açúcar – 20g

manteiga – 8g

farinha de trigo – 24g

banana-prata – 34g

leite de vaca pasteurizado – 30ml

Bolo branco com glacê e recheio

clara de ovo de galinha – 2,5g

açúcar – 30g

bolo de trigo – 54g

doce de leite – 9g

Bolo de cenoura

cenoura – 17g

óleo vegetal – 8ml

farinha de trigo – 30g

açúcar – 40g

fermento em pó – 1g

ovo de galinha – 20g

Bolo de chocolate com recheio e calda de chocolate

manteiga – 20g

açúcar – 20g
farinha de trigo – 19g
Nescau® – 19g
leite condensado – 24g
ovo de galinha – 14g

Bolo de chocolate
manteiga – 28g
açúcar – 28g
farinha de trigo – 27g
Nescau® – 19g
ovo de galinha – 20g

Bolo branco
ovo de galinha – 27g
açúcar – 30g
farinha de trigo – 32g
leite de vaca pasteurizado – 22ml
manteiga – 20g

Brigadeiro
leite condensado – 110g
chocolate em pó – 5g
margarina com sal – 2g

Brócolis refogado
brócolis cozido – 100g
óleo vegetal – 5ml

Cachorro-quente
pão francês – 40g
salsicha – 40g
tomate – 5g
cebola – 5g
pimentão – 5g
óleo vegetal – 3ml
sal – 1g

Café com leite c/aç
leite de vaca pasteurizado – 70ml
café – 30ml
açúcar – 5g

Café com leite
leite de vaca pasteurizado – 70ml
café – 30ml

Canelone frango
massa de macarrão – 63,5g

frango refogado – 25,5g
molho de tomate – 14,5g

Canelone ricota
massa de macarrão – 83,5g
ricota – 22g
cebola – 5g
sal – 1g

Canjica
milho para canjica – 15g
coco ralado – 2g
leite de vaca pasteurizado – 30ml
açúcar – 7g

Caldo verde
batata-inglesa – 24g
paio – 8g
couve – 11g
azeite – 2g

Cajuzinho
amendoim – 40g
leite de vaca pasteurizado – 10ml
açúcar – 40g
chocolate em pó – 3g
ovo de galinha – 4g

Camarão frito
camarão – 150g
óleo vegetal – 4ml

Carne bovina ensopada
carne de boi magra cozida – 100g
óleo vegetal – 5ml
sal – 1g

Canja
frango – 25g
arroz – 10g
cenoura – 10g
tomate – 10g
óleo vegetal – 1,5ml
sal – 1g

Carne ensopada com legumes
carne de boi magra – 60g
batata-inglesa – 25g
cenoura – 15g

tomate – 15g
massa de tomate – 5g
cebola – 5g
óleo vegetal – 5ml
sal – 1g

Carne bovina moída
carne de boi magra – 100g
cebola – 5g
tomate – 20g
massa de tomate – 5g
óleo vegetal – 5ml
sal – 1g

Carré
carne de porco – 120g
óleo vegetal – 5ml
sal – 1g

Cenoura cozida
cenoura – 120g
sal – 1g

Cenoura refogada
cenoura – 120g
cebola – 5g
óleo vegetal – 5ml
sal – 1g

Cheeseburguer
pão de hambúrguer – 50g
hambúrguer – 40g
queijo prato – 10g

Chicória refogada
chicória – 170g
cebola – 5g
óleo vegetal – 5ml
sal – 1g

Chuchu cozido
chuchu – 120g
sal – 1g

Chuchu à milanesa
ovo de galinha – 10g
chuchu cozido – 83g
farinha de rosca – 10g
óleo vegetal – 10ml

Chuchu ao molho branco
chuchu – 87g
margarina com sal – 4g
leite de vaca pasteurizado – 13ml
farinha de trigo – 5g
queijo parmesão – 2g
sal – 1g

Chuchu refogado
chuchu – 120g
cebola – 5g
óleo vegetal – 5ml
sal – 1g

Churrasquinho de panela
carne de boi magra cozida – 100g
óleo vegetal – 5ml
sal – 1g

Coração de galinha cozido
coração – 100g
óleo vegetal – 5ml
sal – 1g

Costela de boi assada
costela de boi – 165g
cebola – 5g
óleo vegetal – 10ml

Costela de porco cozida
costela de porco – 140g
cebola – 5g
óleo vegetal – 5ml
sal – 1g

Couve refogada
couve – 200g
cebola – 5g
óleo vegetal – 5ml
sal – 1g

Couve-flor cozida
couve-flor – 100g
sal – 1g

Couve-flor à milanesa
couve-flor cozida – 70g

sal – 1g
farinha de rosca – 10g
ovo de galinha – 12g
óleo vegetal – 7ml

Coxinha de galinha
frango – 25g
óleo vegetal – 10ml
sal – 1,5g
farinha de trigo – 35g
margarina com sal – 15g
leite de vaca pasteurizado – 70ml
ovo de galinha – 5g
farinha de rosca – 10g

Creme de abacate
abacate – 80g
açúcar – 8g

Creme *chantilly* caseiro
creme de leite – 66g
leite de vaca pasteurizado – 5ml
clara de ovo de galinha – 16g
açúcar – 12g

Creme de espinafre
espinafre cozido – 50g
farinha de trigo – 6g
leite – 70ml
sal – 1g
cebola – 5g
margarina – 5g

Creme de milho
cebola – 25g
manteiga – 2,5g
leite de vaca – 50ml
farinha de trigo – 4g
milho em conserva – 33g

Croissant de queijo
croissant – 84g
queijo prato – 16g

Croquete de carne
farinha de trigo – 36g
leite de vaca pasteurizado – 36ml

margarina com sal – 6g
carne moída – 30g
óleo vegetal – 4ml
farinha de rosca – 12g
ovo de galinha – 5g
sal – 1g

Croquete de milho
farinha de trigo – 50g
leite de vaca pasteurizado – 38ml
margarina com sal – 10g
milho em conserva – 20g
ovo de galinha – 3g
farinha de rosca – 2g
caldo de carne – 1g
óleo vegetal – 5ml

Cuscuz de milho
Milharina® (fubá) – 50g
polvilho – 2g

Cuscuz de milho com leite
cuscuz de milho – 75g
leite de vaca pasteurizado – 25ml

Dobradinha
bucho – 50g
cenoura – 20g
batata-inglesa – 30g
tomate – 10g
cebola – 5g
óleo vegetal – 3ml
sal – 1g

Doce de abóbora com coco
abóbora – 100g
açúcar – 35g
coco ralado – 3g

Doce de coco
leite condensado – 100g
coco – 18g
margarina com sal – 2g

Doce de jaca em calda
jaca – 130g
açúcar – 35g

Doce de mamão verde
mamão verde – 100g
açúcar – 35g

Doce de nozes
leite condensado – 100g
nozes – 18g
margarina com sal – 2g

Eggburguer
pão de hambúrguer – 40g
ovo de galinha frito – 28g
hamburguer – 32g

Eggcheeseburguer
pão de hambúrguer – 37g
ovo de galinha frito – 26g
hambúrguer – 29g
queijo prato – 8g

Empada de frango
farinha de trigo – 45g
banha – 18g
margarina com sal – 5g
gema de ovo de galinha – 4g
clara de ovo de galinha – 2g
sal – 1,5g
frango – 50g
tomate – 10g
azeitona – 3g
óleo vegetal – 3ml

Enroladinho de salsicha
massa para pastelaria – 32g
salsicha – 65g
óleo vegetal – 3ml

Ervilha vagem cozida
ervilha vagem – 180g
sal – 1g

Ervilha vagem refogada
ervilha vagem – 180g
óleo vegetal – 5ml
cebola – 5g
sal – 1g

Esfiha
pão – 63g
carne moída – 38g

Espinafre cozido
espinafre – 200g
sal – 1g

Espinafre refogado
espinafre – 200g
cebola – 5g
óleo vegetal – 5ml
sal – 1g

Ensopado de chuchu e cenoura
cenoura – 60g
chuchu – 60g
óleo vegetal – 5ml
sal – 1g

Farofa
farinha de mandioca – 90g
cebola – 10g
margarina com sal – 20g
sal – 2g

Farofa com ameixa
farinha de mandioca – 55g
ameixa – 20g
cebola – 10g
margarina com sal – 12g
óleo vegetal – 4ml
sal – 1g

Farofa com lingüiça
lingüiça – 25g
farinha de mandioca – 50g
azeitona – 8g
cebola – 8g
toucinho – 3g
óleo vegetal – 2ml
margarina com sal – 8g

Fígado de frango cozido
fígado – 100g
óleo vegetal – 5ml
sal – 1g

Frango ensopado
frango – 100g

óleo vegetal – 1ml
sal – 1g

Frango frito
frango – 100g
óleo vegetal – 3ml
sal – 1g

Frango à milanesa
filé de frango – 105g
farinha de rosca – 20g
ovo de galinha – 10g
sal – 2g
óleo vegetal – 10ml

Frango ao molho pardo
frango – 100g
tomate – 10g
cebola – 5g
óleo vegetal – 3ml
sal – 1g
sangue – 10g

Hambúrguer
carne de boi magra – 100g
óleo vegetal – 5ml
sal – 1g

Hambúrguer (sanduíche)
pão de hambúrguer – 56g
hambúrguer – 44g

Inhame cozido
inhame – 100g
sal – 1g

Inhame frito
inhame – 100g
sal – 1g
óleo vegetal – 5ml

Isca de carne de porco
carne de porco – 120g
óleo vegetal – 3ml
sal – 1g

Isca de fígado
fígado de boi – 150g

óleo vegetal – 5ml
sal – 1g

Jiló cozido
jiló – 120g
sal – 1g

Jiló frito
jiló – 125g
óleo vegetal – 26ml
sal – 1g

Jiló refogado
jiló – 120g
cebola – 5g
óleo vegetal – 5ml
sal – 1g

Lasanha à bolonhesa
massa para lasanha – 20g
queijo mussarela – 15g
carne moída pronta – 40g

Leite com Nescau®
leite de vaca pasteurizado – 100ml
Nescau® – 10g

Leite de vaca ao 1/2 engrossado
Leite de vaca integral – 50ml
Água – 50ml
Açúcar – 5g
Maisena – 3g

Leite de vaca a 2/3 engrossado
Leite de vaca integral – 70ml
Água – 30ml
Açúcar – 5g
Maisena – 3g

Leite com abacate
leite de vaca pasteurizado – 70ml
abacate – 20g
açúcar – 5g

Leite com banana
leite de vaca pasteurizado – 63ml
banana-prata – 25g
açúcar – 5g

Leite com maçã e banana
leite de vaca pasteurizado – 55ml
banana-prata – 15g
maçã – 15g
açúcar – 5g

Leite com fruta e cereal
leite de vaca pasteurizado – 50ml
aveia – 2g
banana-prata – 20g
açúcar – 5g

Leite com mamão
leite de vaca pasteurizado – 55ml
mamão – 30g
açúcar – 5g

Leite com morango
leite de vaca pasteurizado – 55ml
morango – 30g
açúcar – 5g

Lentilha cozida
lentilha – 30g
sal – 1g

Limonada
suco de limão – 6ml
açúcar – 10g

Língua bovina ensopada
língua – 125g
sal – 2g
cebola – 12g
tomate – 12g
pimentão – 6g
óleo vegetal – 5ml

Macarrão ao alho e óleo
macarrão sem ovos – 40g
alho – 5g
margarina com sal – 3g
óleo vegetal – 5ml
sal – 3g

Macarrão à bolonhesa
macarrão cozido – 80g
molho bolonhesa – 20g

Macarrão ao sugo
macarrão cozido – 90g
molho de tomate – 10g

Maionese caseira
ovo de galinha – 43g
óleo vegetal – 13g
sal – 0,5g

Massa de pastel frita
massa para pastel – 100g
óleo vegetal – 9ml

Maxixe cozido
maxixe – 115g
sal – 1g

Maxixe refogado
maxixe – 115g
cebola – 5g
óleo vegetal – 5ml
sal – 1g

Misto quente
pão de forma – 59g
queijo prato – 17g
presunto – 17g
margarina com sal – 7g

Molho de tomate
tomate – 50g
cebola – 10g
massa de tomate – 10g
óleo vegetal – 5ml
sal – 1g

Molho branco
farinha de trigo – 10g
margarina com sal – 10g
leite de vaca pasteurizado – 150ml
sal – 1g

Molho à campanha
tomate – 18g
cebola – 12g
pimentão – 5g
óleo vegetal – 30ml

vinagre – 18ml
sal – 6g

Musse de chocolate
chocolate meio amargo – 37,5g
ovo de galinha – 56,5g
açúcar – 6g

Musse de maracujá
suco de maracujá – 30ml
creme de leite – 35g
leite condensado – 45g

Nhoque de batata
batata-inglesa cozida – 90g
margarina – 2g
farinha de trigo – 11g
gema de ovo de galinha – 3g

Ovo de galinha mexido
ovo de galinha – 100g
margarina com sal – 5g
sal – 0,5g

Paçoca
amendoim torrado e moído – 39g
farinha de mandioca – 38g
açúcar – 23g

Panqueca de carne
farinha de trigo – 25g
leite de vaca pasteurizado – 50ml
sal – 1g
ovo de galinha – 15g
óleo vegetal – 5ml
carne moída pronta – 50g

Pão com ovo
pão francês – 50g
ovo de galinha frito – 50g

Pão de queijo
óleo vegetal – 20ml
polvilho doce – 50g
leite de vaca pasteurizado – 40ml
queijo parmesão – 10g
ovo de galinha – 10g

Pasta de atum
atum em conserva – 64g
maionese – 36g

Pastel de carne
massa para pastel – 53g
carne moída pronta – 47g
óleo vegetal – 5ml

Pastel de forno
farinha de trigo – 50g
margarina com sal – 30g
ovo de galinha – 4g
queijo minas – 20g

Pastel de queijo
massa para pastel – 68g
queijo prato – 24g
óleo vegetal – 5ml

Pavê de amendoim
açúcar – 15g
margarina com sal – 15g
amendoim torrado e moído – 10g
creme de leite – 37g
gema – 4g
biscoito maizena – 25g

Pavê de chocolate
leite condensado – 23g
leite de vaca pasteurizado – 25ml
ovo de galinha – 9g
açúcar – 3g
Nescau® – 3g
creme de leite – 17g

Pavê de fruta
fruta (abacaxi) – 20g
biscoito champagne – 18g
margarina com sal – 13g
açúcar – 13g
ovo de galinha – 10g
creme de leite – 26g

Peixe ensopado
filé de peixe – 106g
cebola – 5g

sal – 1g
óleo vegetal – 5ml
tomate – 20g
pimentão – 5g

Peixe à escabeche
filé de peixe – 100g
sal – 1g
cebola – 8g
tomate – 20g
cenoura – 3g
azeitona – 3g
farinha de trigo – 15g
óleo vegetal – 5ml

Peixe à milanesa
filé de peixe – 110g
sal – 1g
farinha de rosca – 20ml
ovo de galinha – 10g
óleo vegetal – 10ml

Pipoca doce
pipoca – 100g
açúcar – 25g

Pizza **à calabresa**
massa para *pizza* – 54g
mussarela – 21g
molho de tomate – 43g
azeite – 1ml
calabreza – 16g

Pizza **de mussarela**
massa para *pizza* – 52g
mussarela – 42g
molho de tomate – 40g
azeite – 1ml

Pizza **à portuguesa**
massa para *pizza* – 40g
mussarela – 16g
presunto – 3g
ovo de galinha – 8g
tomate – 15g
cebola – 10g
azeitona – 7g

molho de tomate – 32g
azeite – 1ml

Pizza de presunto
massa para *pizza* – 45g
mussarela – 18g
molho de tomate – 36g
azeite – 1ml
presunto – 14g

Polvo refogado
polvo – 47g
óleo vegetal – 5ml
molho de tomate – 10g
cebola – 5g
sal – 1g

Pudim de leite
leite condensado – 36g
leite de vaca pasteurizado – 55ml
ovo de galinha – 14g
açúcar – 2g

Purê de batata
batata-inglesa cozida – 94g
leite de vaca pasteurizado – 17ml
manteiga com sal – 4,6g

Purê de inhame
inhame – 70g
leite de vaca pasteurizado – 15ml
margarina com sal – 5g
sal – 1g
cebola – 10g

Queijadinha
açúcar – 54g
margarina com sal – 19g
ovo de galinha – 7g
coco ralado – 19g
farinha de trigo – 21g
gema de ovo de galinha – 4g

Queijo quente (sanduíche)
pão de forma – 58g
queijo prato – 35g
margarina com sal – 7g

Quiabo refogado
quiabo – 100g
cebola – 5g
óleo vegetal – 5ml
sal – 1g

Quibe frito
trigo grão – 30g
carne moída – 30g
cebola – 10g
sal – 1g
óleo vegetal – 6ml

Quibebe
abóbora – 130g
margarina com sal – 2g
óleo vegetal – 3ml
sal – 1g

Quindim
ovo de galinha – 20g
gema de ovo de galinha – 7g
açúcar – 39g
margarina com sal – 4g
coco ralado – 11g

Rabada
rabada – 83g
sal – 1g
cebola – 12g
tomate – 12g
óleo vegetal – 2ml
limão – 5ml

Rabanada
pão francês – 25g
leite de vaca pasteurizado – 68ml
açúcar – 18g
ovo de galinha – 12g
óleo vegetal – 12ml

Refresco de caju industrializado com açúcar
suco de caju industrializado – 15ml
açúcar – 10g

Refresco de groselha com açúcar
xarope de groselha – 15ml
açúcar – 3g

Refresco de laranja com açúcar
suco de laranja – 35ml
açúcar – 5g

Refresco de maracujá industrializado com açúcar
suco de maracujá industrializado – 15ml
açúcar – 10g

Repolho refogado
repolho cozido – 100g
óleo vegetal – 5ml
cebola – 5g

Risole de carne
leite de vaca pasteurizado – 50ml
margarina com sal – 12g
farinha de trigo – 25g
sal – 1g
carne moída pronta – 40g
farinha de rosca – 10g
ovo de galinha – 5g
óleo vegetal – 10ml

Risoto de frango
arroz cozido – 72g
frango – 28g
cebola – 5g
tomate – 5g
óleo vegetal – 2ml
petit-pois – 10g

Sagu com suco de uva
Sagu cru – 10g
Água – 80ml
Suco de uva integral – 40ml
Açúcar – 7,5g

Salada de batata com maionese
batata-inglesa – 80g
azeitona – 2g
ovo de galinha cozido – 3g
petit-pois – 10g
maionese – 20g
sal – 1,5g

Salada de feijão fradinho
feijão fradinho – 35g

cebola – 5g
pimentão – 5g
tomate – 10g
sal – 1g
óleo vegetal – 2ml

Salada de frutas
laranja – 20g
banana-prata – 25g
maçã – 10g
mamão – 20g
suco de laranja – 20ml
açúcar – 10g

Salada de legumes
batata-inglesa – 35g
cenoura – 35g
chuchu cozido – 35g
sal – 1g
azeite – 3ml

Salada de legumes com maionese
batata-inglesa – 35g
cenoura – 50g
azeitona – 2g
petit-pois – 10g
maionese – 20g
sal – 1g

Salpicão de frango
frango – 55g
cebola – 5g
sal – 1g
pimentão – 5g
batata frita – 14g
maionese – 20g

Sanduíche de atum
pão de forma – 42g
atum – 37g
maionese – 22g

Sanduíche de frango
pão de forma – 42g
frango – 37g
maionese – 22g

Soja proteína texturizada fina reidratada
Soja proteína texturizada fina desidratada – 25g
Água – 75ml

Sopa de ervilha
ervilha seca – 25g
óleo vegetal – 1ml
sal – 1g

Sopa de ervilha com *bacon*
ervilha seca – 25g
bacon – 5g
óleo vegetal – 1ml
sal – 1g

Sopa de feijão com macarrão
feijão cozido – 80g
macarrão – 13g
óleo vegetal – 3g
sal – 1g

Sopa de legumes
batata-inglesa – 30g
cenoura – 30g
repolho – 15g
óleo vegetal – 1,5ml
sal – 1g

Sopa de legumes com carne
carne de boi magra – 25g
repolho – 10g
cenoura – 20g
batata-inglesa – 20g
óleo vegetal – 1,5ml
sal – 1g

Suflê de legumes
couve-flor – 60g
cebola – 5g
farinha de trigo – 5g
margarina com sal – 5g
ovo de galinha – 15g
leite de vaca pasteurizado – 36ml

Suflê de queijo
farinha de trigo – 5g

margarina com sal – 5g
leite de vaca pasteurizado – 50ml
ovo de galinha – 16g
queijo parmesão – 1g

Strogonoff de carne
carne de boi magra – 70g
sal – 1g
margarina com sal – 1,5g
cebola – 5g
tomate – 12g
cogumelo – 10g
creme de leite – 18g

Strogonoff de frango
peito de frango – 75g
azeitona – 2g
cebola – 5g
margarina com sal – 6g
sal – 1g
tomate – 20g
palmito – 10g
creme de leite – 18g

Suco de abacaxi com açúcar
abacaxi – 40g
açúcar – 5g

Suco de acerola com açúcar
acerola – 20g
açúcar – 5g

Suco de beterraba com açúcar
beterraba – 30g
açúcar – 5g

Suco de cupuaçu com açúcar
cupuaçu – 20g
açúcar – 5g

Suco de goiaba com açúcar
goiaba – 30g
açúcar – 5g

Suco de laranja com açúcar
suco de laranja – 95ml
açúcar – 5g

Suco de laranja e banana com açúcar

suco de laranja – 50ml
banana-prata – 20g
açúcar – 5g

Suco de laranja e beterraba com açúcar

suco de laranja – 75ml
beterraba – 30g
açúcar – 5g

Suco de laranja e cenoura

suco de laranja – 75ml
cenoura – 30g

Suco de laranja e cenoura com açúcar

suco de laranja – 75ml
cenoura – 30g
açúcar – 5g

Suco de laranja, cenoura e beterraba

suco de laranja – 75ml
cenoura – 15g
beterraba – 15g

Suco de laranja, cenoura e beterraba com açúcar

suco de laranja – 75ml
cenoura – 15g
beterraba – 15g
açúcar – 5g

Suco de mamão com açúcar

mamão – 50g
açúcar – 5g

Suco de manga com açúcar

manga – 30g
açúcar – 5g

Suco de maracujá

maracujá – 10g

Suco de maracujá com açúcar

maracujá – 9g
açúcar – 5g

Suco de melão com açúcar

melão – 52g
açúcar – 5g

Suco de morango com açúcar

morango – 50g
açúcar – 5g

Suco de pêssego em calda

pêssego em calda – 50g
calda – 4ml

Torta de limão

açúcar – 29g
farinha de trigo – 22g
margarina com sal – 20g
ovo de galinha – 22g
suco de limão – 14ml
Maizena® – 4g

Tutu

feijão cozido – 80g
óleo vegetal – 5ml
farinha de mandioca – 4g
sal – 1g

Vagem cozida

vagem – 120g
sal – 1g

Vagem refogada

vagem – 120g
cebola – 5g
óleo vegetal – 5ml
sal – 1g

Recomendações Nutricionais

RECOMENDAÇÕES NUTRICIONAIS DE CÁLCIO, FERRO, VITAMINA C E VITAMINA A					
IDADE		CÁLCIO MG/DIA	FERRO MG/DIA	VITAMINA C MG/DIA	VITAMINA A µG RE/DIA
0-6 meses		210	0.27	40	400
7-12 meses		270	11	50	500
1-3 anos		500	7	15	300
4-8 anos		800	10	25	400
9-13 anos	Masc	1.300	8	45	600
	Fem	1.300	8	75	600
14-18 anos	Masc	1.300	11	45	900
	Fem	1.300	15	65	700
	Gest	1.300	27	80	750
	Lact	1.300	10	115	1.200
19-50 anos	Masc	1.000	8	90	900
	Fem	1.000	18	75	700
	Gest	1.000	27	85	770
	Lact	1.000	9	120	1.300
≥ 51 anos	Masc	1.200	8	90	900
	Fem	1.200	8	75	700
Referência bibliográfica		IOM, 1997	IOM, 2002	IOM, 2000	IOM, 2002

Algumas Equivalências e Medidas

Colher de sopa cheia

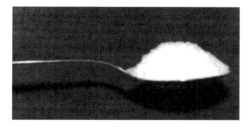

Colher de sopa rasa

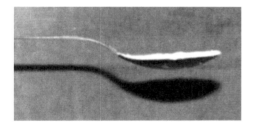

Colher de sopa nivelada

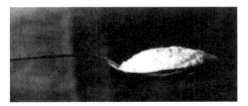

Copo duplo (copo tipo requeijão)
- Capacidade máxima – 275ml
- Cheio – 240ml
- "4 dedos" – 120ml
- "2 dedos" – 70ml

Copo pequeno (copo tipo geléia)
- Capacidade máxima – 190ml
- Cheio – 165ml
- "4 dedos" – 140ml
- "2 dedos" – 50ml

Copo de *sundae*
- Cheio – 160ml

Copo de *milk-shake*
- Cheio – 290ml

Copo de cafezinho
- Capacidade máxima – 50ml

Tulipa
- Capacidade máxima – 300ml
- Cheia – 290ml

Copo de chope pequeno
- Capacidade máxima – 200ml

Grande, média e pouca quantidade de requeijão para biscoito cream crackers
Xícara de chá

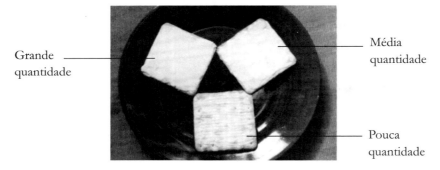

Grande quantidade
Média quantidade
Pouca quantidade

- Cheia – 200ml

Bibliografia

1. ANVISA. Agência Nacional de Vigilância Sanitária. Legislação Alimentos. http:// www.anvisa.gov.br, 2003.
2. Franco, G. Tabela de composição química dos alimentos. 9ª ed., Rio de Janeiro. Ed. Atheneu, 1992.

3. IOM/Institute of Medicine. Dietary Reference Intakes for Vitamin A, Vitamin K, Arsenic, Borum, Chromium, Copper, Iodine, Iron, Manganese, Molybdenium, Nickel, Silicon, Vanadium, Zinc. Washington: National Academy Press, 2002, 800p.

4. IOM/Institute of Medicine. Dietary Reference Intakes for Calcium, Phosphorus, Magnesium, Vitamin D and Fluoride. Washington: National Academy Press, 1997, 448p.

5. IOM/Institute of Medicine. Dietary Reference Intakes for Vitamin C, Vitamin E, Selenium and Carotenoids. Washington: National Academy Press, 2000, 529p.

6. Pyrrho, AS; Lacerda, EMA. SINUT – Sistema de Nutrição (Programa para Computador). Rio de Janeiro: Produção Independente (elisalacerda@ufrj.br), 1996.

7. Secretaria de Planejamento da Presidência da República. Tabela de composição dos alimentos. Rio de Janeiro, Fundação Instituto Brasileiro de Geografia e Estatística, 1977.

8. USDA. USDA National Nutrient Database for Standard Reference. http://www.nal.usda.gov/fnic . 2003

IMPRESSÃO:

PALLOTTI
GRÁFICA

Santa Maria - RS | Fone: (55) 3220.4500
www.graficapallotti.com.br